Wissenschaftliche Schriftenreihe
des Forschungsinstituts der Eidgenössischen Turn- und Sportschule Magglingen
Nr. 1

Rolf Albonico

Mensch
Menschen
Typen

Entwicklung und Stand der Typenforschung

Ergebnisse einer Gemeinschaftsarbeit
aus dem Humanbiologischen Seminar der Hochschule St. Gallen
mit Unterstützung durch das Forschungsinstitut
der Eidgenössischen Turn- und Sportschule Magglingen

1970   Springer Basel AG

ISBN 978-3-0348-6794-8   ISBN 978-3-0348-6807-5 (eBook)
DOI 10.1007/978-3-0348-6807-5

© Springer Basel AG 1970
Ursprünglich erschienen bei Birkhäuser Verlag Basel 1970.

Umschlaggestaltung: Albert Gomm

Vorwort

Die vorliegende Arbeit von Rolf Albonico «Mensch – Menschen – Typen» leitet eine neue Schriftenreihe ein, die unter dem Titel «Wissenschaftliche Schriftenreihe des Forschungsinstituts der Eidgenössischen Turn- und Sportschule Magglingen» herausgegeben wird. Sie soll in Zukunft die Möglichkeit bieten, größere sportwissenschaftliche Arbeiten, entstanden im Forschungsinstitut oder in Zusammenarbeit mit demselben, den interessierten Lesern zu unterbreiten. Wir glauben, damit einem Bedürfnis zu entsprechen und die Möglichkeiten, die mit der traditionellen Magglinger Schriftenreihe besonders auf sporttechnischem und praktischem Gebiet schon vor Jahren geschaffen worden sind, zweckmäßig und auch bibliographisch folgerichtig zu ergänzen. Unter der wissenschaftlichen Verantwortung des Forschungsinstituts der Eidgenössischen Turn- und Sportschule Magglingen erfolgt die Herausgabe der neuen Schriftenreihe in lockerer Folge in Zusammenarbeit der Eidgenössischen Drucksachen- und Material-Zentrale mit dem Birkhäuser Verlag, Basel.

Wir möchten wünschen, daß die Schriftenreihe uns dem Ziel näherbringt, über wichtige wissenschaftliche Ergebnisse zu informieren und damit die theoretische und angewandte Forschung zu fördern.

Die erste vorliegende Arbeit umreißt den Stand der Dinge auf dem Gebiet der Typologie. Sie wird als im heutigen Zeitpunkt vollständige Arbeitsunterlage allen denen nützlich sein, die sich mit dem Problem der Konstitution befassen, sei es aus dem Gesichtswinkel der Medizin, der Anthropologie, der Soziologie, Psychologie oder des Sports. Möge sie ein erfolgreicher Auftakt sein zur weiteren Festigung der wissenschaftlichen Basis der Sportbewegung.

Prof. Dr. med. G. Schönholzer

Inhaltsverzeichnis

	Einführung	9
0.	Allgemeines	
0.1	Zur Wandlung des Konstitutionsbegriffs	13
0.2.	Zum Begriff des Typus	14
0.3.	Systematische Aspekte der Typenlehre	16
0.4.	Möglichkeiten und Grenzen typologischen Arbeitens	19
1.	Historischer Abriss der Konstitutions-Typologien	23
2.	Körperbau-Typologien	
2.1.	Geschlechtstypen	32
2.2.	Rassetypen	34
2.3.	Morphologisch-charakterologische Typenschulen	
2.3.1.	Die deutsche Schule	38
2.3.2.	Die französische und die italienische Schule	56
2.3.3.	Die angelsächsische Schule	71
2.3.4.	Die russische Schule	76
2.4.	Sporttypen	77
3.	Psychologische Typologien	90
4.	Sozial-Typologien	118
5.	Philosophische Typologien	121
6.	Anhang	
6.1.	Typen in der Literatur	126
6.2.	Typen in der Malerei	126
	Bibliographie	128
	Namenverzeichnis	146

Einführung

Im Rahmen meiner Tätigkeit als Hochschulsportlehrer einerseits, als Anthropologe anderseits bin ich immer wieder mit dem Typenproblem konfrontiert worden. In meinen anthropologischen Vorlesungen (Humanbiologie) an unserer Hochschule* gerät eh und je die Konstitution ins Zentrum von Betrachtungen, Erklärungen und Reflexionen. Und von der Konstitution zum Typus ist der Schritt klein; er drängt sich vom Begriff «Konstitutionstypus» her direkt auf. So habe ich mich von diesem Ansatze aus schon seit Jahren mit den Problemen und Fragen der Typenforschung beschäftigt.
Analoges ist zu sagen im Zusammenhang mit meiner Tätigkeit in Magglingen**. Nacheinander habe ich im Verlaufe der Jahre im Studienlehrgang für Sportlehrer Vorlesungen gehalten in Sport-Biologie, in Bewegungslehre und in sportbezogener Soziologie. Und immer wieder wurde ich auch hier von der Sache her gezwungen, mich mit der Konstitution des Menschen, den menschlichen Typen, mit typologischen Aspekten allgemein auseinanderzusetzen.
Vornehmlich aber war es meine praktische, d.h. didaktisch-methodische, Tätigkeit als Sportlehrer, die mich an das konstitutionelle bzw. typologische Objekt heran brachte. Mit typologischen Vorstellungsbildern zu arbeiten schien mir schon von je her eine Hilfe zu sein, ein tauglicher Ansatz, um das Individuum «in den Griff zu bekommen», was ja gerade im sportlichen Unterricht und Training entscheidend ist.
So erkenne ich die Bedeutung typologischen Arbeitens und Wissens in folgender dreifacher Sicht: a) als Beitrag zur Menschenkunde (angewandte Anthropologie), b) als Basis didaktisch-methodischer Lehrtätigkeit (Fragen von Eignung und Neigung) und c) als Ansatz zu einem Bilde des Menschen (Anthropologie als Wissenschaft). Dabei war mir nachstehendes Schema methodologisch oft von grossem Nutzen:

Bild des Menschen		
Individuum	Typus	Gattung
Merkmal-Pluralismus schwer erfassbar für differenziertes theoretisches und praktisches Arbeiten	Merkmal-Selektionismus anschaulich als Hilfe für die Bedürfnisse des Alltags	Merkmal-Normierung abstrakt für allgemeine (theoretische) biologische und anthropologische Zwecke

Von meiner Ausbildung und von der Sache her stand die Typenlehre von Ernst Kretschmer eindeutig im Vordergrunde. In ihr erkannte ich die Typologie, die, wissenschaftlich fundiert, mir in optimaler Weise dienen konnte sowohl in meiner sportlichen Praxis als auch für Vorlesungen und Seminarübungen. Vor allem war es (und ist es heute noch) der hochgradige psychosomatische Generalnenner («Körperbau und Charakter»), der mich für Kretschmers Typologie besonders sensibilisierte, sowie die zahlreichen äusserst wertvollen psychomotorischen Aussagen.
Immerhin ergab sich im Verlaufe der Jahre eine Schwierigkeit mit den (von mir so bezeichneten) Kretschmerschen Sekundärtypen; es sind dies der «sekundäre Leptosome» (der Leptomorphe neuerer Prägung), der «sekundäre Athlet» (der muskulöse = durchtrainierte Leptosome) und der «sekundäre Pykniker» (der sog. Wohlstandspykniker). Auf der Suche nach neueren Ansätzen stiess ich auf Autoren wie Enke, Conrad, Veit

---

* Hochschule St.Gallen für Wirtschafts- und Sozialwissenschaften (HSG)
** Eidgenössische Turn- und Sportschule Magglingen (ETS)

u.a.m., die – der Kretschmerschen Schule verpflichtet – nach differenzierteren und aktuellen Ansätzen forschten. Damit geriet ich erneut in den «Strudel» der Typenforschung hinein, was zur Folge hatte, dass ich auch in meinen Vorlesungen und Seminarien die Akzente neu und kräftiger setzte.

So ergab es sich von selbst, dass immer mehr Material vorlag, das nach Verarbeitung und Auswertung drängte. 1966 widmeten wir eine ganze Semesterübung bestehenden (ausgewählten) Typologien. Und es konkretisierte sich der Wunsch (bei mir und bei einigen engagierten Studierenden), die begonnene Arbeit fortzusetzen, sie gewissermassen für längere Zeit zu institutionalisieren. Dies wurde möglich durch einen finanziellen Beitrag der damaligen Sektion für sportwissenschaftliche Forschung (jetzt Forschungs-Institut) der Eidgenössischen Turn- und Sportschule. So arbeitete während der folgenden Jahre im Rahmen unseres Humanbiologischen Seminars (Hochschule St.Gallen) eine grössere Anzahl Studierender an einer nachmaligen Monographie «Entwicklung und Stand der Typenforschung», wie sie jetzt unter dem Buchtitel «Mensch – Menschen – Typen» vorliegt. Es sei an dieser Stelle dem damaligen Direktor der ETS, Ernst Hirt, und dem jetzigen Direktor, Dr. K. Wolf, sowie dem Chef des Forschungs-Institutes, Prof. Dr. G. Schönholzer, für Verständnis und Entgegenkommen bestens gedankt.

Die Mitarbeit der Studierenden war in hohem Masse unterschiedlich, und zwar sowohl zeitlich wie auch qualitativ. Trotz aufgestellter Richtlinien (sog. Arbeitsprinzipien) litt die Arbeit vorerst unter unterschiedlicher Gewichtung, uneinheitlicher Syntax, diffusem Stil. Der kritische Leser mag solche Unzulänglichkeit jetzt noch – nach mehrfacher inhaltlicher und redaktioneller Überarbeitung – erkennen und gütigst entschuldigen. Es ist dies wohl das Los jeder Gemeinschaftsarbeit. Den beteiligten Studierenden gebührt Dank für die geleistete Arbeit und Anerkennung für das viele Brauchbare, Wertvolle, ja eigentlich Wissenschaftliche, das sich in dieser Arbeit zusammengefunden hat.

Das Stichwort «Wissenschaft» ist gefallen. Grundsätzlich erhebt die Arbeit Anspruch auf Wissenschaftlichkeit. Allerdings darf der Begriff nicht zu eng verstanden werden: wissenschaftlich steht hier im Gegensatz zu vorwissenschaftlich und pseudowissenschaftlich einerseits, zu «schriftstellerisch» oder «künstlerisch» andererseits. Wir wollten wissenschaftlich arbeiten, wobei allein schon vom Thema her ein Durchhalten unmöglich war. Mühe bereitete uns auch die Gliederung. Sollten wir genetisch vorgehen, also uns an die historischen (geistesgeschichtlichen) Realitäten halten? Oder musste die fachliche Kompetenz der Autoren und der Schulen für uns wegweisend und verbindlich sein? Sollten wir uns an die traditionelle Aufteilung der Fächer und Disziplinen halten oder die vom Gegenstand ausgehende Aufforderung zum interdisziplinären Arbeiten annehmen? Oder wie sonst könnte etwas Systematik in die Vielfalt der möglichen Typen und deren Lehren hineingebracht werden? Am Ende einer ersten Arbeitsphase (Sammelphase) wussten wir, dass in einer kaum überschaubaren Fülle von Literatur sich vorfinden (um nur die häufigsten zu nennen): Konstitutionstypen, Körperbautypen, psychologische Typen, Verhaltenstypen, Reaktionstypen, Weltanschauungstypen, Charaktertypen, Temperamentstypen, Erlebnistypen, Alterstypen, Geschlechtstypen, Rassentypen, Interessentypen, volkstümliche, klassische, historische Typen, Sporttypen, Sozialtypen... Beschränkung und Konzentration wurde erstes Gebot; bestmögliche Klarheit und Übersichtlichkeit mussten bezahlt werden mit teilweiser Simplifizierung. Im Zuge solcher Einschränkung verzichteten wir auf «pathologische» Typologien, sie der medizinischen Anthropologie (oder anthropologischen Medizin) überantwortend. In unserer Arbeit finden sich also ausschliesslich «gesunde» Typen, d.h. Typologien auf der Basis «gesunder» Menschen; Grenzfälle (z.B. Stockard, angelsächsische Schule) kommen vor.

Die vorliegende Gliederung der Arbeit in einen allgemeinen Teil, fünf Hauptabschnitte und einen (aus fachlicher Inkompetenz nur kurz gehaltenen) auf Typen in der Literatur

und Typen in der Malerei hinweisenden Anhang stellt einen «mehrdimensionalen» Kompromiss dar; er möge dem Leser zugute kommen.
Ein Wort verbleibt noch zum Thema «Bibliographie». Auch hier bemühten wir uns um bestmögliche Arbeit. Allfällige Mängel möge der Leser nicht ausschliesslich uns ankreiden. Zu oft waren Originalwerke nicht erhältlich bzw. Originalfassungen unzulänglich wiedergegeben. Zu oft waren die Quellenangaben unvollständig oder fehlten. Übersetzte Texte erwiesen sich in mehreren Fällen nachträglich als ungenau bzw. es mussten Übersetzungen in eigener Regie erstellt werden. Bibliographisch erwies sich vor allem die französische Schule als äusserst dürftig. Aus dem Bereich der russischen Schule waren Werke in zugänglichen Sprachen kaum erreichbar. In Konflikt gerieten wir auch (zu unserem Nachteil bzw. zum Nachteil der Arbeit) mit den Ausleihefristen von Bibliotheken. Doch soll auch hier das Positive erkannt werden, das damit gegeben ist, dass in wohl einmaliger Weise auf dem Gebiete der Typenforschung Literatur beschafft, verarbeitet und zitiert bzw. aufgeführt ist: der Leser findet unter «Bibliographie» ungefähr 250 zitierte Titel und gegen 300 Nummern «weitere Literatur».
So unterbreiten wir die vorliegende Arbeit trotz gewisser Mängel einem breiteren, interessierten Publikum wie den Kapazitäten vom Fach. Der Zweck des Buches ist erfüllt, wenn es «als Beitrag zur Menschenkunde», «als Basis didaktisch-methodischer Lehrtätigkeit» und «als Ansatz zu einem Bilde des Menschen» (s. oben) zu dienen vermag; überholt wird das Buch sein, sobald ein besseres vorliegt.

St. Gallen, im Oktober 1969 ROLF ALBONICO

0. *Allgemeines*

0.1. Zur Wandlung des Konstitutionsbegriffs

In den modernen Humanwissenschaften (Anthropologie, Psychologie, Soziologie) kommt dem Begriff «Konstitution» eine wesentliche Bedeutung zu. Haftet ihm in den mehr angewandten Wissensbereichen zu oft Schlagwortcharakter an, ist er andererseits – klar gefasst und eindeutig bestimmt – zum unentbehrlichen wissenschaftlichen Arbeitsinstrument geworden. Zu wenig jedoch hat man zur Kenntnis genommen, dass der Konstitutionsbegriff im Verlaufe der vergangenen Jahrzehnte eine entscheidende Wandlung durchgemacht hat.
Verstand man zur Zeit der klassischen physischen Anthropologie – noch bis in die dreissiger Jahre hinein – unter Konstitution die Köperbeschaffenheit eines Menschen, sein Äusseres sozusagen, vor allem die Proportionen der einzelnen Abschnitte des Körpers, so meint man heute mit Konstitution die Gesamtheit allen morphologischen und funktionellen Geschehens, das gesamte Ausdrucks- und Energiepotential des Organismus bzw. des Leibes. Zum (morphologischen) Ausdruck gelangt die Energie (Vitalität) als Reaktion des Organs, des Organismus, des Menschen auf Reize der Binnenwelt (inneres Milieu) einerseits, der Umwelt andererseits. Das «Ausdrückliche» selbst ist nicht mehr allein statisch zu verstehen, sondern mehr noch dynamisch: als Verhalten (umweltbezogene Haltung), als Handlung (im Sinne der Anthropologie von GEHLEN[1]) und vor allem als Bewegung. Der Begriff «Bewegung» weist uns auf die psychomotorischen Aspekte hin und gibt dem Konstitutionsbegriff die zeitgemässe Dimension: «Der bewegte Mensch» ist die wohl tauglichste Formel zu einer umfassenden auf psychosomatischen Erkenntnissen fussenden Anthropologie, in die hinein unsere typologische Arbeit gestellt sein will.
Waren es – im Bereiche der Wissenschaft – früher mehr die Anthropologen (physische Anthropologie), die sich mit konstitutionellen Problemen befassten und somit einige Aufmerksamkeit dem Konstitutionsbegriff widmeten, so sind es heute vor allem Exponenten der anthropologischen Medizin, die den Konstitutionsbegriff im dargestellten Sinne neu beleben. «Konstitutionstherapie in neuer Sicht» ist denn auch der bezeichnende Titel eines Lehrbuches der anthropologischen Medizin von SALLER[2], dem zum Konstitutionsbegriff folgender Passus entnommen sei:

«Der Begriff der Konstitution ist in solchen Erörterungen und für die Therapie heute vielfach nicht viel mehr als ein Schlagwort. Man greift darauf zurück und begnügt sich, es in unklarer Mystik dort anzuwenden, wo man anders nicht mehr weiter weiss. Tatsächlich ist dieser Begriff heute keine Mystik mehr, sondern er ist Naturwissenschaft geworden wie all unser ärztliches Wissen. Er ist naturwissenschaftlich zu definieren, und die Erkenntnisse der modernen Forschung haben ihm auch in seinem Inhalt reale Tatbestände gegeben, die exakt zu erfassen sind und dementsprechend auch mit dem Verständnis unserer Zeit in die Therapie eingebaut und in ihr berücksichtigt werden können und müssen. So ist die Konstitution ein wesentlicher Faktor in unserer heutigen Auffassung vom gesunden und kranken Menschen geworden.»

Und in der Folge wird Konstitution definiert als «Ganzheit der Person in ihrer besonderen Reaktionsweise», womit sowohl auf die Totalität der Konstitution als auch auf deren Dynamik hingewiesen ist.
Die gleiche Auffassung über die Konstitution zeigt sich in einer andern Definition, die der Konstitutionslehre SCHLEGELS[3] entnommen ist, die sich nicht allein an Mediziner, sondern auch an Juristen, Pädagogen und Theologen richtet:

«Denn die Konstitution ist die Verfassung, das Gefüge der Faktoren oder Elemente, aus denen sich die körperliche und geistig-seelische Individualität eines Menschen zusammensetzt und die die Reaktionen seines Körpers gegenüber der Umwelt und auch seine psychische Verhaltensweisen bestimmt.»

Der Miteinbezug der Umwelt zum Verständnis der Konstitution ruft nach einer Klärung des Verhältnisses zwischen dem Anteil der Vererbung und dem der Umwelt an der Konstitution. Hiezu schreibt SALLER in seinem bereits erwähnten Werk:

«Die Konstitution und ihre Unterschiede werden nach unserer heutigen Auffassung in erster Linie in der Vererbung begründet. Dabei sind die Erbanlagen in ihrer Auswirkung während des individuellen Lebens für die meisten Eigentümlichkeiten des menschlichen Organismus nicht als unbedingt starre Zwangsabläufe, sondern lediglich als Reaktionsmöglichkeiten und Reaktionsnormen zu nehmen, deren endgültige Ausgestaltung durch Umwelteinflüsse massgeblich mitbedingt wird.»

Während SALLER in seinem Buche diesen genetischen Aspekten nachgeht (er arbeitet mit den Begriffen Genotypus, Phänotypus und Kryptotypus), soll hier auf diese Aspekte nicht weiter eingegangen werden, da dies den Rahmen der vorliegenden Arbeit sprengen würde.
Alles in allem ist mit dem gewandelten Konstitutionsbegriff ein taugliches Instrument gegeben, das Individuum – den einmaligen Menschen – sowohl wissenschaftlich als auch in vielen praktischen Belangen in den Griff zu bekommen. Dies erklärt die eingangs dieses Kapitels genannte Bedeutung der «Konstitution» in den modernen Humanwissenschaften.

0.2. Zum Begriff des Typus

Der Humanwissenschaftler hat also gute Gründe, sich mit den Fragen der Konstitution zu befassen. Nun ist jedoch die Zahl der verschiedenen Konstitutionen – auch wenn von den mehr nur flüchtigen Modifikationen abgesehen wird – naturgemäss unübersehbar gross. Gewisse Merkmale der Konstitution jedoch treten häufiger auf als andere, sowohl im Energiepotential als auch im Ausdruckspotential. Durch Zusammenfassung solcher besonders oft wiederkehrender Merkmale bzw. Kombinationen von Merkmalen ergeben sich sogenannte «Ähnliche». Derart ist es möglich – und dies vorzugsweise für praktische Bedürfnisse – eine gewisse Ordnung in die Mannigfaltigkeit der Konstitutionen zu bringen. Diese «Ähnlichen» nun sind unsere Typen, denen in der vorliegenden Arbeit unsere Aufmerksamkeit gilt. Die Wahl bzw. die Fixierung des Parameters zur Erfassung von «Ähnlichen» ist verständlicherweise mit einem hochgradig subjektiven, d.h. willkürlichen, Faktor behaftet. Je nach dem Standort des Betrachters dominieren die einen oder andern Kriterien, so dass die eben erwähnte Ordnung der Mannigfaltigkeit ihrerseits durch Mannigfaltigkeit gekennzeichnet ist. Daraus lassen sich sowohl «Glanz» als «Elend» typologischen Arbeitens erklären. Einerseits imponiert die reiche Vielfalt der typologischen Ansätze, andererseits bedrückt die Unmöglichkeit einer befriedigenden Systematik. Von dieser ambivalenten Situation gibt unsere Arbeit beredtes Zeugnis.
Im vorherigen Kapitel war die Rede vom Wandel des Konstitutionsbegriffes. Analog zu diesem Wandel hat sich auch in der Typenforschung ein Wandel vollzogen. Im Gegensatz zu früher steht beim Typus weniger die gemeinsame Form im Vordergrund als vielmehr die gemeinsame Reaktionsweise: das analog Reagierende ergibt einen bestimmten Typus. Psychosomatischer Grundton und psychomotorische Ausrichtung

sind dominierend geworden; wir erkennen im Typus moderner Prägung unschwer unseren «bewegten Menschen». Die Gemeinsamkeiten bzw. Ähnlichkeiten werden also zu erfassen versucht durch Analogien im Funktionellen, Reaktionellen. Trotzdem erinnert man sich auch heute noch an die anthropologische Fundamentalbezeichnung «Form – Funktion» und erkennt beim Typus nach wie vor auch Gemeinsamkeiten im Morphologischen. So sieht sich der heutige Typus charakterisiert – sofern es sich nicht nur um flüchtige Modifikationen handelt – nach wie vor auch durch die Gesamtheit aller morphologisch «Ähnlichen».

Es ist in unserem Zusammenhange angezeigt, mit Nachdruck darauf hinzuweisen, dass der Begriff «Typus» bzw. «Typ» auch ausserhalb anthropologischer Betrachtungsweise sich grosser Beliebtheit erfreut. Dies gilt für den allgemeinen Sprachgebrauch wie für das Vokabular der gebildeten Welt. Von der etymologischen Betrachtung her muss an den griechischen Ursprung des Wortes erinnert werden, womit gemeint ist «Schlag», «Prägung», «Muster»[4]. Differenzierter äussert sich der *Fremdwörter-Duden*[5], wo «Typ» (griechisch-lateinischer Herkunft) einerseits für Urbild, Beispiel, steht, andererseits Gattung, Bauart, Muster, Modell bedeutet. Daneben bietet der Duden eine Definition, deren allgemeine Konstruktion unserem Anliegen nahe kommt, die jedoch einseitig psychologisch ausgerichtet ist: «bestimmte psychische Ausprägung einer Person, die mit einer Gruppe anderer Personen eine Reihe von Merkmalen gemeinsam hat». Ähnlich lässt sich das *Fischer-Lexikon* «*Psychologie*»[6] vernehmen, wenn es mit dem Wort Typus zweierlei bezeichnet sieht: «einerseits den Bestand an Merkmalen, der einer Anzahl von Individuen gemeinsam ist, und anderseits den (konstruierten) *Idealfall* eines Individuums, das alle diese Merkmale und nur sie besitzt». Was den zweiten Teil dieses Satzes betrifft, so wird uns dieser Idealfall-Charakter des Typus noch zu beschäftigen haben (s. «Systematische Aspekte»); hier mag vielmehr auf den pragmatischen Aspekt dieses «Ideal-Typus» hingewiesen sein, wie er durch den Alltagssprachgebrauch «ein Typ» gegeben ist, womit ja gerade der Nicht-Typus gemeint ist, der «ausgezeichnete» Charakter, das Individuum also.

Ergiebiger als der Band «*Psychologie*» ist für uns der Band «*Anthropologie*»[7] des *Fischer-Lexikons*. Die Aussagen zum Typenbegriff hängen aufs engste zusammen mit der Definition des Konstitutionsbegriffes, und weil diese «Zusammenhangerhellung» auch unser Anliegen ist, mag zitiert sein:

«Unter Konstitution versteht man das gesamte Erscheinungs-, Funktions- und Leistungsgefüge eines Individuums in seiner Erbbedingtheit und Umweltgeformtheit. Das Hauptgewicht liegt dabei auf relativ dauerhaften Zügen (während flüchtige Modifikationen, z. B. Tonusveränderungen im Laufe des Tages, im allgemeinen ausser Betracht bleiben) und auf den funktionell wichtigen Merkmalen, die die Reaktivität des Individuums beeinflussen. Es gibt so viele Konstitutionen wie Individuen. Die Konstitutionsforschung versucht diese Mannigfaltigkeit zu ordnen, und zwar auf zwei Wegen.

1. Sie sucht Gruppen ähnlicher individueller Konstitutionen als *Konstitutionstypen* zusammenzufassen.

2. Sie überprüft die Beziehungen der Konstitutionsmerkmale untereinander: ‹Konstitutionsforschung ist Korrelationsforschung› (KRETSCHMER). Die Korrelationen zwischen Körpermerkmalen und seelischen Eigenschaften oder Dispositionen haben dabei ein besonderes anthropologisches Interesse.»

Im folgenden weist das *Fischer-Lexikon* auf die Bedeutung der Faktoren-Analyse in der heutigen Konstitutionsforschung hin. Auf die Darstellung dieser Methode sei im Rahmen dieser Arbeit deshalb verzichtet, weil sie von der Typisierung im gewöhnlichen Sinne im Prinzip abweicht. Die Faktorenanalyse führt zu «Typen», die eine ganz andere Bedeutung haben, welche in hohen Korrelationen zu einzelnen Faktoren besteht. Sie ist zudem nicht anwendbar ohne vorausgehendes sorgfältiges Studium ihrer Methode.

Unsere Arbeit aber will vordringlich den Bedürfnissen der Praxis dienen (vgl. Einführung), ohne gross auf methodologische Aspekte einzugehen. In diesem Sinne mag zum Abschluss dieses Kapitels SPIETH[8] erwähnt sein, der den Typus versteht als «Hohlform» und ihm vor allem Ordnungsfunktion zuweist, dienlich der «Wesens-Erhellung» und der Klassifizierung. Damit sei der Kreis der Betrachtungen rund um den Typen-Begriff geschlossen.

0.3. Systematische Aspekte der Typenlehre

Im vorangegangenen Kapitel («Zum Begriff des Typus») definierten wir den Typus als «Idealfall eines Individuums, das alle diese Merkmale und nur sie besitzt». In der Praxis kommen solche «Idealtypen» höchst selten vor; die meisten Menschen sind typologisch irgendwie zwischen den «idealen» Polen (Extremen) gebettet. Sie verkörpern – im Gegensatz also zu den Idealtypen – sogenannte Realtypen. Der (auch statistische) Durchschnitt der Menschen ist also identisch mit irgendeinem Realtypus auf der Linie oder im Koordinatensystem der Idealtypen.

Der einfachste Fall ist gegeben mit dem zweipoligen Typensystem, wie es beispielsweise mit JUNGS primärer Einteilung gegeben ist. Hier ergibt die Häufigkeitsverteilung annähernd eine Gausssche Kurve, wobei der Modus (häufigster Wert, Mittelwert), der Häufigkeit der Realtypen entsprechend, in der Mitte liegt:

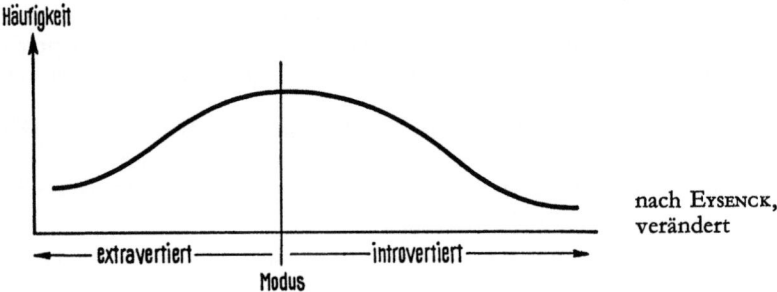

nach EYSENCK, verändert

Nach diesem prinzipiellen Ansatz sind zahlreiche Typologien (bewusst oder nicht bewusst) aufgebaut; der Leser wird sie unschwer in den nachfolgenden Typendarstellungen erkennen.

Durch Einführung einer zweiten (unabhängigen) Merkmalsachse (Merkmale also von jenen der ersten Achse unabhängig!) entstehen zwangsläufig vier (Ideal-)typen.

	extravertiert	introvertiert
rational	1	2
irrational	3	4

Für die Häufigkeitsverteilung im Rahmen dieses Viertypennetzes wäre etwa folgendes dreidimensionale Schema nötig:

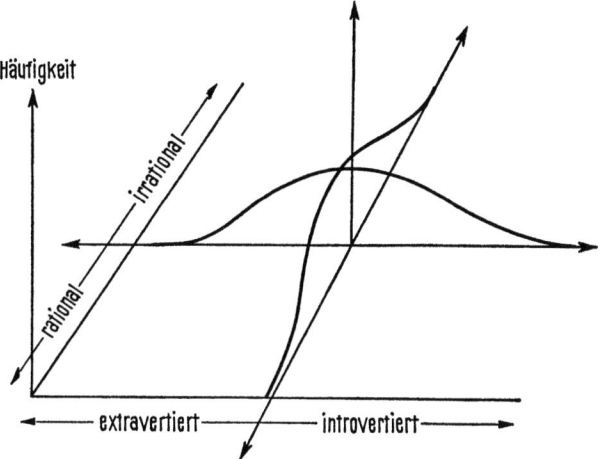

Als Beispiel für diesen Fall werden wir aus der deutschen Schule (s. Seite 38) CONRADS Koordinatensystem der Primär- und Sekundärvarianten kennenlernen. Die Häufigkeitsverteilung ist nun – aus der Natur der beiden Varianten heraus – eine mehr elliptische:

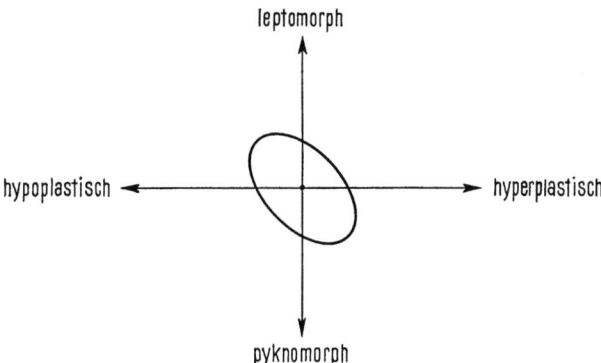

Weitere Achsen (theoretisch beliebig viele) sind möglich. So könnten beispielsweise HEYMANS acht Typen seiner Charaktertypologie (s. Seite 104) mit Hilfe des folgenden Modelles (s. Seite 18) eingefangen werden.

Drei Achsen ergeben hier sechs Idealtypen; die Realtypen liegen als Mitteltypen («Mischtypen») im Modell eingebettet.
Diese erwähnten Ansätze mit je zwei Extremtypen und einem (verschiebbaren) Mitteltyp pro Achse sind nicht zu verwechseln mit den drei Extremen, wie sie mit der Modellvorstellung dreipoliger Systeme gegeben sind. Mit diesen «Dreieckmodellen» liegt ein im Prinzip anderer Ansatz vor. Veranschaulicht mag dieser Fall am Beispiel der KRETSCHMER'schen Typologie (s. Seite 41) werden. Die Entwicklung der drei «klassischen» Typen von KRETSCHMER ist ebenso interessant wie exemplarisch.
Ursprünglich arbeitete KRETSCHMER mit den zwei (Extrem-)typen des Leptosomen und des Pyknikers und dem «Mitteltyp» Athletiker. Hatte letzterer vorerst eine Art Ver-

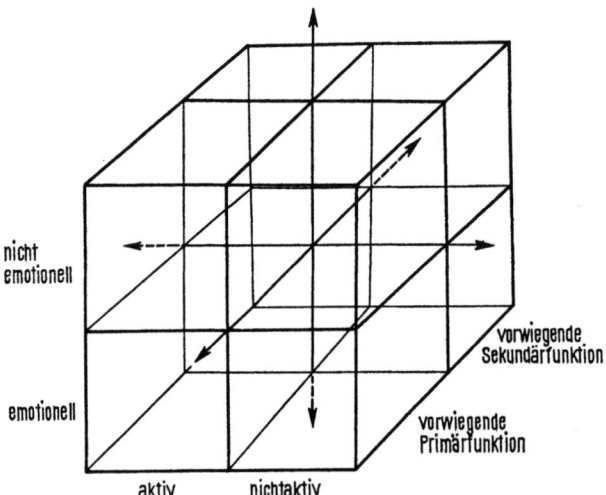

legenheitsstellung, verselbständigte er sich dann zu einem dritten Idealtyp. So ergab sich die bekannte Dreiertypologie, die nicht mit linearer Darstellung verbildlicht werden soll, sondern mit Hilfe der Dreiecksdarstellung (Fig. 1).

Diese Differenzierung zwischen im Prinzip zweipoligen Systemen und Systemen mit drei Polen findet sich in der Literatur zu wenig beachtet. Oft wurden verschiedene Zweier- und Dreiersysteme in gleiche Tabellen oder Schematas gezwängt, wobei der dritte Typ das eine Mal Mitteltyp, das andere Mal eigener Idealtyp wurde.

Bei der Dreiecksdarstellung ergibt sich die Häufigkeitsverteilung stereometrisch durch Errichtung einer Vertikalen, womit die Vorstellung einer Pyramide mit gewölbten Seitenflächen das taugliche Modell abgeben wird (Fig. 2).

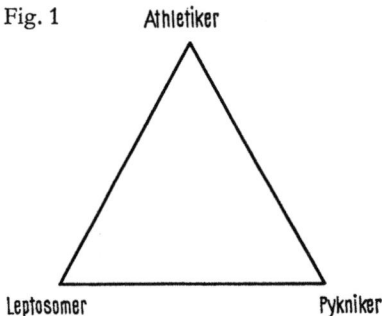

Fig. 1

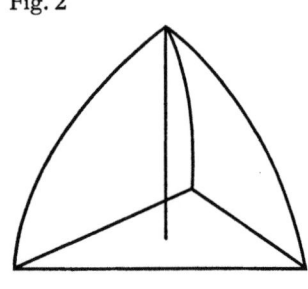

Fig. 2

Verzichtet man auf solche etwas konstruiert wirkende Raummodelle und beschränkt sich auf planimetrische Darstellung, so kommt man zu Versuchen, die dem Modell von SHELDON (s. Seite 75) nahekommen; man könnte von geometrisch-statistischer Darstellung sprechen.

Grundsätzlich anders gelagert sind die Vierersysteme und die daraus entwickelten Achter- oder Zwölfersysteme (die jedoch nicht zu verwechseln sind mit den oben vorgestellten Vier-Typensystemen mit zwei Koordinatenachsen).

Als Ausgangspunkt müssen wir hier die alte Lehre von den vier Temperamenten vornehmen (s. Seite 25), wie sie in der Neuzeit weiter entwickelt wurde, vornehmlich durch die französische Schule (s. Seite 56). Nicht Extreme oder Pole sind es hier, von denen ausgegangen wurde, sondern «Gegebenheiten» (vier), auf die hin das Individuum typologisch «vergewaltigt» wurde. Die einfachste Darstellung ist mit der Aufzählung gegeben, wie – um bei den vier Temperamenten zu bleiben – mit folgender:

- der aufbrausende Choleriker,
- der lebhafte Sanguiniker,
- der träge Phlegmatiker,
- der düstere Melancholiker.

Als Kriterium für die Einteilung stehen hier psychologische (heute würden wir sagen psycho-soziale) Aspekte. Durch Einführung eines weiteren Parameters (oder mehrerer verschiedener) ergeben sich beliebige Schemata und Modelle. So im Rahmen der erwähnten französischen Schule durch das Hinzukommen des Kriteriums «franc» bzw. «irrégulier» (s. Seite 60) folgendes einfache Schema:

	digestiv	muskulär	zerebral	respiratorisch
rein	1	2	3	4
irregulär	5	6	7	8

Aus der vorstehenden Darstellung einiger systematischer Aspekte der Typenlehre erhellt die (kaum übersehbare) Vielfalt typologischen Bemühens. Theoretisch sind beliebige und beliebig viele Ansätze möglich. Ursprünglich lag die Absicht vor, im Rahmen unserer Arbeit eine vollständige Systematik (aller dargestellten Typensysteme) zu entwickeln. Aus zeitlichen Gründen einerseits, um unser «Werk» nicht zu überlasten andererseits, verzichteten wir auf dieses Unterfangen. Material liegt vor; vielleicht resultiert daraus einmal eine gezielte Arbeit rein systematischen Gehalts.

0.4. Möglichkeiten und Grenzen typologischen Arbeitens

Seit dem Zweiten Weltkrieg, besonders aber in den letzten Jahren, mehrten sich die Kritiken an einzelnen Typologien oder an der typologischen Arbeit überhaupt. Vor allem in den USA versucht man heute mit andern Methoden die verschiedenen «Menschensorten» zu gruppieren und zu ordnen. Dies wird um so eher möglich, je weiter Psychologie, Soziologie, Physiologie, Biochemie, Endokrinologie, Medizin usw. entwickelt sind. Die Zukunft wird zeigen, ob es sinnvoll ist, die traditionellen Typologien sorgfältiger und wissenschaftlicher auszubauen, oder ob grundsätzlich andere Systeme von grösserem Nutzen sind.
Eine Möglichkeit, die Typenforschung auf eine wissenschaftlichere Basis zu stellen, ist mit der bereits erwähnten Faktoren-Analyse gegeben, wie sie heute z. T. in der Konstitutionsforschung angewandt wird. Doch ist es fraglich, ob sich diese anspruchsvolle Methode durchsetzen wird und ob mit ihr die Kritik an der Typenforschung zum Verschwinden gebracht werden könnte. Diese Kritik ist sehr lautstark und schüttet oft das Kind mit dem Bade aus. Trotzdem (oder gerade deswegen) ist sie ernst zu nehmen; denn sie verfeinert das Sensorium für Möglichkeiten und Grenzen typologischen Schaffens. Aus diesem Grunde schenken wir diesem Kapitel unserer Arbeit die gebührende Aufmerksamkeit, im Bewusstsein auch, dass auch unsere Monographie Ansatz bietet für manchen kritischen Einwand.

Der hauptsächlichste Einwand gegen die Typologien entspringt der Sorge um das Individuum. In diesem Sinne mag beispielhaft PORTMANN zitiert sein, der in seinen *Biologischen Fragmenten*[9] auf die Typen zu sprechen kommt und wie folgt mahnt:

«... Es ist nicht sehr opportun, auf die Gefahren solcher Typenlehren hinzuweisen und einer nuancierenderen Betrachtung des Individuellen das Wort zu reden, denn die Zeit ist dem Kampf gegen den ‹Individualismus› zugeneigt und verwechselt dieses Kampfziel nur zu leicht mit der Kampfansage an die Geltung des Einzelnen überhaupt. Bevor man ohne weiteres in den Typenlehren einen Fortschritt sieht, muss man sich aber mindestens auch darüber Rechenschaft geben, dass sie an einem der folgenschwersten Vorgänge der Gegenwart mitarbeiten, an der Entwertung der Person.»

Tatsache ist, dass es der Typus in sich hat, das Individuum zu dominieren. Ferner besteht die Gefahr, dass mit der Typenlehre die Menschenkunde ganz allgemein simplifiziert wird. Im Zeitalter überbewerteter Spezialisierung ist diese Tendenz doppelt gravierend. So mag gerade der Typenforscher sich mit Vorteil immer wieder an das GOETHE-Wort (Faust) erinnern:

«hält alle Teile in der Hand,
fehlt leider nur das geistige Band.»

Etwas weniger poetisch ausgedrückt, gilt es zu bedenken – ganz allgemein bei der Beschäftigung mit dem Menschen und speziell in der Typenlehre –, dass mit dem «je einmaligen» Menschen, dem Kompliziertesten, das es überhaupt gibt, der entscheidende Stellenwert des *Individuums* unmissverständlich gegeben ist. Diesem typologischen «Nominalismus» sind auch wir mit unserer anthropologischen Arbeit verpflichtet.

Im folgenden sind einige Aspekte genannt, die man sich bei typologischen Arbeiten je und je gegenwärtig halten muss:

1. In keiner Typologie sind zwischen den einzelnen Typen klare Grenzen zu ziehen; typologische «Überschneidungen» bilden die Realität.

2. «Mischtypen» (sog. typologische Legierungen) sind stets häufiger als «reine» Typen (so ist z. B. bei den KRETSCHMER'schen Typen das Verhältnis 90:10).

3. Je subjektiver eine Typologie ist, um so überprägnanter sind ihre Aussagen: die Variationsbreite der Typengruppe wird *unter*schätzt, die Unterschiede zwischen den Typengruppen finden sich *über*schätzt. – Die Berücksichtigung der Gestalt-Gesetze[10] bei typologischem Arbeiten ist in diesem Zusammenhang von Vorteil.

4. Viele Typen sind nicht viel mehr als sogenannte Meinungstypen (soziale Stereotype) mit überprägnanter Darstellung von Charakterbildern. Dies gilt vom «Typus des Weibes», vom «Typus des Jugendlichen», vom «Typus des Dicken» u.a. Hier ist ganz besonders daran zu denken, dass eben je und je (subjektiv) angenehme Attribute dazu tendieren, eher positiv aufgenommen und qualifiziert zu werden als negative, für die das Umgekehrte gilt.

5. Alles in allem ist die Hauptgefahr beim typologischen Arbeiten die der Symplifizierung allgemein, des «Typen-Zusammenschauens» speziell, was jedoch nicht ausschliesst, dass solche Typen sehr *gut* geschaut sein können. So ist z. B. an LAVATER zu denken, der in seiner Physiognomik wahre Prachtstypen dargestellt hat. Ähnliches muss gesagt sein von den vielen Versuchen der Phrenologie (z. B. «Der Herr und sein Hund») und der Chiromantie[11], wie überhaupt im Rahmen einer weiter gefassten Ausdruckskunde manches zu finden ist, das typologisch bedeutsam und tauglich ist.

6. Soll das Individuum im Typus nicht verloren gehen, so empfiehlt sich die Konfrontation mehrerer und verschiedener Typologien. Dieses Verfahren ist besonders dann angezeigt, wenn es gilt, einzelne besondere Attribute herauszubekommen, wie z.B. das psychomotorische Verhalten oder bestimmte Umweltsreaktionen.

7. Gegenwärtig zu halten ist auch stets, dass in vielen Fällen die Formel gilt:

Entwicklungstypus dominiert Konstitutionstypus

womit gemeint ist, dass z.B. der Säugling in erster Linie Säugling ist und als Typus noch kaum erkennbar. So auch das Kleinkind und das Schulkind bis nach der Pubeszenz, desgleichen der Mensch im Greisenalter. Zu Beginn und gegen das Ende der Altersentwicklung imponiert der Mensch mehr durch seinen Alters-Status, während im sogenannten Leistungsalter, in der stationären Phase, sich der Konstitutionstypus mehr durchsetzt. Und so ist es diese Altersphase, in der sich bestimmte Konstitutionen zum Typus häufen.

8. Analoges gilt vom Geschlechtstypus, der in vielen Fällen den Konstitutionstypus überdeckt:

Geschlechtstypus dominiert Konstitutionstypus

was vor allem für das weibliche Geschlecht zu gelten scheint. So hat schon immer die Einordnung der Frauen z.B. in das KRETSCHMER'sche Typensystem Schwierigkeiten gemacht, was dazu geführt hat, dass man für Frauen besondere Typen aufzustellen versuchte. In dem Zusammenhange verdient einmal mehr PORTMANN zitiert zu werden, dessen *Don Quijote und Sancho Pansa*[12] einer eigentlichen Standortbestimmung zur Typenlehre gleichkommt:

«Stellt man die Eigenheiten zusammen, die der vorhin als Pykniker bezeichnete Typus vereint, so ergibt sich das Bild eines der Welt zugewandten Menschen, leicht erregbar, eines Wesens, das sich sozial leicht anpasst und am Leben der anderen mit starken Gefühlen teilnimmt – ein Mensch von Herz und Gemüt! Gerade ein solcher Typus wird uns in der Typenlehre für Frauen als häufig, als eigentlicher Mitteltyp des weiblichen Wesens vorgeschlagen. Die Frau steht durch wichtige Grundfunktionen der Arterhaltung in tieferer natürlicher Bindung als der Mann; wir müssen daher, wenn wir nach einem menschlichen Grundtypus suchen, die weibliche Erscheinung sehr ernst nehmen. Dass diese weibliche Erscheinung mehr von der Art des Pyknikers ist, gibt dieser Konstitution in unseren Systemen ein ganz besonderes Gewicht. Der pyknische Typus rückt als besonders bedeutsam vor – wir ahnen, dass ihm eine grundlegende Rolle im menschlichen Lebensspiel zukommt. Aber die Ahnung genügt nicht – wir müssen uns weiter nach klärenden Tatsachen umsehen.»

In solchem Zusammenhange sei auch auf den Umstand hingewiesen, dass dem Studium des weiblichen Körperbaues zum Beispiel in der Kunst schon seit jeher grösste Aufmerksamkeit geschenkt worden ist, nicht aber in der Wissenschaft.* So fehlt tatsächlich eine Typologie der Frau vom Range etwa der Typologie von KRETSCHMER.

9. Es ist auch stets daran zu denken, was JUNG mit seinen «bipolaren» Typen meint: jeder Mensch besitzt in sich beide Tendenzen eines bestimmten (bipolaren) Typus.

* In unserem Vorlesungszyklus «Der Mensch im Lichte moderner Anthropologie» ist stets etwa ein halbes Semester «dem weiblichen Geschlecht» gewidmet. Dabei finden sich unsere naturwissenschaftlichen Fundierungen zusehends «aufgeweicht» durch soziologische Betrachtungsweisen, wodurch mit der weiblichen «Rolle» manches «Naturgegebene» in anderem Lichte erscheint. Der «Fall Frau» erscheint uns irgendwie prototypisch für die Notwendigkeit der vermehrten Berücksichtigung soziologischer Standpunkte und Ergebnisse in der «Wissenschaft vom Menschen».

Durch relatives Überwiegen des einen Mechanismus («habituelle Einstellung»), bei chronischem Überwiegen der einen Tendenz, entsteht *der* Typus.

10. Mit diesen «bipolaren» Typen von JUNG hängen aufs engste zusammen seine «sekundären Charaktere oder Typen», die durch Kompensation der Einseitigkeit eines Typus entstehen. Von dieser Kompensation meint JUNG, dass sie biologisch zweckmässig sei zur Erhaltung des seelischen Gleichgewichtes.

Mit diesen zehn Punkten ist – wenn auch nicht alles, so doch wohl Wesentliches – zu einem kritischen Ansatz formuliert, wie er typologischem Bemühen und Arbeiten gegenüber erhoben werden muss. Weitere kritische Einwände finden sich fallweise bei einzelnen dargestellten Typologien. Hier mag zur Abrundung auf SCHWIDETZKY[13] hingewiesen sein, die in ihrem Menschenbild der Biologie im Kapitel «Konstitutionstypen» folgende kritische Bemerkungen macht:

«Die kritischen Stellungnahmen zu dem Kretschmerschen System erheben zunächst Einwände, die gegen fast alle Typologien vorgebracht werden können: dass der Ausgangspunkt der Typenerfassung ein rein intuitiver und daher subjektiver sei und der Forderung nach strenger voraussetzungsloser Analyse nicht entspricht. Der spöttischen Formulierung von den ‹zusammengeschauten Typen› setzen die Typologen allerdings die ‹Typenblindheit› der Antitypologen entgegen. Tatsächlich ist das Auge und seine unübertroffene Fähigkeit, das Ganze und aus vielen individuellen Erscheinungsbildern das Gemeinsame zu erfassen, die Voraussetzung aller Typologien, die vom konkret Sichtbaren angesehen werden; es ist die Frage, ob es sich als Ordnungsschema bewährt, d.h. viele Einzelzüge in einen sinnvollen Zusammenhang zu bringen und die Mannigfaltigkeit der Individuen zu gruppieren vermag.»

«Typologien als Ordnungs-Schemata», «sinnvoller Zusammenhang von Einzelzügen», «Gruppierung der Mannigfaltigkeit der Individuen»: auf diese pragmatischen Aspekte haben wir ja bereits schon im Kapitel «Zum Begriff des Typus» nachdrücklich hingewiesen. Und noch einmal mag auch auf SALLER[14] hingewiesen sein, der eine Lanze bricht für diese praktischen Aspekte im Rahmen der Bemühungen einer modernen medizinischen Anthropologie.*

---

* Unser anthropologisches Spektrum ist bewusst sehr weit gefasst (bei vollem Bewusstsein, ja Bejahung der methodologischen Schwierigkeiten und Gefahren, die sich daraus ergeben): Am einen Ende ziehen wir die Ergebnisse der medizinischen Anthropologie bei, während wir am andern Ende uns offen halten für die Fragestellung der philosophischen Anthropologie (oder anthropologischen Philosophie).

1. *Historischer Abriss der Konstitutions-Typologien*

Es sollen hier die Grundlagen der moderneren Typologien kurz dargestellt werden, wobei ausser den Autoren originaler Arbeiten auch Übersetzer und Kommentatoren, die für die Verbreitung und Überlieferung der zentralen Werke von Bedeutung waren, zur Darstellung gelangen.[1] Es wird jedoch eine Beschränkung vorgenommen auf Beiträge, die massgeblichen Einfluss hatten auf die Entwicklung der Konstitutionstypologien. Deshalb sind hier zahlreiche philosophische und besonders literarische Ansätze nicht wiedergegeben.*

Die älteste noch bekannte Typologie schufen die Akkader in Babylonien um etwa 3000 v.Chr. Trotz ihres Alters ist diese Typologie auch heute noch von grosser – wenn auch nicht wissenschaftlicher – Bedeutung: Es handelt sich um die Einteilung der Menschen nach ihrer Geburt in eines der zwölf astrologischen Tierzeichen (Widder, Stier, Zwillinge, Krebs, Löwe, Jungfrau, Waage, Skorpion, Schütze, Steinbock, Wassermann, Fische). Ausgehend von der Annahme, dass eine starke Beziehung bestehe zwischen den Tierzeichen des Geburtstags eines Menschen und dessen Konstellation physischer und psychischer Merkmale, liessen sich so zwölf verschiedene Typen unterscheiden.

Die Griechen erkannten früh, dass das Äussere eines Menschen in einer bestimmten Beziehung stehen müsse zu seinem Innern. Vor allem die Sophisten (5. Jh. v.Chr.) entwickelten grosse Fähigkeiten im Schliessen von äussern auf innere Merkmale. PYTHAGORAS VON SAMOS (ca. 582–500 v.Chr.) war der erste systematische Physiognom; ANAXAGORAS (499–428 v.Chr.) wählte seine Schüler nach deren Handformen aus, und auch SOKRATES (470–399 v.Chr.) bewertete seine Schüler nach ihrer Erscheinung. Von ganz entscheidender Bedeutung für die Typenforschung bis auf den heutigen Tag – speziell auch für die französische Schule – waren HIPPOKRATES und seine Schüler. HIPPOKRATES (460–377 v.Chr.) ist der Begründer der medizinischen Konstitutionslehre. Je nach der Mischung der «Körpersäfte» wird der Konstitutionstyp des Menschen bestimmt. Überwiegt die gelbe Galle, so ist der Mensch ein langer und schmaler Choleriker, viel Schleim führt zu einem breiten, rundlichen Phlegmatiker. HIPPOKRATES' Schüler fanden später zwei weitere Typen, den vollblütigen Sanguiniker und den schwarzgalligen Melancholiker. – Die häufigste Todesursache der Choleriker und Sanguiniker ist der Schlagfluss, der andern beiden die Schwindsucht. Die vier Körpersäfte schienen den vier «Elementen» zu entsprechen; dieser über Jahrtausenden nicht bezweifelte Zusammenhang erklärt die grosse Bedeutung, die den auf HIPPOKRATES zurückgehenden Typen beigemessen wurde.

PLATON (427–347 v.Chr.) unterschied drei Arten und drei Vermögen der Seele. Dadurch gelangte er zu folgenden Typen:

- Die Typen nach der Art der Seele (Vernunftseele, Mutseele und Begierdeseele) sind der Vernunftmensch (Prototyp: Philosoph), der Mutmensch (Krieger) und der Begierdemensch (Gewerbetreibender).
- Die Typen nach dem Vermögen der Seele (Denken, Fühlen, Wollen) sind der Verstandesmensch, der Gefühlsmensch und der Willensmensch.

  In seinem Werk über den Staat beschrieb PLATON daneben noch fünf Typen des Machtmenschen; den aristokratischen, timokratischen, oligarchischen, demokratischen und tyrannischen Machtmenschen.

ARISTOTELES (ca. 382–322 v.Chr.) ist nun wieder von ganz zentraler Bedeutung. Seine Arbeiten sollen deshalb etwas ausführlicher dargestellt werden. ARISTOTELES, dem die

* Siehe dazu aber die historischen Beispiele von JUNG (Seite 95 ff.).

erste systematische Darstellung der Physiognomik zugeschrieben wird, wandte verschiedene Methoden an:

– *Sexual-morphologische Methode*
Durch Feststellung der Ähnlichkeit der menschlichen Geschlechtsmerkmale mit Tiergattungen gelangt er zum Ideal des Männlichen, dem Löwen, der tapfer und stark ist, und zum Ideal des Weiblichen, dem Leoparden, der zahmer, schwächer, weniger zornig, boshafter und mutwilliger ist.

– *Syllogistische Methode*
Die an physiognomischen Merkmalen erkennbaren Eigenschaften lassen auch auf weitere, verwandte, nicht an besonderen Zeichen erkennbare schliessen: z. B. ein zorniger, mürrischer und verbitterter Mann sei auch neidisch, obwohl er keine besondern äussern Kennzeichen des Neides habe.

– *Symbolische Methode*
Dem Äussern entspricht ein Inneres (Körper — Seele), d.h., einem schönen Körper entspricht eine gut geartete Seele, ein hässlicher Körper ist Ausdruck einer schlecht gearteten Seele.

In der von ARISTOTELES begründeten speziellen Charakterologie wird festgestellt, dass die einzelnen Tugenden immer ein Mittleres zwischen zwei Lastern seien, z. B. liege Mässigkeit zwischen Enthaltsamkeit und Schlemmerei, Tapferkeit zwischen Feigheit und Tollkühnheit.

Daneben beruht die aristotelische Physiognomik vor allem auf rein empirischer Ermittlung von Beziehungen zwischen somatischen und psychischen Merkmalen, ohne theoretischen Zusammenhang.

Gewisse Systeme früherer griechischer Physiognomen werden von ARISTOTELES kritisiert, so u. a.

– der Vergleich mit Tieren: Ein Mensch mit körperlicher Ähnlichkeit zu einem bestimmten Tier habe auch ähnliche Eigenschaften wie dieses Tier;
– die ethnologische Methode: Ein Mensch mit Ähnlichkeit zu einem bestimmten Volkstyp habe auch dessen Neigungen;
– die mimische Methode: Es könne von vorübergehenden Gefühlsäusserungen auf die Gemütsart geschlossen werden.

THEOPHRAST (382–287 v. Chr.) ist der Schöpfer zahlreicher humorvoller Typen: Er beschrieb – allerdings völlig unsystematisch und ohne Anspruch auf Vollständigkeit – verschiedene kleinbürgerliche Typen.

Die Lehren der frühen *chinesischen Physiognomen* sind uns u. a. in zahlreichen Sprichwörtern überliefert; daneben sind auch eigentliche medizinische Werke erhalten geblieben. Wir finden darin z. B. sechs Menschentypen aufgeführt, denen der Arzt bei Krankheit nicht helfen könne:

– Die Stolzen, Willkürlichen, mit denen sich kein vernünftig Wort reden lässt.
– Die, welche über der Sucht nach dem Gelde ihren eigenen Körper vernachlässigen.
– Die, welche das elegante Schlemmerleben nicht lassen können.
– Die, bei denen sich das Yin und Yang, das männliche und das weibliche Prinzip vermischt haben, so dass infolgedessen das verborgene Pneuma seine bestimmten Funktionen nicht ausübt.
– Jene hinfälligen Patienten, welche keine Medizin mehr schlucken können.
– Diejenigen, welche mehr Vertrauen zu den Kurpfuschern haben als zu den Ärzten.

Die *indischen Physiognomen* (um 300 v. Chr.) schufen eine Typologie, die die Menschen einteilte in drei Typen, die dem Hasen, dem Pferde und dem Ochsen zugeordnet waren. Die Kriterien waren die unterschiedliche Entwicklung von Knochenbau, Körperumfang,

Stimme, Haar und Geschlechtsteilen. – Daneben bestand eine zweite Typologie mit ebenfalls drei Typen, die sich voneinander unterschieden durch das Überwiegen eines der drei «dosas». Dies waren die vom Wind, von der Galle und vom Schleim beherrschten Menschen. Diese Konzeption weist eine gewisse Ähnlichkeit auf zur Typologie des Hippokrates; ein Zusammenhang ist aber nicht bekannt.
Sind uns aus dem 5. bis 3. Jahrhundert v. Chr. zahlreiche Ansätze und eigentliche Typologien bekannt – vor allem bei den Griechen –, so folgen nun Jahrhunderte, während denen wenig Neues dazukam. Erst von den *Gnostikern* (erste Jahrhunderte nach Christus) wissen wir, dass sie sich wieder typologisch betätigten, ohne allerdings grundsätzlich Neues zu erarbeiten – eine Tatsache, die für das ganze Mittelalter Gültigkeit besitzt. Die *Gnostiker* unterschieden Pneumatiker, Psychiker und Hyliker, d. h. Denk-, Fühl- und Empfindungstypen.
Bedeutsam wurde CLAUDIUS GALENUS (129–200 n. Chr.), der das ihm bekannte Material zusammenstellte. Nach GALENUS wurde es erst 1300 Jahre später von PARACELSUS (s. u.) wieder aufgenommen, dem es dank der arabischen Übersetzer und Überlieferer RHAZES (850–925), AVICENNA (980–1038) und AVERROES (1126–1198) noch zugänglich war. – Im folgenden soll nun in einer übersichtlichen Darstellung die zu GALENUS' Zeiten (und, wie erwähnt, für das ganze Mittelalter) gültige Typologie zusammengefasst werden:

Die «klassischen» Temperamentstypen

Sanguiniker		*Melancholiker*		
+	−	+	−	
Leichtmut	Leichtsinn	Ernst	Schwermut, Traurig-	Erlebnisfarbe
Frohsinn	Gedankenlosigkeit	Verantwortungs-	keit, Trübsinn	
Heiterkeit	Selbstzufriedenheit	bewusstsein	Angst, Sorge, Gram,	
Sorglosigkeit		Pflichtgefühl	Kummer,	
Unbekümmertheit			Schicksalsfurcht	
Zuversicht			Minderwertigkeits-	
Optimismus			gefühl	
			Unsicherheit	
			Mutlosigkeit	
			Verzagtheit	
			Schuldbewusstsein	
			Selbstquälerei	
			Empfindlichkeit	
			Kränkbarkeit	
			Misstrauen	
			Pessimismus	
Grosse Ansprech-	Schwäche des Gefühls	Stärke des Gefühls	Geringe Ansprech-	Erlebnisform
barkeit	Flachheit des	Tiefe	barkeit	
Aufgeschlossenheit	Erlebens	Nachhaltigkeit	Einzelgänger	
Eindrucksfähigkeit	Flüchtigkeit des	Gleichmässigkeit des		
Feinfühligkeit	Erlebens	Erlebens		
Interessen	Ungleichmässigkeit	Innerlichkeit		
Erlebnisdrang	des Erlebens	Gemüt		
Anpassungsfähigkeit	Beeinflussbarkeit	Empfindsamkeit		
Geselligkeit	Bestimmbarkeit	Tiefsinn		
Mitteilungsdrang	Ablenkbarkeit	Anhänglichkeit		
Beliebtheit	Flatterhaftigkeit	Beständigkeit		
Versöhnlichkeit	Unbeständigkeit	Treue		

	Sanguiniker		Melancholiker	
	+	−	+	−
Erlebnisform	Nachgiebigkeit Lenkbarkeit	Treulosigkeit Strohfeuer		
Reaktions- und Bewegungsweise	Raschheit und Stärke der Reaktion Antriebs- und Willensleichtigkeit Entschlusskraft Leichtigkeit der Mitteilung Reichhaltigkeit des Ausdrucks Wortgewandtheit Betriebsamkeit	Übersteigerung des Ausdrucks Vorlautheit Unüberlegtheit Geschwätzigkeit Unbesonnenheit Oberflächlichkeit Vordergrundsenergie Unkonzentriertheit Ungründlichkeit Ungleichmässigkeit des Verhaltens	Nachhaltigkeit und Gleichmässigkeit des Verhaltens Fleiss Ausdauer Gründlichkeit Sorgfalt Gewissenhaftigkeit	Langsamkeit, Schwäche, Spärlichkeit der Bewegungen Geringe Anpassungs- und Umstellungsfähigkeit

	Choleriker		Phlegmatiker	
	+	−	+	−
Erlebnisfarbe		Missmut Gereiztheit Aggressivität Unzufriedenheit Empfindlichkeit	Gleichmut Ausgeglichenheit Zufriedenheit Seelenruhe	Gleichgültigkeit Fatalismus
Erlebnisform	Grosse Ansprechbarkeit Stärke des Gefühls Tiefe Nachhaltigkeit des Erlebens Leidenschaftlichkeit Begeisterungsvermögen	Explosive Zornmütigkeit Reizbarkeit, Wut, Ärger, Jähzorn Ungleichmässigkeit des Erlebens Unbeherrschtheit Nachträglichkeit Unversöhnlichkeit Trotz, Eigensinn Unbotmässigkeit Herrschsucht Rechthaberei, Härte Unduldsamkeit Unumgänglichkeit Unverträglichkeit Ungerechtigkeit Parteilichkeit	Unerschütterlichkeit Kaltblütigkeit Partielle Tiefe und Nachhaltigkeit des Erlebens Gleichmässigkeit Freundlichkeit Anspruchslosigkeit Gutmütigkeit Verträglichkeit Nachgiebigkeit Ein- und Unterordnungsbereitschaft Treue Anhänglichkeit Toleranz	Geringe Ansprechbarkeit Schwäche des Gefühls Allgemeine Flachheit Trockenheit Nüchternheit Leidenschaftslosigkeit Begeisterungsunvermögen Gleichgültigkeit Interesselosigkeit Stumpfheit Apathie Anpassungs- und Umstellungsunfähigkeit

Choleriker		*Phlegmatiker*		
+	−	+	−	
Raschheit, Stärke, Reichlichkeit Nachhaltigkeit der Reaktion Willensstosskraft und -spannkraft Widerstandsfreudigkeit Beständigkeit Gründlichkeit Ausdauer Verlässlichkeit	Ungleichmässigkeit des Verhaltens Ungeduld	Passives Kleben Ruhe Bedächtigkeit Gleichmässigkeit Geduld	Langsamkeit, Schwäche, Spärlichkeit der Reaktion Ungewandtheit Antriebs- und Willensschwere, Entschlussunfähigkeit Einförmigkeit, Stereotypisierung, Automatisierung Pedanterie, Bequemlichkeit, Trägheit, Faulheit, Unpünktlichkeit, Unordentlichkeit	Reaktions- und Bewegungsweise

Wie bereits erwähnt, war es PARACELSUS (THEOPHRAST VON HOHENHEIM, 1493–1541), der sich wieder der Konstitutionsforschung zuwandte. PARACELSUS, der Arzt war, wies u. a. darauf hin, dass erworbene von konstitutionsbedingten Leiden zu unterscheiden seien, wobei die letzteren abhängig vom Konstitutionstypus gesehen werden müssten. Ein weiterer Arzt, der Spanier JUAN HUARTE (ca. 1530–1592) beschäftigte sich mit anthropologischer «Forschung»: Er lieferte Ansätze zu einer Phrenologie (Schädelkunde), die spätern Phrenologen als Ausgangspunkt diente. Da jedoch die meisten Phrenologien sehr spekulativ und für die moderneren Typologien von geringer Bedeutung sind, wird im folgenden weitgehend auf die Erwähnung von Phrenologen verzichtet, mit Ausnahme von GALL und SPURZHEIM (s. u.).
JOHANN BAPTISTA DELLA PORTA (1535–1615) nahm es auf sich, die verstreuten alten typologischen Werke zu sammeln, zusammenzustellen und mit eigenen Ergänzungen zu versehen. Wenig später wies SCIPIO CLARAMONTIUS (1561–1652), einer der ersten Physiognomen der Neuzeit, auf die Unterscheidung zwischen Erbanlagen und Umwelteinflüssen hin; damit beschäftigte er sich nicht mehr nur mit dem kranken Menschen, wie es PARACELSUS getan hatte. Ebenfalls wichtig ist seine Feststellung, dass nicht allein der Körperbau massgebend sei für den Charakter eines Menschen. Damit schränkte er die Gültigkeit der «klassischen» Werke entscheidend ein.
Stichwortartig seien nun einige weitere, weniger wichtige Autoren des 17. und 18. Jahrhunderts aufgeführt: JACQUES PERNETY (1696–1777) schrieb physiognomische Briefe, deren Inhalt wenig später von seinem Neffen, ANTON JOSEPH PERNETY (1716–1801) verteidigt wurde. Eine Übersicht über die Mienen- und Gebärdensprache der Gefühle gab ALEXANDER GOTTLIEB BAUMGARTEN; sein Schüler, GEORG FRIEDRICH MEIER (1718–1777) führte diese Arbeiten weiter. – Über einen weiteren geographischen Raum erstreckten sich die Untersuchungen PIETER CAMPERS (1722–1789) auf dem Gebiete physiognomischer Völker- und Rassentypen.
Von grosser Bedeutung war nun wieder JOHANN CASPAR LAVATER (1741–1801), der, von GOETHE und LEIBNIZ (Monadenlehre) beeinflusst und mit dem «Ausgangsmaterial» versehen, seine *Physiognomischen Fragmente* verfasste. Dieses literarisch wie typologisch bedeutende Werk sei im folgenden exemplarisch dargestellt:

LAVATER glaubte an das Prinzip einer inneren Ganzheit in der Natur; die Zusammenhänge von Aussen und Innen sind für ihn genau bestimmt, weil das Äussere Teil des

Inneren ist. Damit kann er durch ein geeignetes Merkmal, das er genau bestimmt, auf weitere Charakteristiken schliessen. Durch das Äusserliche stösst er ins Innere, durch den Leib zur Seele vor, ohne eine Grenze zu überschreiten. Ein guter Physiognomiker kann, nach LAVATER, eine Entwicklung vorausahnen, die unter gewissen Umständen dann eintreffen *kann* (aber ebensogut kann das Vor-Urteil fehlgehen).

Temperament und Charakter bestimmen die körperlichen Bewegungen eines Menschen, die Wiederholungen dieser Bewegungen verstärken dabei die Züge vor allem im Gesicht. Die folgenden Ausführungen sind Bilderdeutungen, zu denen LAVATER Porträtsstiche benützte:

– *Nationaltypen*
LAVATER versucht, Nationaltypen zu beschreiben; er muss sich aber auf häufig vorkommende Mischtypen beschränken, die einigermassen auf den Nationalcharakter zutreffen. Als Beispiel sei das Parallele und das Gedrängte im Gesicht «eines Deutschen» erwähnt.

– *Verhaltenstypen*
Gerade, eckige Umrisse und proportionierte Gestalt mit eher knochigem Gesicht und ein tiefer, fester Blick sind Kennzeichen der Stärke, Zeichen, die äusserlich auch etwa fehlen können, aber dann inwendig in Knochen und Muskeln zu finden sind. Hauptkennzeichen der Schwäche sind: unproportionierte Länge der Statur, abgerundete, stumpfe und hohle Umrisse von Nase und Stirn, dazu ein blöder Blick.

– *Temperamentstypen*
Die vier Haupttemperamente führt LAVATER auf die Ingredienzen Feuchtigkeit, Trokkenheit, Feurigkeit und Kälte des Körpers zurück. Dazu kommen noch weitere Bestandteile; die innere Aufspaltung bleibt aber verborgen. Das Resultat: «ein gewisser Grad von Reizbarkeit bei einem gegebenen Reizpunkt».

Der Phlegmatiker ist nach LAVATER der «unreizbarste», der Sanguiniker «in alle Arten von Weite bis zur Zerstreuung ins Unendliche reizbar», der Choleriker «der reizbarste in alle Arten von Höhe, ohne Gefahr zu sehen», der Melancholiker furchtsam und «reizbar in alle Arten von Tiefe».

LAZARUS RIVERUS (18. Jh.) lieferte nochmals eine Neubearbeitung der vier «alten» Typen, bevor dann HALLÉ (1797) die Grundlagen für die neue französische morphologisch fundierte Typenlehre schuf (s. Seite 56).

Im deutschen Sprachgebiet sollte noch ein halbes Jahrhundert vergehen, ehe CARUS (s.u.) seine für die deutsche Typenforschung wesentlichen Arbeiten schrieb. Zur Zeit HALLÉS begründeten FRANZ JOSEF GALL (1758–1828) und sein Schüler, JOHANN CASPAR SPURZHEIM (1776–1832) eine modernere Phrenologie, deren Ergebnisse später z.B. bestätigt wurden durch MÖBIUS in Leipzig und RETZIUS in Stockholm: GALL teilte den Schädel ein in etwa 40 Felder, unter denen die verschiedenen Gehirnfunktionen ihr Zentrum hätten, die je nach ihrer Entwicklung die Form der Schädeldecke beeinflussten. So konnte z.B. ein Schädeltypus des «Musikers», des «Dichters», des «Konstrukteurs» usw. entdeckt werden. Eine zoologische Methode der Typeneinteilung entwickelte J. CROSS (Anf. 19. Jh.) in England; der Franzose CASIMIR STANISLAS D'ARPENTIGNY (1791–1866) untersuchte Handformen und entwickelte daraus ein Typensystem, während EMIL HUSCHKE (1797–1858) physiognomische Untersuchungen anstellte. Damit war nun die Zeit gekommen für den Dresdener Arzt CARL GUSTAV CARUS (1789–1869), der in verschiedenen Schriften die Grundlage lieferte für die deutsche Schule (s. Seite 38).

Die folgende graphische Darstellung diene als zusammenfassende Übersicht über diesen historischen Abriss:

Übersicht über die Geschichte der Konstitutions-Typologien

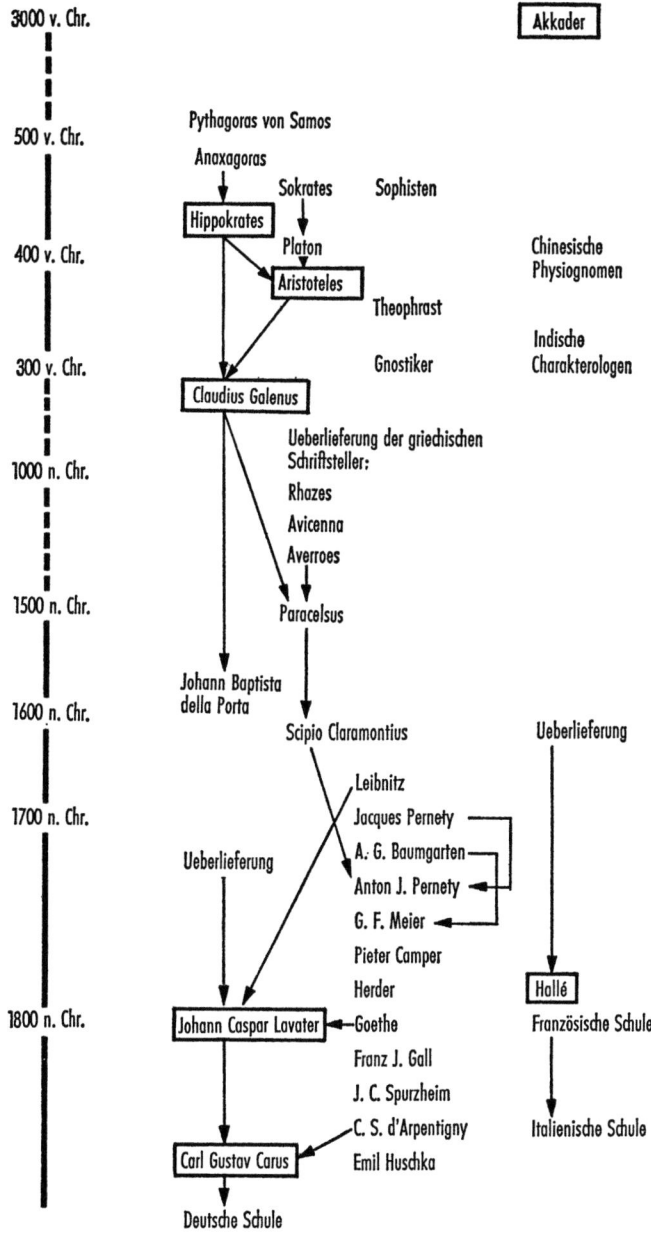

Die Weiterentwicklung der Konstitutions-Typologie in den einzelnen Schulen wird in den entsprechenden Kapiteln besprochen. Zur besseren Übersicht sei an dieser Stelle eine Zusammenstellung einiger der wichtigsten Autoren (nach CONRAD[2]) wiedergegeben.*

Historische Übersicht über die Methodik der konstitutionellen Typologie

Autoren**	pyknomorph	hyperplastisch	hypoplastisch	leptomorph
Französische Schule				
1. ROSTAN (1826)	type digestiv	type locomoteur musculaire	type neuro-cerebral	type circulat. respiratoire
2. MANOUVRIER (1902)	Brachyskele	Mesatiskele		Makroskele
3. SIGAUD (1908)	type digestiv	type musculaire	type cerebral	type respirat.
4. MACAULIFFE (1926)	types ronds			types plats
5. SCHREIDER (1937)	horizontaler Typus			vertikaler Typus
Italienische Schule				
6. DE GIOVANNI (1878)	3. morphologische Kombination			1. morphologische Kombination
7. VIOLA (1905) (ähnlich BARBARA)	Brachytypus megalosplanchnicus	Normotypus normosplanchnicus		Longitypus mikrosplanchnicus
8. PENDE (1929)	Biotypus breviligne			Biotypus longiligne
9. CASTALDI (1929) (ähnlich NACCARATI)	anabolisch-hypervegetativ Sthenotypus			katabolisch-hypovegetativ Platitypus
Amerikanische Schule				
10. BRYANT (1913)	herbivore Typen			carnivore Typen
11. MILLS (1917)	sthenischer Typus	hypersthenischer Typus	asthenischer Typus	hyposthenischer Typus
12. STOCKARD (1923)	lateraler Quertypus			linearer Längstypus
13. BEAN (1923)	hypoontomorpher Typus	mesoontomorpher Typus		hyperontomorpher Typus
14. SHELDON (1939)	endomorpher Typus	mesomorpher Typus	ektomorpher Typus	—
Russische Schule				
15. VIRENIUS (1904)	type conjonctive	type musculaire	type epithelial-nerveux	
16. TSCHERNORUTZKY	hypersthenischer Typus		asthenischer Typus	
17. BOUNAK (1927)	euryplastischer Typus			sthenoplastischer Typus
18. SEROBROWSKAJA (1929)	brachymorph			dolichomorph

* Für eine neueste Übersicht siehe G. PETERSEN, *Atlas for Somatotyping Children* (Assen, 1967).
** Für Bibliographie siehe entsprechende Kapitel.

Autoren*	pyknomorph	hyperplastisch	hypoplastisch	leptomorph
	Deutsche Schule			
19. Carus (1856)	plethorischer Ernährungs-Typus		cerebral-sensibler Nerventypus	
20. Huter (1880)	Ernährungs-naturell	Bewegungs-naturell	Empfindungs-naturell	
21. Stiller (1907)	Habitus arthriticus (apoplekt)		Habitus asthenicus	
22. Tandler (1913)	hypertonischer Typus		hypotonischer Typus	
23. Brugsch (1918)	breiter Thorax	mittlerer Thorax		schmaler Thorax
24. Bauer (1919)	arthritischer Habitus		asthenischer Habitus	
25. Kretschmer (1921)	pyknisch	athletisch	(asthenisch)	leptosom
26. Mattes (1924)	Jugendform			Zukunftsform
27. Weidenreich (1927)	eurysom			leptosom
28. Rautmann (1928)	hypersthenische Formen		hyposthenische Formen	
29. Conrad (1941)	pyknomorph (konservativ)	hyperplastisch (propulsiv)	hypoplastisch (konservativ)	leptomorph (propulsiv)
30. Schlegel (1956)	gynäkomorph	athletisch	asthenisch	andromorph
	Anglo-skandinavische Schule			
31. Rees u. Eysenck (1945)	enzymorph	mesomorph		leptomorph

* Für Bibliographie siehe entsprechende Kapitel.

2. Körperbau-Typologien

2.1. Geschlechtstypen

Hier handelt es sich um die ursprünglichste und selbstverständlichste Einteilung der Menschen, die Einteilung in männliche Menschen und weibliche Menschen. Diese beiden Typen weisen eindeutige körperliche Verschiedenheiten auf, denen (weniger eindeutige) psychische Unterschiede entsprechen. Aus den verschiedenen Gegebenheiten folgt eine je verschiedene «Daseinsthematik»[1], die aber heute, besonders in bezug auf das weibliche Geschlecht, sehr umstritten ist.
Die Geschlechtypologien nehmen in der Konstitutionsforschung einen recht kleinen Platz ein. Sie dürfen indessen nicht verwechselt werden mit jenen morphologischen Typologien, die entweder nur das weibliche Geschlecht beschreiben, wie zum Beispiel die Arbeit GLAESMERS (s. Seite 52) oder die Sporttypologie von KLAUS-NOACK (s. Seite 84), oder die innerhalb einer beide Geschlechter umfassenden Beschreibung gewisse geschlechtsspezifische Merkmale anführen, wie dies u. a. bei KRETSCHMER (s. Seite 41) der Fall ist.
Als Beispiel einer Geschlechtypologie sei LERSCHS Arbeit[2] in einer Zusammenfassung wiedergegeben: LERSCH geht von den körperlichen (objektiven) Geschlechtsmerkmalen aus, schliesst auf entsprechende psychische Merkmale und gelangt so zu einer Deutung der Geschlechtsunterschiede.

Die Geschlechtypologie von LERSCH [3]

Stichwort	männlich ♂	weiblich ♀
Rolle bei der Begattung	aktiv	passiv
Allgemein	Aktivismus	«Pathik» (Erleidnis, Erduldung) grössere Leidensfähigkeit, grössere Geduld
Tätigkeit	Umgestalten Taten	Ausgestalten Tätigkeit
Knöcherne Systeme	stärker	schwächer
Formen	eckiger	runder
Gewebe	mehr Muskulatur	mehr Fett
Behaarung	grösser	geringer
Haut	gröber	feiner
Empfindlichkeit	gröber	feiner
Sinnliche Erregbarkeit	auf Geschlechtsteil beschränkt	auf ganzem Körper
Wesensart	spezialisiert	total
Gefühle	achtet oder verachtet	liebt oder hasst
Verhältnis Rumpf–Extremitäten	Extremitäten betont	Rumpf betont
Seelenleben	mittelpunktsflüchtig	mittelpunktsbetont
Welt	offene Fernwelt	geschlossene Nahwelt
Auffassung	objektive Verstandesmensch (hat Begriffe)	subjektive Gefühlsmensch (hat Bilder)

Stichwort	männlich ♂	weiblich ♀
Interesse für	Sachverhalte theoretische Einstellung (hat Prinzipien)	Personen grösseres Einfühlungsvermögen (vermittelnd)
Bewegungen Motorik	eckig, schroffer, zielender Zwecks- Kraft (wuchtig) Wille beherrschend	feiner, sanfter, integrierter, schwingender Ausdrucks- Anmut (graziös) Natur behütend
Blick Wesensart (siehe oben)	beobachtend (abgedecktes Auge)	schauend (vollgeöffnetes Auge)
Sprechweise	intermittierend-stossend	kontinuierlich-fliessend
Artikulation	konsonantische	vokalische

Anschliessend an die Beschreibung der Typen spricht LERSCH vom Sinn der Geschlechtsunterschiede, wovon im Rahmen dieser Arbeit einzig das Gesetz der Polarität erwähnt sei: Die beiden Geschlechter sind sich entgegengesetzt, polarisch. Daraus folgt, dass sie gleichwertig sind (nicht aber gleichartig). Mann und Frau sind also die beiden Pole, aus deren Spannung und Widerspiel das Phänomen menschlichen Seins erwächst.
Bei der Beschreibung der geschlechtstypischen psychischen Merkmale ist Vorsicht am Platz, da Faktoren wie Erziehung, Tradition und allgemeinübliche Auffassung eine Rolle spielen.
Die Typenzugehörigkeit ist auf dem Gebiete der Geschlechts-Typologien nicht schwer festzustellen, sofern es sich nicht um pathologische Fälle bzw. Zwittertypen handelt. So beschrieben z.B. BAYLEY und BAYER[4] eine Fünfer-Skala der Zwitterhaftigkeit des Körperbaus: Punkt 1 bezeichnet einen hypermaskulinen (Körperbau-)Typ, Punkt 3 einen bisexuellen, Punkt 5 einen hyperfemininen Typ. Auch TANNER[5] befasste sich mit der Zwitterhaftigkeit des Körperbaus. Es stellt sich nun die (von diesen Autoren nicht eingehend behandelte) Frage nach psychischen Entsprechungen zum mehr männlichen oder mehr weiblichen Körperbau. PETERS (s. Seite 50) beantwortet diese Frage, indem er seinen männlichen und weiblichen Körperbautypen die entsprechenden (allgemein üblichen) psychischen und charakterlichen Eigenschaften zuordnet.

Im Zusammenhang mit dem Sport hat die Zwitterhaftigkeit neue Aktualität erhalten. Sexkontrollen haben zu erregten Diskussionen, zu Forfaits bekannter Sportlerinnen und zu menschlichem Unglück geführt. Durch einen angeborenen Fermentmangel der Nebennierenrinde kann eine Vermännlichung der Frau in jedem Alter vorkommen. Obwohl solche Fälle recht selten auftreten, sind diese Erscheinung und die damit verbundenen Probleme im Sport noch eingehend zu untersuchen. Es ist durchaus möglich, dass in diesen Untersuchungen auch die Geschlechtstypologie eine Weiterentwicklung erfahren wird.
Ausschliesslich körperliche Geschlechtsunterschiede untersuchten u.a. WOLFF und STREGGERDA[6] (verschiedene Körpermasse) und REYNOLDS[7], später EDWARDS[8], welche feststellten, dass das Fettgewebe beim weiblichen Typ besser ausgebildet ist als beim männlichen.

2.2. Rassetypen

«Wenn wir von menschlichen Rassenunterschieden sprechen, dann meinen wir nur eine Anzahl grober Unterteilungen konventioneller Art, die zudem noch wenig wissenschaftlich fundiert sind.» Dieser Satz von FIRTH[9] zeigt die ganze Problematik der Einteilung von Rassetypen. An wirklich wissenschaftlichen Arbeiten über «Rassen» liegt wenig vor; dafür existiert eine Vielzahl von pseudo-wissenschaftlichen Werken. Weiter wird die Untersuchung von typischen Rassenunterschieden erschwert durch einen sehr vielfältigen Gebrauch des Wortes «Rasse» sowie durch die Unmenge bestehender Vorurteile. Das Bestehen solcher Untersuchungen impliziert aber immerhin gewisse physische und psychische Unterscheidungsmöglichkeiten, deren einige hier exemplarisch dargestellt seien.

Eine grobe Einteilung zwischen Hamiten und Negern[10] ordnet die ersteren dem Norden, die letzteren dem Süden zu. Hier besteht auch eine positive Korrelation zwischen Pigmentierung der Haut und Wärme der Klimazonen. Damit ist jedoch nicht bewiesen, dass das verschiedene Klima die unterschiedliche Pigmentierung bedingt. Es gibt denn auch markante «Ausnahmen»: In der neuen Welt bestand – vor der Einwanderung aus andern Kontinenten – diese Korrelation nicht.

Auch eine andere, deutliche Korrelation ist von Interesse: Leute in kühlen Regionen haben meist schmale Nasenflügel, Bewohner warmer Gegenden hingegen oft breite. Schmale Nasenflügel würden, gewissen Erklärungsversuchen zufolge, die kühlere Atmungsluft besser erwärmen. Aber auch bei dieser Korrelation lassen sich Abweichungen feststellen.

Eine andere grobe Unterteilung sieht drei «Grossrasse-Typen»:

- den europiden
- den mongoliden und
- den negriden Typus.

Diese Einteilung findet sich zum Beispiel bei BESSONET-FAVRE[11] (s. auch Seite 58), wo allerdings auf eine Beschreibung des europiden verzichtet wurde.

Der Negertyp hat eine niedrige Stirn, eine konkave Nase, dicke Lippen und vorstehende Kieferknochen. Der Mongolide hat ein grosses, flaches Gesicht mit eingedrückter Nase, fallenden Mundwinkeln, starken Zähnen und einem schweren Kinn.

Während sich die meisten Beiträge zu dieser Unterteilung auf physische Unterschiede beschränken, versucht BESSONET-FAVRE auch die charakterlichen Eigenschaften herauszuschälen. So zeichnet sich der Negride aus durch überschäumende Vitalität, brennende Passionen, Liebe zu Lärm, Musik und Tanz. Der mongolide Typ ist demgegenüber ein sparsamer, gewandter Spekulant, mit einem praktischen Sinn für Industrie und Handel. Rechnerisch und oft geizig ist er auch sich selbst gegenüber hart.

Es ist unschwer zu erkennen, dass die Untersuchungen von BESSONET-FAVRE intuitiv und wenig systematisch sind. Dies zeigt sich noch deutlicher in der Beschreibung von drei «Typen der weissen Rasse»:

Der «Adlernasentyp» hat ein langes Gesicht und eine dem Vogelschnabel ähnliche Nase. Der «gerade Typ» ist entweder romanisch, mit grosszügigen Gesichtslinien und einer städtischen Einstellung, oder griechisch, mit kleinem Kopf und schönen Körperformen. Der dritte Typ wird als der «stumpfnasige» bezeichnet. Er hat eine grosse, aber niedrige Stirn, eine kurze Nase, dicke Lippen und gleicht dem Negertyp.

Eine Erklärung der Rassen ist bei BESSONET-FAVRE nicht zu finden.

EICKSTEDT[12] schuf eine die ganze Erde umfassende Rassensystematik, die bis heute

Gültigkeit hat, und die wir z.B. bei GUGGISBERG[13] in vereinfachter Form wiederfinden. EICKSTEDT gibt die folgende Übersicht:*

Rassensystematik nach EICKSTEDT. *Liste von Trivialnamen für Einzelrassen*[14].

Europide	Weddide	Palämongolide
Europa	Gondide/Malide	Protomalayide
Nordide	Ainuide	Deuteromalayide
Dalofälische	Andamanide P	
Osteuropide	Semangide P	Amerika
Mediterranide		
Alpine	Indonesien/Ozeanien	Eskimide
Dinaride		Nordindianide
	Polyneside K	
Afrika		Pazifide
Berberide/Eurafrikanide	Altschicht	Zentralide
Mediterranide		
Orientalide	Palämelaneside	Silvide
Äthiopide	Neomelaneside	Margide
Nilotide K	Australide	
	Aëtide P	Südindianide
Altschicht	Bergpapua (P)	
		Andide
Bambutide P	*Mongolide*	Patagonide
Khoisanide (P)	Asien	Brasilide
	Tungide	Lagide
Asien	Nord-Sinide	Fuegide
(Ost-) Mediterranide	Mittel-Sinide	
Orientalide	Süd-Sinide	Negride
Armenide		
Turanide	Palämongolide	Afrika
Grazilindide	Palaungide	
Idobrachide	Schanide	Sudanide
		Nilotide K
Altschicht	Indonesien/Ozeanien	Kafride
		Palänegride
	Polyneside K	

K = Kontaktrasse zwischen zwei Grossrassen
P = Pygmäen

Ähnliche Einteilungen** finden sich auch bei DENIKER, MONTANDON, COON, CZEKANOWSKI und BIASUTTI[15]. MATIEKA[16] untersuchte vor allem auch die geographische Verbreitung der Rassen.

Einen Versuch einer Erklärung bestimmter rassetypischer Unterschiede liefert STOCKARD[17] (s. auch Seite 72ff.). Er stellt fest, dass seine beiden Typen in allen Rassen existieren, dass aber «gewisse Rassen und Gruppen ... eine grosse Überzahl des einen Typus und

---

* Für eine Beschreibung der einzelnen Rassen siehe SCHWIDETZKY.
** Ein Vergleich der einzelnen Einteilungen findet sich bei SCHWIDETZKY.

nur wenige des andern» aufweisen. Er begründet dies mit der «Einwirkung der Umgebung auf die Funktion der Schilddrüse». Dass also die eine Rasse tendenziell den linearen, eine andere den lateralen Typ darstellt, führt STOCKARD auf die Umwelt zurück. Weitgehender untersucht wurden die europäischen Rassetypen.

CLAUSS[18] sieht vier europäische Rassen. In Stichworten seien hier ihre wesentlichsten Merkmale wiedergegeben:

Reine Gestalten:	Nordischer Mensch	
	Mittelländischer Mensch	} schlanker Leib
	Orientalischer Mensch	
Gestörte Gestalt:	Ostischer Mensch	massiger Leib

A   Die nordische Seele:
«leistend», Fernweh, Distanz zu den Dingen und Menschen, «kalte Begeisterung», Sachlichkeit, Drang zum Alleinsein, «autonom», schweigsam. Massvolle, beschränkte Bewegungen.

B   Die mittelländische Seele:
«spielend», sucht Gesellschaft, Gemeinschaft, «intensiv und explosiv», «in der Gegenwart verhaftet», relativ sorglos, «heteronom», beredt. Schwingende, ausdrucksvolle Bewegungen.

C   Die orientalische Seele:
«fliessender Umriss», verschiedenste Rollen, «theonom», sucht die Mitmenschen zu «erfassen».

D   Die ostische Seele:
«landschaftslos» (kein Ursprungsland, kein ihr entsprechendes Land), «lebt wie in einer dumpfen Kugel, deren Dunsthülle sich ausdehnen kann und sich so an die Dinge heranschiebt, aber immer in Bereitschaft ist, wieder in sich zusammenzuschnurren». Fleissig, Art des Durchschnittbürgers, «vernünftig»; relativ leicht zufrieden.

CLAUSS betont, dass jede Rasse ihre eigenen, daher je verschiedenen Werte habe (dem Deutschen entsprechend sei aber einzig das Nordische).

BEAN[19] unterscheidet zwei europäische Rassen, denen er einen nichteuropäischen Typus beifügt. BEANS Rassetypen sind allerdings nicht ursprüngliche, sondern aus frühern Rassen zusammengesetzte Typen. Aus der «Mittelmeerrasse» und den Nordischen Völkern entstand der Hyperontomorphe, aus den Kelten und den «Alpinen» der Meso-ontomorphe. Der in Europa nicht vorkommende Hypo-ontomorphe entstand unter schwierigen Verhältnissen in arktischen und tropischen Gebieten und erreichte seine Extremform im afrikanischen Negrillo und im Negrito in pazifischen Gebieten. Die zwei europäischen Typen blieben indes nicht auf den europäischen Raum beschränkt, sondern fanden sich auch in Amerika wieder, worauf die erwähnten Beispiele von Männern der beiden Typen hinweisen.

Übersicht über die wichtigsten Merkmale der Typen von BEAN[20].

	Meso-ontomorpher Typ	Hyperontomorpher Typ	Hypo-ontomorpher Typ
Ursprung	keltisch alpine Länder	nordische/mediterrane Länder	arktische/tropische Länder
Körpergrösse	mittel	gross	klein
Körper	massig	drahtig	rund
Thorax	mittel	schmal	breit

	Meso-ontomorpher Typ	Hyperontomorpher Typ	Hypo-ontomorpher Typ
Schädel	mittel	lang, schmal	kurz, breit
Ohr	gross, dick, schwer, gerundet oder quadratisch, relativ kurz und breit. Hautlinien breit und weit auseinander	dünn lang, schmal, fein geformt. Hautlinien fein und nahe beieinander	Ohrmuschel klein und rund, dick, unförmig, erscheint als kleine Schale mit hohem Rand
Nase	gross, breit, nicht sehr hoch, eingedrückte Nasenwurzel, gerades oder leicht aufwärtsgebogenes Nasenbein. Scheint breiter als sie ist, da kurz und niedrig	lang, hoch, schmal, hohe Nasenwurzel, hohes Nasenbein. Erscheint prominent und grösser als sie ist und scheint mehr vorzustehen als in Wirklichkeit	breit und kurz, mit breiter und eingedrückter Nasenwurzel
Ernährung	herbivor, langer, träger Darm braucht Nahrung mit viel Rohstoffen. Überernährung führt zu Beschwerden und frühem Tod	karnivor, kurzer aktiver Darm, braucht konzentrierte, leicht verdauliche Nahrung: Milch, Eier, Fleisch	
Sekretion der Schilddrüse	mittel	stark	schwach
Überlegung	mittel	rasch	langsam
Handeln	mittel	rasch	langsam
Eignung	urteilende	ausführende	organisierende Berufe
Charakter	langsam, bedacht methodisch, sorgfältig, kritisch, ausgeglichen	rasch, aktiv, lebhaft, phantasiereich, erfinderisch, unstabil, idealistisch	
Beispiele	Bismarck, Hindenburg, Franklin, Marshall	Washington, Jefferson, Lincoln, Wilson	

Es stellt sich die Frage, ob BEAN wirklich Rassetypen beschrieben hat, oder ob es sich doch mehr um «gewöhnliche» morphologische Typen handelt (s. auch S. 73). BEANS Meso-ontomorpher entspricht genau dem Brachyskelen und der Hyperontomorphe dem Makroskelen der Einteilung von MANOUVRIER (s. Seite 57).
Ein weiterer Autor, WEIDENREICH[21], macht bewusst den Versuch, bereits bestehende Typologien auf Rassen anzuwenden, wobei er sich hauptsächlich auf die Untersuchungen KRETSCHMERS (s. Seite 41) und SIGAUDS (s. Seite 59) stützt.
Zusammenfassend sei festgestellt, dass zwar brauchbare rassentypologische Einteilungen bestehen, dass es aber noch zahlreiche Unklarheiten gibt. Ebenso bereitet die Zuordnung eines einzelnen Individuums zu einer bestimmten Rasse noch grössere Schwierigkeiten als die Zuteilung zu einem bestimmten, nach andern Gesichtspunkten gewonnenen Typ. Aus diesen und den oben erwähnten Gründen ist also der Begriff «Rassentypus» bzw. «Rasse» mit Sorgfalt zu verwenden.

2.3. Morphologisch-charakterologische Typenschulen

2.3.1. *Die deutsche Schule*

Hier handelt es sich um diejenigen Typologien, die im deutschen Sprachgebiet allgemein als «Körperbau»-Typologien bekannt und weit verbreitet sind. Im Mittelpunkt steht nach wie vor KRETSCHMERS *Körperbau und Charakter*[22]. Dieses Werk ist die erste bedeutende moderne Typologie, die von der französischen Schule unabhängig ist.

Die Abgrenzung zwischen «Körperbau»-Typen und psychologischen Typen ist schwierig; es wurde hier versucht, dem Ausgangspunkt der Typologien entsprechend zu gliedern (s. auch Seite 90).

Als «Vater» der deutschen Schule darf CARUS bezeichnet werden. Da er seine Typen zerstreut in zahlreichen verschiedenen Werken, mehr oder weniger systematisch, entwickelte, wurden sie trotz ihrer Grossartigkeit eher wenig bekannt. KLOOS hat 1951 CARUS' Typen zusammengestellt[23].

Die Konstitutionstypen nach CARUS (um 1860)

CARUS teilte seine Typen ein aufgrund des Hervortretens oder Verkümmertseins eines bestimmten Organsystems. Sie sind in der folgenden Zusammenstellung wiedergegeben[24].

A *Die durch Vorwalten der höheren (animalischen) Lebensform gebildeten Konstitutionen*

Konstitution	im Seelischen	im Leiblichen
a) Cerebrale oder psychische	Stark bewusstes Seelenleben, in seiner Stimmung jedoch geleitet durch Beziehung zum Unbewussten. Freiheit des Geistes, Tiefe des Gemüts	Zarter Bau, stark hervorgehobenes Nervenleben
b) Sensuelle oder sensible	Das bewusste Seelenleben sehr entwickelt, mehr gegen die Aussenwelt gerichtet und wesentlich durch Sinneseindrücke bestimmbar	Sinnesorgane stärker entwickelt
c) Athletisch	Die Willenskraft des Geistes ist stark, oft jedoch auf Kosten der Einsicht hervorgehoben	Sehr stark entwickelter Knochen- und Muskelbau. Stärkere Körperentwicklung überhaupt (deutlich erkennbar)

B *Die durch Zurücktreten der höheren Lebensform gebildeten Konstitutionen*

Konstitution	im Seelischen	im Leiblichen
a) Phlegmatisch	Überall mehr unbewusstes als bewusstes Seelenleben, die Geistesfunktionen träge	Das Lymphatische vorherrschend, sowie alles Verdauungsleben
b) Apathisch	Grössere Stumpfheit des Sinnenlebens	Geringere Entwicklung der Sinnesorgane
c) Asthenisch (schwächlich)	Willensschwäche im Geistesleben, leichte Bestimmbarkeit der Seele von aussen, ohne Nachhaltiges	Dürftige Skelett- und Muskelbildung, meistens kleiner Körper (gut erkennbar)

C Die durch Vorwalten der bildenden (vegetativen) Lebensform bestimmten Konstitutionen

Konstitution	im Seelischen	im Leiblichen
a) Böotisch	Dürftiges Geistesleben in jeder höheren Beziehung, dabei aber leicht sich durch Sinneseindrücke zufriedenstellend, dadurch zu einer gewissen Heiterkeit fähig	Die Region der Verdauungsorgane entschieden hervortretend
b) Plethorisch – arteriell	Das Geistige durch starke Gemütsbewegung überall bestimmt, leidenschaftlich	Blutleben, besonders arterielles, stark hervorgehoben, grosses Herz, Körperbildung dadurch meist kräftig
– venös	Im Geistigen Gemüt vorherrschend, Neigung zu Schwermut und Apathie	Venenleben stark vorherrschend, Körperbildung gedunsen und schwammig
c) Pneumatisch	Leicht beweglicher Geist, Äusserung desselben in Rede oder Gesang	Vorwalten der Atemorgane und Brustgegend, allgemein leichter Körperbau
d) Cholerisch	In sich brütender, doch nach aussen gereizter, zum Zorn geneigter Geist	Stärkere Absonderungstätigkeit im allgemeinen, grosse Leber, dunkle Haut, schwarzes Haar

D Die durch Zurückgesetztsein der vegetativen Lebensformen bestimmten Konstitutionen

Konstitution	im Seelischen	im Leiblichen
a) Atrophisch (schlecht genährt)	Seelenleben entweder sehr dürftig oder überschwänglich; im ersteren Fall habsüchtige Gesinnung vorwaltend	Magerkeit im ganzen mit verkümmertem Verdauungs- und Blutleben
b) Chlorotisch (bleichsüchtig)	Seelenneigung zum Traumhaften und Unbewussten stärker als zu tätigem Geistesleben	Blutarmut vorwaltend, Körper auch hier schlecht genährt
c) Phthisisch (schwindelsüchtig)	Geistige Entfaltung nicht sehr bedeutend, eine gewisse Lebhaftigkeit, aber mehr im Kleinlichen vorwaltend	Dürftige, angeborene Entwicklung der Lungen, enge Brust, gestreckte Form des Körpers überhaupt
d) Lymphatisch	Geringe Lebhaftigkeit	Blutbildung unvollkommen, Körper mehr schwammig als kräftig

E Die durch Vorwalten oder Verkümmertsein des Geschlechts bestimmten Konstitutionen

Konstitution	im Seelischen	im Leiblichen
a) Lasciv	Geistiges Leben durch Vermischung des Charakters der plethorischen, cholerischen und sensuellen Konstitution bezeichnet	Der dem Geschlecht eigentümliche Bau im allgemeinen und besonderen stark hervorgehoben
b) Steril	Im Geiste verbindet sich mehr der Charakter der atrophischen und lymphatischen Konstitution	Geschlechtscharakter im allgemeinen und besonderen wenig entwickelt

Carus nimmt einen «Aufbau der Organismen durch unbewusste psychische Funktionen» an, denn für ihn, mit seiner äusserst starken Beziehung zur Romantik, ist «der Leib nur die Erscheinung der Seele selbst»[25]. Seele und Körper bilden also eine «unteilbare Einheit». Dies bedeutet, dass jedem Körperteil eine bestimmte seelische Komponente entspricht: Seelische Vollkommenheit z.B. kommt zum Ausdruck in körperlicher Wohlgestalt.
Carus suchte die von ihm beobachteten Erscheinungen in ihrem Ganzen, ihrem Wesen, ihrer Idee zu erkennen, im Sinne seines Vorbildes Goethes. Deshalb sagte ihm die empirische Methode nicht zu; er empfand die von ihr gelieferten Resultate als Stückwerk. Andererseits war Carus doch kein Spekulant. Er arbeitete mit Intuition im Sinne einer auch von Goethe gesuchten scientia intuitiva. Wahrheit war für ihn das, was unmittelbar im Gefühl erkannt wird.
Es ist nötig, diese beiden Punkte beim Studium von Carus' Konstitutionstypen vor Augen zu haben, denn sie erklären einerseits die verschiedenen Mängel, andererseits aber auch die Grossartigkeit dieses Werkes, das jeden Menschen als umfassendes, alle Teilaspekte übersteigendes Wesen betrachtet.
Carus beschreibt noch zwei gegensätzliche seelische Typen, die den später von Pfahler entwickelten Typen der festen Gehalte und der fliessenden Gehalte in allem Wesentlichen entsprechen (s. Seite 105).

Weiter finden sich Parallelen zu den Typen Jungs, den introvertierten und den extravertierten Charakteren (s. Seite 91). Schliesslich lassen sich auch Riesmans drei Entwicklungstypen bereits bei Carus erkennen, allerdings mit deutlichen Unterschieden in der Wertung der einzelnen Typen (s. Seite 115).

Nach Carus folgten Arbeiten von Benecke (1878, als Kriterium die innern Organe)[26], Huter (1880, beschrieb kosmisch-symbolisch orientierte Naturelltypen)[27], Stiller (1907, habitus arthriticus und habitus asthenicus)[28], Tandler (1913, hypertonischer und hypotonischer Typus)[29], Brugsch (1918, Typen mit breitem, mittlerem und schmalem Thorax)[30] und Bauer (1919, arthritischer und asthenischer Habitus)[31].

Einen eher ungewöhnlichen Entwicklungsverlauf nahm die Typologie in der Rutzschen Typenlehre. Othmar Rutz[32] baute die Einteilung seines Vaters Josef Rutz[33], die auf der Entdeckung menschlicher Stimmbildung (hell, dunkel, hart, weich) beruhte, zu einer Physiognomik um. Er unterscheidet vier Formen des Menschen, die sich sowohl auf sein Äusseres wie auf sein Inneres beziehen: sphärisch, parabolisch, pyramidisch und polygonisch.

Die Formtypen von Rutz *(1921)* [34]

	sphärisch	parabolisch	pyramidisch	polygonisch
Körperbau	rundlich, gedrungen	mächtig, länglich	straff, gerade Linien, eckige Übergänge	unregelmässig, Mischformen der andern Typen
Haarfarbe	schwarz	hell	hell	schwarz
Hautfarbe	dunkel	weisslich	lichtgelblich	schwarz
Augenfarbe	dunkel	bläulich	gelblichgrau	schwärzlich

	sphärisch	parabolisch	pyramidisch	polygonisch
Bewegungen: Arme	rasch, rund	langgezogene, langsame Krümmungen	straff, geradlinig, elastisch, stossartig	straff-heftig, unregelmässig, abstossend
Hände	Handteller mit rundlich drehender Bewegung nach oben	Handteller gegeneinander	Handteller nach unten	
Gang	kleinschrittig	langsam, grossschrittig	mittelgrosser, energisch betonter Schritt	
Mimik	rasch, gefällig	gleichförmig	wenig bewegt, aber mit heftiger Veränderung	heftig, fortgesetzt erregt
Augen	weit geöffnet, rund	weit geöffnet, breit	stark zugekniffen	
Stimmklang	melodiös, einschmeichelnd	weich, hell	metallisch hart, mit scharfem Rhythmus	dunkel, hart
Lebensbetätigung	spielerisch, wechselvoll, phantasiereich	gleichförmig, ohne besondern Reiz	geradlinige Gestaltung, harte kalte Eleganz	fortgesetzte schroffe Wechsel
Seelenleben	stetig wechselnd, jedoch mit weichen Übergängen	langsame ständige Bewegung	heftiges Fühlen mit seltenen, aber plötzlichen Wechseln	starker Antrieb mit raschen Wechseln
Geistesleben		langsame gesetzmässige Gedankenabfolge; kühle Berechnung	Harte, rücksichtslose Denkweise; äusserst zielstrebig	
				Kommt für Europäer kaum in Frage

1921 erschien KRETSCHMERS *Körperbau und Charakter*[35], wie erwähnt, ein Meilenstein in der Geschichte der Typologien. KRETSCHMERS Arbeit beruht auf den Forschungen KRAEPELINS[36], der zwei Gruppen der endogenen Psychose unterschied: Schizophrenie und manisch-depressives Irresein. KRETSCHMER stellte fest, dass die schizophrenen Patienten sich von den manisch-depressiven auch hinsichtlich ihres Köperbaus unterschieden. Aus dieser Beobachtung entwickelte er nun seine weltberühmte Typologie. KRETSCHMERS Typenforschung umfasst nicht nur Untersuchungen des Körperbaus und des Temperaments. Auch die vegetativen und endokrinen Funktionen, die körperlichen Krankheitsneigungen und die spezifischen Tonussteuerungen wurden zur Charakterisierung der Typen eingehend erforscht. In einem weitern Teil der Arbeit befasste sich KRETSCHMER mit konstitutioneller Entwicklungsphysiologie. Schliesslich waren auch Leistung, Verbrechen und Genialität Objekte der Untersuchung.

Kretschmers *Konstitutionstypologie*

A Der leptosome Typus (leptos = schmal)

Dieser Typus hat als hervorstechendstes Merkmal ein geringes Dickenwachstum bei normalem Längenwachstum. Er ist mager, schmal, aufgeschossen und erscheint daher noch grösser, als er ist. Seine Haut ist eher blutarm, er hat schmale Schultern, eine auffallend magere Muskulatur, dünne Arme, knochenschlanke, lange Hände, einen unterentwickelten Brustkorb und einen dünnen, fettlosen Bauch. Im Extremfall ist der Körper des Leptosomen ausgesprochen schwach und unterentwickelt. Wir sprechen in diesem Falle von einem Astheniker. Natürlich variiert das Bild des Leptosomen innerhalb gewisser Schranken, und man läuft oftmals die Gefahr, ihn mit einem atypischen Athletiker zu verwechseln. So kann ein Leptosomer durchaus derbe Extremitäten haben usw. Es wäre nun aber trotzdem falsch zu glauben, dass der Leptosome unbedingt ein schwacher Typ sein müsse. Er kann im Gegenteil auch zäh und sehnig schlank sein.

Der Leptosome ist als Kind meist schwächlich und zart. In der Pubertät schiesst er oft sehr schnell auf. Ein typisches Merkmal ist es, dass er weder im Mannes- noch im Greisenalter einen Fett- oder Muskelansatz aufweist. Seine Gesichtsbildung setzt auffallend spät ein, im Verlaufe, seines Alters wird sein Gesicht immer ausgeprägter. Ein biologisches Merkmal ist das frühe Altern.

Die leptosome Frau ist oft kleinwüchsig.

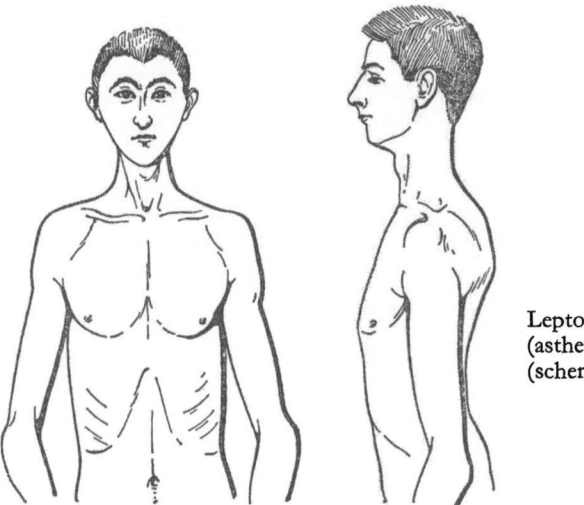

Leptosomer (asthenischer) Typ (schematisch)

B Der athletische Typus

Der männliche athletische Typus verfügt über ein starkes Skelett, seine Knochen sind gross seine Hand ist derb. Auffallend sind seine breitausladenden Schultern, sein stattlicher Brustkorb, sowie sein Muskelrelief. Der derbe, hohe Kopf wird auf freiem Hals aufrecht getragen. Das Fett ist nur mässig entwickelt. Wenn wir die Proportionen betrachten, so fällt auf, dass die Beine, im Gegensatz zum übrigen Körperbau eher grazil erscheinen.

Die Entwicklung des Körperbaus durch die verschiedenen Lebensalter ist bei diesem Typus nicht sehr bemerkenswert.

Im Unterschied zum männlichen Typus ist beim weiblichen die Fettentwicklung nicht gehemmt. In der Gesichtsbildung, wie im Körperbau können teilweise Maskulinismen auftreten. Allgemein ist der Eindruck eher derb und entspricht nicht der männlichen Idealvorstellung.

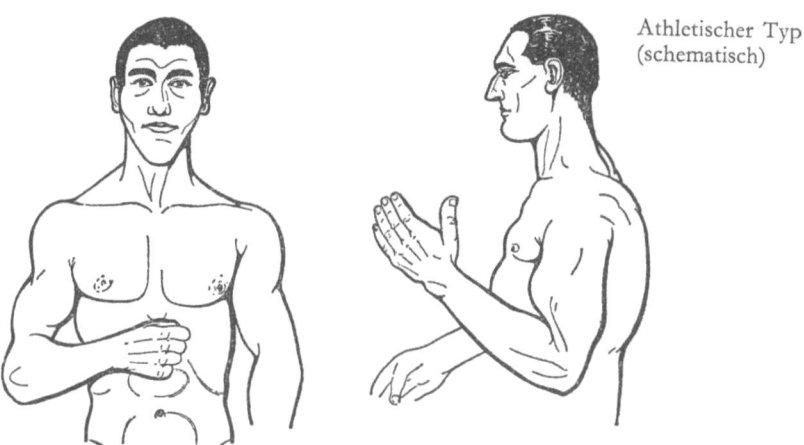

Athletischer Typ
(schematisch)

C Der pyknische Typus

Er zeigt im mittleren Lebensalter die Neigung zum Fettansatz. Typisch ist die Umfangentwicklung der sogenannten Eingeweidehöhlen (Kopf, Brust und Bauch). Er erweckt meist einen groben Eindruck: gedrungen, untersetzt; wir würden sagen vierschrötig. Im Gegensatz zu diesem Gesamteindruck sind seine Extremitäten verhältnismässig grazil. Sein Gesicht ist weich und breit, es sitzt auf einem kurzen, massiven Hals, der zwischen den Schultern steckt. Im mittleren Mannesalter verfügt dieser Typus oft über einen stattlichen Fettbauch und über einen gewölbten Brustkorb. Allgemein sind die Gliedmassen eher als kurz zu bezeichnen. Die Schultern sind oft hochgezogen. Die Muskulatur ist mittelkräftig. Das hervorstechende Merkmal ist also die Brust–Schulter–Hals-Proportion, ferner auch der Hang zum Fettansatz.
Über die Entwicklung des Körperbaus in den verschiedenen Lebensaltern ist folgendes zu sagen: In seiner Jugend wirkt der Pykniker oft atypisch, er erreicht seine bezeichnende Form erst zwischen dem 30. und dem 40. Lebensjahr. Falls der Typus manisch-depressiv veranlagt ist, tritt diese Geisteskrankheit auch meistens in diesem Zeitpunkt zum ersten Mal auf.
Der Pykniker wird am ehesten mit dem Athletiker verwechselt. Festzuhalten ist, dass der Unterschied zwischen dem leptosomen und dem athletischen Typus weniger gross ist, als zwischen dem pyknischen und dem leptosomen.
Der weibliche Typus wird in seiner Jugend oftmals mit dem leptosomen verwechselt, weil der Fettansatz zu jenem Zeitpunkt noch nicht ausgeprägt vorhanden ist.

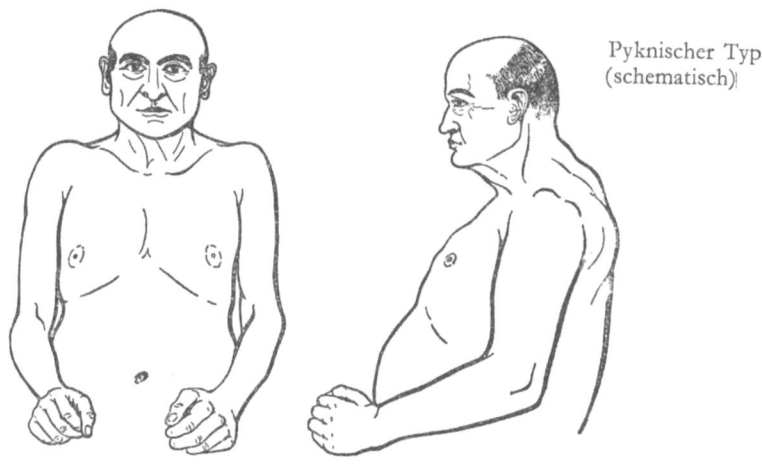

Pyknischer Typ
(schematisch)

Übersicht über KRETSCHMERS *Körperbautypen*[37]

	Rumpfproportionen	Oberflächenrelief	Extremitäten	Kopf und Hals	Gesicht	Behaarung
Leptosom	Flacher, langer Brustkorb. Spitzer Rippenwinkel. Relativ breites Becken	Hager oder sehnig mit wenig Unterhautfettgewebe	Lange, dünne Extremitäten mit langen, schmalen Händen und Füssen	Relativ kleiner Kopf. Langer, dünner Hals	Blasses, schmales Gesicht, verkürzte Eiform. Spitze, schmale Nase. Evtl. Winkelprofil	Derbes Haupthaar. Evtl. Pelzmützenhaar. Schwache Terminalbehaarung
Pyknisch	Kurzer, tiefer gewölbter Brustkorb. Stumpfer Rippenwinkel	Runde, weiche Formen infolge gut ausgebildetem Fettgewebe	Weiche, relativ kurze Extremitäten. Zartknochige kurz-breite Hände und Füsse	Relativ grosser, abgerundeter Kopf. Flache Scheitelkontur. Kurzer, massiver Hals	Weichplastisches, breites, gerötetes Gesicht. Schwache Profilbiegung	Zartes Haupthaar. Neigung zu Glatzenbildung. Mittlere bis kräftige Terminalbehaarung
Athletisch	Breite, starke Schultern. Trapezförmiger Rumpf mit relativ schmalem Becken	Kräftiges, plastisches Muskelrelief auf derbem Knochenbau	Kräftige, derbe Arme und Beine. Grosse Hände und Füsse	Derber Hochkopf. Freier, kräftiger Hals mit schrägem, straffgespanntem Trapezius	Derbes, knochenplastisches Gesicht. Eiform	Kräftiges Haupthaar. Indifferente Terminalbehaarung

JAENSCH[38] gibt eine Gegenüberstellung der KRETSCHMERschen Typen und jenen von CARUS:

Die Typen von CARUS *und* KRETSCHMER

CARUS	KRETSCHMER
cerebrale (psychische) sensuelle (sensible) asthenische pneumatische chlorotische phthisische	leptosome (asthenische)
athletische cholerische	athletische
phlegmatische apathische böotische	pyknische
phletorische atrophische lymphatische sterile	dysplastische (missgestaltete)
lascive	beim männlichen Geschlecht pyknische beim weiblichen Geschlecht uncharakteristische

Jedem der drei Körperbautypen ordnet KRETSCHMER ein entsprechendes Temperament zu. Diese Beiordnung wurzelt wiederum in den Untersuchungen der beiden Formkreise von Geisteskrankheiten. Das Temperament des Leptosomen ist durch grössere Tendenz zur Schizophrenie gekennzeichnet und wird deshalb schizothym genannt; jenes des Pyknikers tendiert mehr gegen das manisch-depressive und wird mit zyklothym bezeichnet. Das Temperament des Athletikers nennt KRETSCHMER viskös. Diese Bezeichnungen sind zu unterscheiden von jenen der sogenannten Übergangsformen zwischen gesund und geisteskrank (schizoid, zykloid und, im Falle des Athletikers, wiederum viskös).

Es handelt sich bei KRETSCHMER also nicht um zwei unabhängige Typologien wie etwa bei SHELDON, sondern um eine Typenbeschreibung, die zwei verschiedene Aspekte in sich vereinigt.

Übersicht über die Temperamente[39]

	Schizothymiker	Zyklothymiker	Viskose
Affiner Körperbautypus	leptosom	pyknisch	athletisch
Psychästhesie und Stimmung	Psychästhetische Proportion. Zwischen hyperasketisch und anästhetisch	Diathetische Proportion. Zwischen gehoben und depressiv	Zwischen explosiv und phlegmatisch

	Schizothymiker	Zyklothymiker	Visköse
Charakteristische Untergruppen	Die vornehm Feinsinnigen Die weltfremden Idealisten Die kühlen Herrennaturen und Egoisten Die Trockenen und Lahmen	Die geschwätzig Heitern Die ruhigen Humoristen Die stillen Gemütsmenschen Die bequemen Geniesser Die tatkräftigen Praktiker	Zähflüssig, nicht nervöses Temperament
Krankhafte Form	schizophren	manisch depressiv	schizophren
Übergangsform	schizoid	zykloid	viskös

Die oben erwähnten Übergangsformen sind weiter in charakteristische Untergruppen eingeteilt:

Schizoid: Empfindsam-affektlahmer Typus
         Feinsinnig-kühler Aristokratentypus
         Pathetischer Idealistentypus
         Kalter Despotentypus
         Jähzornig-stumpfer Typus
         Zerfahrener Bummler

Zykloid: Flott hypomanischer Typus
        Stillvergnügter Typus
        Schwerblütiger Typus

Schliesslich zeigt KRETSCHMER den Schizothymiker und den Zyklothymiker in ihren typischen Erscheinungsformen als Dichter, Forscher und leitende Persönlichkeiten:

Typische Erscheinungsformen des Schizothymikers und des Zyklothymikers

	Schizothymiker	Zyklothymiker
Dichter	Pathetiker, Romantiker, Formkünstler	Realisten, Humoristen
Forscher	exakte Logiker, Systematiker, Metaphysiker	anschaulich beschreibende Empiriker
Führer	reine Idealisten Despoten und Fanatiker kalte Rechner	derbe Draufgänger flotte Organisatoren verständige Vermittler

Von besonderer Wichtigkeit wurden die Forschungsarbeiten auf dem Gebiete der Psychomotorik. Die eingehende Erforschung des Funktionszusammenhanges zwischen Körperbau, Temperamentsproportionen und Psychomotorik hat nicht nur der Differentialdiagnostik der Typen, sondern auch den Prognosen in Fragen von Eignung und Neigung, Erfolg und Bewährung neue Möglichkeiten eröffnet.

Psychomotorik der KRETSCHMERschen Typen

	Pykniker (Zyklothymiker)	Leptosome (Schizothymiker)	Athletiker (Visköse)
Psychisches Tempo	schwingende Temperamentskurve – zwischen beweglich und behäbig	springende Temperamentskurve – zwischen sprunghaft und zäh	zähe Temperamentskurve
Psychomobilität	reizadäquat rund, natürlich, weich	öfters reizinadäquat, gespannt, verhalten, lahm, steif	reizadäquat, langsam, gemessen, wuchtig, schwerfällig

Die Psychomotorik war in der Folge Objekt zahlreicher weiterer Untersuchungen. Obwohl diese teilweise ins Gebiet der Psychologie gehören, seien sie trotzdem an dieser Stelle erwähnt, vor allem deshalb, weil einige der bedeutendsten Beiträge direkt an KRETSCHMER anknüpfen.

Im Vordergrund steht die Arbeit ENKES. ENKE war als einer der bedeutendsten Mitarbeiter KRETSCHMERS für zahlreiche Beiträge zur KRETSCHMERschen Körperbau- und Temperamentstypologie verantwortlich. Eine seiner wichtigsten Veröffentlichungen ist seine Habilitationsschrift *Psychomotorik der Konstitutionstypen*[40]. Diese Abhandlung stellt einen Ausschnitt aus dem Arbeitsgebiet der experimentellen Typenpsychologie dar. «Die Motorik ist der lebendige Ausdruck des Charakters eines Menschen», schreibt ENKE, «und ihre Erfassung ist daher auch ein notwendiger Bestandteil der biologisch, d.h. psychophysisch, orientierten Persönlichkeitsforschung, wie sie von KRETSCHMER geschaffen worden ist.»

ENKES Untersuchungsergebnisse stützen sich auf ein Material von 500 männlichen wie weiblichen Versuchspersonen jeden Intelligenz- und Bildungsgrades im Alter zwischen 16 und 65 Jahren. Seine eigenen Untersuchungsreihen über Psychomotorik setzte er in Verbindung mit den Versuchsergebnissen anderer Autoren wie VAN DER HORST, KIBLER, GUREWITSCH und OSERETZKI, JISLIN, LIEPMANN, MOHR und GUNDLACH[41].

Die Psychomotorik der KRETSCHMER*schen Konstitutionstypen*[42]

	Leptosomer	Athletiker	Pykniker
1. Psychomotorisches Tempo			
Eigentempo (Klopfversuch)	28,1 Schläge pro 10 sec	22,8 Schläge	12,8 Schläge, wesentlich langsamer als L. und A
Ablauf der Bewegungskurve (Ergograph)	Neigen bei gleichförmigen Bewegungen zu Mechanisierung, Automatisierung oder Stereotypisierung		Wesentlich vielgestaltiger, ungebundener, ungleichmässiger
Umstellung auf ein «Fremdtempo» (Metronom)	Schlechtere Anpassungsfähigkeit. Umstellung fällt schwer. Versagen der Atemtechnik häufig 12,1% falsch gezählt 49% versagen in Atemtechnik	5,6% falsch 56% versagen	Anpassungsfähigkeit gross, Atemtechnik stets gut 0% falsch 7,7% versagen
Spaltung der Aufmerksamkeit in eine motorische und eine geistige Tätigkeit	Grössere Spaltungsfähigkeit als P.		Gelingen geringer, grosser Zeitaufwand, mehr Fehler, Vergessen der motorischen Tätigkeit
Arbeitstempo (Ergograph)	Analog zum Eigentempo bei allen 3 Typen		
Ermüdung	Ermüdung meist plötzlich		Ermüdung allmählich
2. Psychomotorische Begabung			
Feinheit und Abgemessenheit von Handbewegung (Tremometer)	Am besten ausgeprägt. Relativ grosse Begabung, aber starke innere Spannung	Am schlechtesten ausgeprägt	weniger gut ausgeprägt als L.

	Leptosomer	Athletiker	Pykniker
Koordination der Gesamtmotorik (Wasserglasversuch)	Bewegungsablauf oft steif, eckig, ungewandt, durch abrupte Entgleisungen unterbrochen	Zwischen L. und P.	Weiche, abgerundete, flüssige, sperrungsfreie, ungezwungene, vielgestaltige Bewegungen
3. Affektiv-willensmässiges Verhalten Schriftdruckkurven (Schriftwage)	Eher gleichmässige Druckkurve bei relativ hoher Dauerdruckhöhe Bei 12,1% Druckabfall bis auf 0-Linie Anhaltende intrapsychische Spannung, dauernde Muskelspannung. Motorische Tätigkeit ist mit psychischen Gegentendenzen verbunden	Bei 8%	Hohe Druckdifferenzen, aber niedrige Dauerdruckhöhe Bei 56% Freies und weites Auf- und Abschwingen. Entspannungsfähigkeit. Freiheit von Verkrampfungen
Perseveration (Kymographion)	Entschiedene Neigung zur Perseveration		Neigung zur Perseveration gering
Schriftbild, Handschriftuntersuchung	Buchstaben unregelmässig, ungleichförmig in Grösse und Form, von eckigem und wenig flüssigem Bewegungsablauf	–	Gleichmässige, abgerundete weiche Buchstaben. Leichtigkeit, Ungezwungenheit der Bewegung

Allgemein stellt ENKE fest, dass sich in der Psychomotorik der Konstitutionstypen «eine deutliche Neigung der schizothymen Körperbaugruppe zu vorsichtigen, zögernden, sichernden und selbst misstrauischen Bewegungshaltungen gegenüber einem mehr naiven und leicht anpassungsfähigen Verhalten der Pykniker» dokumentiert.

Die psychischen und psychomotorischen Eigenschaften des Athletikers waren selbst bei KRETSCHMER lange unklar. Die Polarität von Explosivität und phlegmatischem Verhalten war zwar herausgearbeitet worden, aber eine feinere Differenzierung der Zwischenstufen war nicht gelungen. 1960 erfuhr die ursprüngliche Konzeption der Athletiker-Temperamente durch VEIT[43] eine Erweiterung (siehe auch CONRAD, Seite 53). Dem phlegmatischen Pol wurde an Stelle des explosiven ein dynamischer zur Seite gestellt, entsprechend der Polarität von potentieller und kinetischer Seelenkraft. Die sich im Einzelfall ergebende Resultante nennt VEIT die psychoenergetische Proportion. «Sie ist eine lineare, eingleisige Funktion, deren Verlaufsgestalt stufenförmig ... ist.» Deshalb bezeichnet VEIT die dem athletischen Körperbau zuzuordnenden Temperamente insgesamt als bathmothyme.

Die Motorik bzw. Psychomotorik der Athletiker ist eine Resultierende der psychenergetischen Proportion. «Es handelt sich im Innern der Athletiker stets um ein Stauen und Entladen seelischer Energien!» Die Feinregulation der explosiven Impulse ist mangelhaft; die Gemütsverfassung ist eine leicht gereizte Stimmung. Dafür sind die Athletiker zu Handwerk und Technik prädestiniert. Eine elementare Verhaltensbereitschaft ist die Perseverationstendenz, die für beide Formen der athletischen Seelenkräfte gilt.

Unabhängig von KRETSCHMERS Arbeit veröffentlichte KOHLMANN[44] eine Typologie der motorischen Begabung. KOHLMANN stellte an einer grossen Zahl unterschiedlich geschickter Personen verschiedene Untersuchungen des Grades und der Art der Geschicklichkeit an. Eine erste Gruppe von Versuchen umfasst Tischtennis, Billard, Ringwerfen und Balancieren, eine zweite Endefinden, Nietstiftchenaufsetzen, Scheibenaufstecken, andere Untersuchungen befassen sich mit Liniennachfahren, Sandfüllen, Kappeneinstecken, Schlag abpassen, Flechten, Meterstiftzeichnen usw.
KOHLMANN unterscheidet lediglich motorisch Geschickte und motorisch Ungeschickte. Diese Unterscheidung sei hier am Beispiel des Ringwerfens gezeigt:

A Ringwerfen des Geschickten	B Ringwerfen des Ungeschickten
– harmonisch	– unharmonisch
– beherrscht	– wenig beherrscht oder unbeherrscht
– abgerundet	– eckig
– sicher	– unsicher
– zweckmässig	– unzweckmässig (oft unökonomisch)
– jedes Mal von neuem sich an das Ziel anpassend	– nicht an das Ziel angepasst (nicht zielstrebig)
– den ganzen Körper in Bewegung setzend	– isoliert
– gestaltbildend	– gestaltlos
– sehr intuitiv durchgeführt	– mehr abmessend
– gelöst	– verkrampft

KOHLMANN unterteilt die geschickten Typen weiter in Grossbewegungstypen und Kleinbewegungstypen.

A Der Grossbewegungstyp

Dieser erste Typus wird durch die geschickten grossen Bewegungen charakterisiert. Seine Muskeln sind gelöst und die Bewegungen erscheinen abgerundet und harmonisch. Er neigt dazu, Bewegungen der Extremitäten mit dem ganzen Körper zu begleiten.

B Der Kleinbewegungstyp

Beim Kleinbewegungstypus sind die Bewegungen rasch und wenig raumgreifend. Die Muskeln sind stets etwas gespannt oder wirken sogar verkrampft. Die Bewegungen der Extremitäten werden isoliert, d.h. ohne den Rest des Körpers mitzubewegen, ausgeführt.

Aus dieser Unterscheidung zieht KOHLMANN Folgerungen für Industrie und Sport. So soll z.B. ein Grossmotoriker nicht Uhrmacher oder Feinmechaniker und ein Kleinmotoriker nicht Kesselschmied werden.
Ähnliche Unterscheidungen sind bei POPPELREUTER und bei RUPP[45] zu finden. BIEDERSTEDT[46] vergleicht Kohlmanns Typen mit jenen KRETSCHMERS. Der Kleinbewegungstyp entspricht in der Motorik dem Leptosomen, der Grossbewegungstyp dem Pykniker und dem Athletiker.
SCHORN[47] unterscheidet verschiedene Geschicklichkeitstypen auf Grund ihrer Handgeschicklichkeit. Ausgangspunkt seiner Untersuchung sind fünf Proben: Drahtbiegeprobe, Perlenaufreihversuch, Schraubenumwicklungsversuch, Erbsenversuch und Plastilinprobe. Daraus leitet SCHORN drei Arten der Handgeschicklichkeit ab, die zu einer Aufstellung von acht Typen führt. So ist der eine zum Beispiel durchweg handfertig und schnell in seinen Bewegungen, während ein anderer nur vorsichtig ist. Auch ein überall handungeschickter Typus existiert.
In der Praxis bewährt hat sich folgende Zusammenstellung psychomotorischer Aspekte, die die verschiedenen oben dargestellten Ergebnisse an Hand der KRETSCHMERschen Typen vereinigt:

Psychomotorische Aspekte der KRETSCHMER*schen Typen*

Leptosome (Schizothymiker)	Athletiker (Viskōse)	Pykniker (Zyklothymiker)
ungeschickt, eckig, steif	gewandt	ungezwungen, natürlich
plump, heftig	schroff, wuchtig, zäh	weich, fliessend
gespannt, springend	abgemessen	schwingend
	Wiederholungszwang	
zögernd, unsicher, vorsichtig, sichernd		frei, oft lässig, entspannt, oft sorglos
Kleinbewegungstyp		Grossbewegungstyp
geschickt im Detail		Harmonie im Totalen
schnell, sparsam	langsam, kraftvoll	langsam, ausdauernd
auf Ökonomie bedacht	Kraft = Chance	Dauer = Chance
	Umstellung auf Fremdtempo fällt schwer	Ablenkung vom Eigentempo fällt leicht
	Neigung zu Stereotypien, Mechanisierung, Automatisierung	
	Bewegungen gleichförmig	Bewegungen vielgestaltig
«gespannt-verkrampft»	«grob-gekonnt»	«harmonisch»

Zur gleichen Zeit wie KRETSCHMERS Arbeit entstand die Formtypenlehre PETERS'[48]. Obwohl PETERS *Körperbau und Charakter* kannte, ging er in seinem Werk ganz anders, mehr intuitiv und gefühlsmässig, vor. PETERS' Werk zeugt von grosser Menschenkenntnis. Viele seiner Beobachtungen sind äusserst aufschlussreich und rechtfertigen die Lektüre des Buches. Allerdings entbehren seine mehr durch Intuition gewonnenen Ansichten jeglicher wissenschaftlichen Fundierung, und es ist deshalb weiter nicht erstaunlich, dass einige seiner Aussagen allzu persönlich oder auch falsch sind.

PETERS beschreibt verschiedene Körperteile, deren Ausprägung er je nachdem als hoch- oder tiefstehend erklärt. Namentlich erwähnt er die Bedeutung der Formen von Hals, Brust, Rücken, Bauch und Hüften, Haut und Körperhaar, Arm, Bein und Fuss, Hand, der Gangart; dann interpretiert er auch die Bedeutung der Verhältnisse dieser zueinander, usw. PETERS nennt «Formstufe» die «jeweilige geistige Entwicklungshöhe, die in den Linien und Flächen an Gestalt und Kopf ihren formalen Ausdruck findet». PETERS unterscheidet nun zehn Formtypen, welche zehn Formstufen entsprechen. Diese Formtypen gehören entweder zur Gruppe der «mehr der Natur und dem Reich der Triebe angehörenden Rumpf- und Rückenmarksmenschen» oder zur Gruppe der «saftärmeren Kopf- und Hirnmenschen, die mehr in einer Welt des Wollens und der konstruktiven Idee leben». Darin sieht PETERS schliesslich nichts anderes als «die weltbewegende Polarität des Männlichen und des Weiblichen».

PETERS' *Formtypenlehre (1923)*

A Der elementare Mensch (Primitiv-Typus) stellt die unterste Stufe der Entwicklung dar. Er ist zwangsläufig «hässlich, weil er ungeistig ist», ist langsam, schwerfällig; sein Ausdruck ist stumpf und träge. Er wird beherrscht von den Grundkräften der Natur: Ernährung und Fortpflanzung.

B Der Ernährungsmensch (vegetativer oder Bauchtypus) ist ein Rumpftypus. Er hat ein kleines Hinterhaupt, dafür ist sein Gegenpol, der Bauch, betont. Für ihn ist eine träge Ruhe bezeichnend. Sein Körper steht auf einer niedern Formstufe, er ist verquollen und massig.

C Der Ernährungs- und Gemütsmensch (... gemütvoller, vitaler Typus) sieht ähnlich aus wie der reine Ernährungstypus und hat auch eine ähnliche Veranlagung. Diese wird jedoch in einem vernünftigen Masse gehalten durch Gemüt und Instinkt. Dieser behagliche Typus hat einen

Rundkopf und einen vollen, aber nicht unförmigen Körper. Der Gemütsmensch kommt mit jedermann gut aus.

D Der Kraftmensch (urwüchsiger Brust-Rumpf-Typus) ist eine Abart des vorigen Typs. Bei ihm liegt das Schwergewicht des Rumpfes weiter oben: Er hat breite Schultern und eine männliche Brust. Als neuer Faktor kommt die Kraft dazu; dieser Mensch liebt die Bewegungen, ist ausdauernd und hart.

E Der Tatmensch (motorischer oder männlicher Typus) ist nicht mehr Rumpf-, sondern Gliedermensch mit längeren Extremitäten und Langschädel. Deshalb ist er willensstark, für ihn zählt die Tat, die energische Bewegung. Er ist stolz, oft grausam, selbstbeherrscht, freiheitsliebend, unermüdlich und zäh. Aufrichtigkeit, Realismus und Mut zeichnen ihn aus.

F Der reine Gefühlsmensch (sensibler oder weiblicher Typus) ist der eigentliche Gegenpol zum vorigen, ist der weibliche Typ. Hier ist nun das Gefühl sowie das Seelische bestimmend. Charakteristisch sind volle, aber ausgeglichene Körperformen. Dieser Typ ruht in sich, ist gefühlsreich, sein Geist mehr synthetisch, voller Hingabe und Treue, mütterlich, duldend, oft kindlich-naiv und von grosser Religiösität.

G Der Hirn- oder Geistesmensch (idealistischer, ethischer oder ästhetischer Typus) ist von schwächerem Körperbau als die vier geschilderten Rumpfnaturelle (a bis d). Der Verstand dominiert über das Gefühl und die Triebe; der Schwerpunkt dieses Typs ist nach oben verschoben. Er ist ein Einzelgänger, von grosser Fähigkeit zu geistiger Arbeit; oft aber trägt er den Untergang in sich, da er wenig robust ist, sich eine Welt ausserhalb der Wirklichkeit schafft. Er ist kein guter Forscher, da er sich nicht mit der Beobachtung der Wirklichkeit begnügen kann.

H Der disharmonische Mensch (komplizierter, nervöser Typ) ist häufig eine überspitzte Form des Hirnmenschen. Ihm fehlt dann jede Beziehung zum Mitmenschen, er wird zum sich selbst bedauernden Egoisten. Die innere Disharmonie kann sich in Bosheit ausdrücken, ebenso aber auch in ruhelosem Suchen und unzähligen andern, für die Mitmenschen meist unangenehmen Tätigkeiten. Oft stehen mit dieser innern Disharmonie auch äussere Verformungen in Beziehung.

I Der Durchschnittsmensch (unausgesprochener Massetypus) ist wenig differenziert und individualisiert, ohne einseitige Fähigkeiten. Ihm mangelt jeglicher Antrieb, jegliches Interesse; er lässt sich kritiklos führen und bleibt gern beim Gewohnten.

J Der harmonische Mensch verbindet seine verschiedenen Anlagen zu harmonischer Einheit. Er ist alles in einem, trägt Ruhe und Glück in sich. Dieser Typ ist sehr selten, strahlt aber, wo er vorkommt, stark auf seine Umgebung aus.

Was KRETSCHMER am ganzen Körperbau unternommen hatte, wiederholte KIENER (1935)[49] für die Hand. Er entwickelte zwar keine eigene Handtypologie, überarbeitete aber Forschungsergebnisse, die in Zusammenhang mit KRETSCHMER, VON KÜHNEL und FRIEDEMANN[50] erarbeitet worden waren.

Die Hand des leptosomen Typus ist sehnig-schlank, zart, mit langen und schmalen Nägeln. Abarten sind die mittelkräftige, leptosome Hand, die gröber und breiter wirkt und die leptosomhagere Hand, die knochenkräftig und ziemlich fettarm ist. Die Hand des pyknischen Typus ist kurz und gedrungen, schaufel- oder eiförmig, da der zweite und der fünfte Finger leicht eingebogen sind. Die athletische Hand schliesslich ist massig, aber gut proportioniert. Der Handteller erscheint wie ein massiges Quadrat. Die Nägel sind schildförmig und eckig. Die beiden Geschlechter haben verschiedene Arten von athletischen Händen.
KIENER beschreibt noch speziell die aristokratische und die infantil-dysplastische Hand.

Es stellt sich nun die Frage, wieweit von der Hand auf den Gesamtkörperbau und damit auf den Charakter geschlossen werden kann. KIENER vertritt die Ansicht, die Hand entspreche in den meisten Fällen dem Gesamtkörperbau.
BRANDT[51] beschrieb 1929 Typen, die er gemäss der Entwicklung der Knochen und der Muskeln einteilte.

ERNA GLAESMER[52] wies 1930 darauf hin, dass die Einteilung KRETSCHMERS sich im wesentlichen auf Attribute reifer Männlichkeit stütze. Es sei nicht angängig, die Eigenart des weiblichen Körpers mit männlichen Merkmalen zu beschreiben. Sie schlägt daher vor, die sekundären Geschlechtsmerkmale als Kriterium für die Aufstellung der verschiedenen Typen zu benutzen. Sie stellt drei weibliche Typen auf:

Die weiblichen Konstitutionstypen von GLAESMER

A Hypoplastischer Typ

Er entspricht dem leptosomen des Mannes, wirkt durchaus proportioniert und weiblich, wenn auch die geschlechtsspezifischen Merkmale nicht sehr ausgeprägt sind (fettarm, schmales Becken, kleine Brüste).

B Euplastischer Typ

Dieser Typus entspricht dem pyknischen des Mannes. Er stellt die Idealgestalt des weiblichen Körpers dar, die bei schlanken Formen typisch weibliche Rundungen zeigt.

C Hyperplastischer Typ

Der hyperplastische Typ entspricht dem athletischen des Mannes. Bei ihm sind die weiblichen Geschlechtsmerkmale sehr stark betont (starke Fettablagerungen am Gesäss, Oberschenkeln, Brüsten).

Die drei Typen sind ausserdem durch ihre Sexualfunktionen gekennzeichnet. Bei euplastischem Körperbau sind Ausbleiben der Blutung, zu schwache Blutung, starke Schmerzen typische Störungen der Menstruation. Beim hypoplastischen Typ sind die Menstruationsverhältnisse trotz viril wirkendem Körperbau oft völlig normal. Auch die hyperplastischen Typen zeigen oft trotz schwerster und auffälligster Verunstaltung, die an krankhafte Fettsucht grenzt, normale Menstruation und Fruchtbarkeit.

Eine Kombination der Typen KRETSCHMERS mit denen GLAESMERS lässt GRIMM[53] zu neun Typen gelangen. Es zeigt sich u. a. hier, dass KRETSCHMERS Typen nicht vollständig genügen und dass bestimmte Ausprägungen (wie hyper- und hypoplastisch) bei allen drei Typen möglich sind.

Solche Unzulänglichkeiten wurden auch von CONRAD[54] aufgegriffen. CONRAD will nicht KRETSCHMERS *Körperbau und Charakter* neu präsentieren; ihm geht es vielmehr darum, von der Erkenntnis eines gesetzmässigen Zusammenhangs ausgehend, in dem Körperbau und Charakter miteinander stehen, nach den Gesetzen dieser Beziehung zu fragen. Während KRETSCHMER lediglich eine Beschreibung der typischen Zusammenhänge lieferte, geht es CONRAD nun um die Erklärung derselben. Dazu bringt er Licht in einige Unklarheiten, wie z. B. den Begriff des Athletikers.

CONRADS Überlegungen werden von ihm selbst so zusammengefasst:

«In der Fülle der menschlichen Musterformen wurden zwei polare Grundstrukturen gefunden, die seit jeher weit über den morphologischen Bereich in physiologische und psychologische Gebiete hineinreichen. Diese Unterscheidung des pyknisch-cyklothymen und leptosom-schizothymen Konstitutionstypus ist vorläufig eine rein deskriptive. Da wir das genetische Prinzip, das ihrer Entstehung zugrunde liegt, nicht kennen, können wir den Merkmalszusammenhang des einzelnen Typus nur beschreibend feststellen, aber nicht erklären...

Da uns sowohl die Annahme der Entstehung durch Faktorenkoppelung wie auch diejenige der Entstehung durch Züchtung bei den Konstitutionstypen nicht haltbar scheint, müssen wir nach andern Erklärungsmöglichkeiten suchen. Eine solche ist die Annahme eines einzigen faktoriellen Prinzips, das der Entstehung der Typen zugrunde liegt... Wir wissen, dass es Gene gibt, die ... eine ungemein grosse Fülle von Merkmalen des Organismus in ihrer Ausprägung beeinflussen und in ihrem Auftreten bestimmen. Soll die Typenausprägung auf wenige Gene zurückgeführt werden, so können nur je zwei Typen pro Gen bestehen.»

So gelangt CONRAD zu den folgenden drei Varianten:

Konstitutionstypologie von CONRAD (1941)

A Theorie der Primärvarianten

Es lassen sich zwei verschiedene Wuchstendenzen unterscheiden, eine konservative und eine progressive.

a) Der Typus mit konservativer Wuchstendenz
Dieser erste Typ mit relativ geringer Proportionsverschiebung während der Entwicklung behält die Proportionen eines frühen Zeitpunktes bei (kindliche Formen). Auch auf physiologischem Gebiet zeigt der Typ dieser Wuchstendenz ein relativ frühes Stadium, einen relativ geringen Stoffwechsel. Seine Charakterstruktur wird mit homothym bezeichnet, umschrieben als ursprünglich, naiv, schlicht, unkompliziert, unmittelbar, gesellig, eingebettet im Kollektiv. – Die konservative Wuchstendenz entspricht einer frühen Determinationsstufe.

b) Der Typus mit progressiver Wuchstendenz
Er zeichnet sich aus durch relativ starke Proportionsverschiebung; dieser Typ entfernt sich also stark von den Formen des kleinen Kindes. Entsprechend hat er einen gesteigerten Stoffwechsel. Die Charakterstruktur wird mit schizothym bezeichnet: Dieser Typ hat eine wesentliche Struktureigenschaft mehr gegenüber dem Homothymen, nämlich eine gewaltige Binnengliederung. Er reflektiert stark, besonders auch über sich selbst (Sich-selber-Zusehen), verliert aber dadurch die Einheit seiner Person. – Diese progressive Wuchstendenz entspricht einer späten Determinationsstufe.

Eine graphische Darstellung soll die beiden Wuchstendenzen illustrieren:

Die Proportionsverschiebungen bei den extremen Wuchstendenzen [55]

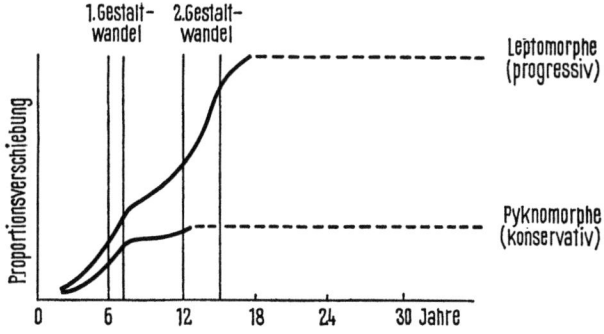

B Theorie der Sekundärvarianten

Auch hier werden zwei verschiedene Wuchstendenzen unterschieden, die sich unabhängig von den primären Varianten zeigen. «Jede Form liegt irgendwo zwischen den Polen lepto- und pyknomorph und zugleich ... zwischen den Polen hyperplastisch und hypoplastisch.» Vorgängig der Beschreibung der sekundären Wuchstendenzen illustriere ein Schema die Beziehung zwischen den beiden Strukturformvarianten.

Koordinatensystem der Primär- und Sekundärvarianten [56]

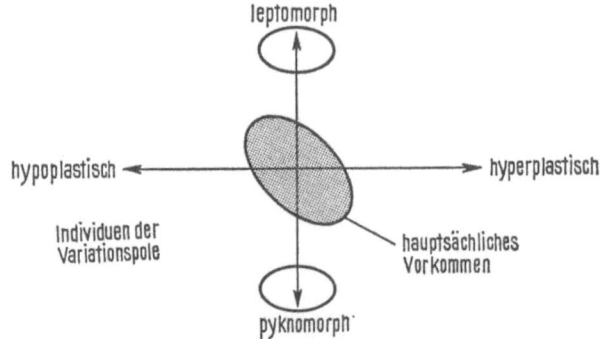

Bemerkungen zum Schema:
«Die primären Strukturformen sind Variationspole innerhalb der Norm.» Bei den sekundären hingegen handelt es sich um ein «Variieren aus der Norm heraus».

a) Der Typus mit hypoplastischer Wuchstendenz
Er entspricht dem asthenischen Typ, der charakterisiert wird durch kurzes, zurückbleibendes Kinn (Winkelprofil), wenig ausgeprägten Gesichtsschädel, schmale Schultern, Rundrücken, wenig ausgeformte Extremitätenenden, geringe Körpergrösse. Das ganze Bindegewebe ist allgemein zart und dünn, ebenso das Fettgewebe. Dieser Typ weist zahlreiche kindliche Merkmale auf: Es handelt sich hier wieder um eine konservative Wuchstendenz.

b) Der Typus mit hyperplastischer Wuchstendenz
Dieser Typ entspricht dem athletischen Typ KRETSCHMERS, nicht aber den muskulär-athletischen Typen MACAULIFFES und CHAILLOUS (s. Seite 64), hat also nichts zu tun mit irgendwelchen idealen Mitteformen. Beim Typ dieser Wuchstendenz tritt der Gesichtsschädel gegenüber dem Hirnschädel stark hervor; dieser Typ hat eine grosse Schulterbreite und ausgeprägte, relativ lange Extremitäten. Dies beruht auf einem verstärkten Wachstumsimpuls, der erst nach der Pubertät auftritt, also nur dort angreifen kann, wo noch Wachstumsmöglichkeiten bestehen. Dieser Wachstumsimpuls wirkt auf das ganze Bindegewebe, also z.B. auch auf die Muskulatur. Es handelt sich hier wieder um eine progressive, propulsive Wuchstendenz.

Als Tertiärvarianten werden dysplastische und dismorphische Wuchstendenzen unterschieden. Es handelt sich hier um (vermutlich auch genetisch bedingte) mehr oder weniger pathologische Erscheinungen, auf die im Rahmen dieser Arbeit nicht eingegangen werden kann.
Zum Vergleich seien hier KRETSCHMERS Typen CONRADS Varianten gegenübergestellt (metro... = zwischen den Extremen liegende Form) [57]:

KRETSCHMER	CONRAD
pyknisch	pyknomorph/metroplastisch
athletisch	metromorph/hyperplastisch
leptosom	leptomorph/hypoplastisch

CONRADS Arbeit darf als das aktuelle Standardwerk auf dem Gebiet der Konstitutionstypologien angesehen werden; es vereinigt die Forschungsergebnisse früherer Autoren mit modernster Theorie.

Ein Randgebiet der morphologisch-charakterologischen Typenlehre stellt die Reaktionstypologie dar. Hier wird der Mensch je nach seiner Reaktion auf Umwelteinflüsse dem einen oder dem andern Typus zugeordnet. Die Reaktion aber wird durch die Konstitution bestimmt (Reaktionsnormen); es handelt sich also auch hier um Konstitutionstypen. Bei der französischen Schule (s. Seite 56) wird dieser Zusammenhang zwischen Form und Umwelt noch deutlicher gezeigt werden, denn die französische Typenlehre baut gerade auf der Anpassung von Form und Umwelt auf, wobei die Annäherung der beiden Gegebenheiten in der Funktion gesehen wird.

Begründer der Reaktionstypenlehre ist CURRY[58]. CURRY arbeitete mit Meteorologen, Physikern und Chemikern zusammen. Er baute seine Typologie auf der unterschiedlichen Reaktionsweise verschiedener Menschen auf klimatische Bedingungen auf. Nach der Art der Reaktionen bestimmte er verschiedene Typen, denen er bestimmte körperliche Merkmale zuordnete, die er als typisch erachtete.

Die Reaktionstypenlehre nach CURRY

CURRY unterscheidet grundsätzlich zwei Typen: den «W»-Typ und den «K»-Typ.
Der W-Typ reagiert auf eine Warmfront (Südwind) oder, in andern Worten ausgedrückt, auf kleine Oxydationswerte, auf fallenden Gehalt an natürlichem Ozon.
Der K-Typ reagiert auf eine Kaltfront (Nordwind) bzw. auf hohe Oxydationswerte, auf steigenden Ozongehalt.
Zwischen diesen extremen Typen gibt es noch den sog. «G»-Typ, der eine Mischung der beiden andern Typen darstellt.

Die beiden Haupttypen zeichnen sich durch verschiedene Merkmale aus:
Charakterliche Merkmale:
W-Typ: weich, gefühlsbetont, natürlich, gemütlich, geniessend, versöhnlich, praktisch.
K-Typ: korrekt, energisch, willensstark, sparsam, systematisch, empfindlich.
Erscheinung:
W-Typ: molliges Gesicht, gute Gesichtsfarbe, gütiger Gesichtsausdruck, grosse, ruhige Augen, oft wellige, dunkle Haare, eher kurze, breite Hände.
K-Typ: scharf geschnittenes Gesicht, blasse Gesichtsfarbe, intelligenter Gesichtsausdruck, kleine Augen, glatte, helle Haare, schmale Hände.
Berufe:
W-Typ: Förster, Gärtner, Briefträger, Seeleute, Köche, Kaufleute, Sänger.
K-Typ: Mathematiker, Beamte, Lehrer, Rechtsanwälte, Dirigenten, Diplomaten, Generäle.
Reaktionen (auf veränderten Ozon-Gehalt):
W-Typ: wird nervös, leichtsinnig, sexuell erregbar, hat Neigung zu Ohnmachten, Atemnot, Blutungen, Appetitsteigerung, verfrühter Menstruation.
K-Typ: wird apathisch, verärgert, sexuell ablehnend, hat Neigung zu Druckgefühl im Kopf, flachem Atem, Appetitmangel, verspäteter Menstruation.
Das neugeborene Kind ist meistens ein ausgesprochener W-Typ. Später erfolgt dann eine eventuelle Typenverschiebung (vgl. Seite 21).

CURRY geht in seinen Untersuchungen von der Voraussetzung aus, dass die dem menschlichen Handeln und Denken zugrunde liegende Kraft ausschliesslich die der Liebe sei. Seine Typen sollen deshalb die richtige Partnerwahl ermöglichen (vgl. Titel seines Hauptwerkes: Der Schlüssel zum Leben).
Es stellt sich die Frage, wie wissenschaftlich fundiert diese Typologie ist. Eine ausgedehnte experimentelle Kontrolle wäre wünschenswert, da durch CURRYS Typologie sich einige interessante Aspekte, z.B. auch in der Medizin, zeigen.*

---

* Noch mehr am Rande der morphologisch-charakterologischen Typenlehre steht etwa der Versuch, die Menschen in verschiedene Schlafgruppen zu unterteilen, wobei ein erster Typ seine grösste Schlaftiefe in den ersten Schlafstunden findet, ein zweiter erst in den Morgenstunden, und ein dritter einmal ziemlich rasch nach dem Einschlafen und dann, nach einer Wachzeit, nochmals frühmorgens.

2.3.2. Die französische und die italienische Schule

Die Resurrektion der Typen, die mit dem Zurückgehen des hellenistischen Einflusses verschwunden waren, fällt in Europa auf das Ende des 18. Jahrhunderts. Wohl zeigten sich schon vorher Ansätze zu Typeneinteilungen – so blühten im Mittelalter zum Beispiel die humoralen Typen wieder auf (s. Seite 25) –, aber der entscheidende Schritt wurde erst durch die Begründung der französischen Schule getan, als HALLÉ[59] die altertümlichen Temperamentstypen mit der Anatomie in Beziehung brachte. HALLÉ beschrieb 1797 zum ersten Mal die vier Grundtypen der französischen Schule: den thorakalen, den abdominalen, den zephalischen und den muskulären Typus. Er erkannte auch, dass der Wassergehalt in den Geweben als wichtiges Merkmal einer morphologischen Typologie dienen kann und schaffte damit die Voraussetzung zur Unterscheidung des runden und des flachen Typus (type rond et type plat). Damit war der Entwicklung der französischen Typologie die Richtung gewiesen. Im ganzen 19. Jahrhundert kam keine grundlegend neue Konzeption mehr dazu.

Die italienische Schule steht in engster Beziehung zur französischen und kann kaum losgelöst von dieser besprochen werden. Sie entstand etwa siebzig Jahre später nach dem Vorbild der Franzosen, verlegte aber den Akzent von der klinischen Betrachtung auf die anthropometrischen Messungen.

Die Untersuchungen HALLÉS wurden von CABANAIS (1802) und vor allem von TROISVÈVRE (1821)[60] aufgenommen. TROISVÈVRE lehnt die Temperamentstypen der Antike schärfstens ab und anerkennt nur die Existenz des zephalischen, des thorakalen und des abdominalen Typus. Nach seiner Auffassung müssen direkte Zusammenhänge zwischen Grösse des Schädels und Intelligenz, zwischen Umfang des Thorax und Atmung und zwischen Unterleibsmassen und Verdauung bestehen. Denn «die relative Entwicklung eines Organes gibt das Ausmass der Energie seiner Funktionen an». TROISVÈVRE klassifiziert damit die schon bestehenden Typen vom physiologischen Standpunkt aus, stützt sich aber allzusehr auf unhaltbare Induktionen. Seine Typeneinteilung basiert teilweise auch auf den Werken LAVATERS und GOETHES.

ROSTAN[61] beschreibt 1826 HALLÉS Typen unter den Namen, die auch heute noch gebräuchlich sind:

der respiratorische Typ   der zerebrale Typ
der digestive Typ   der muskuläre Typ

Die wissenschaftlichen Methoden, welche ROSTAN anwandte, waren immer noch mangelhaft. Als Untersuchungsmittel diente vor allem das Auge des Arztes und die Menschenkenntnis.

Im Gegensatz dazu hielt sich die italienische Schule von Anfang an mehr an konkrete Messungen. Schon DE GIOVANNI (1880)[62] stützte sich ganz auf anthropometrische Resultate.

DE GIOVANNI betrachtet die Typen als Abweichungen von einer idealen Kombination. Der «ideale theoretische Typ» vereinigt die folgenden Merkmale in sich:

Körpergrösse   = Armspannweite
Thoraxumfang   = $1/2$ der Körpergrösse
Brustbeinhöhe   = $1/5$ des Thoraxumfanges
Unterleibshöhe   = $2/5$ des Thoraxumfanges
Breite des Beckens = $4/5$ der Unterleibshöhe

Die praktisch auftretenden Typen sind Kombinationen von Abweichungen. Eine erste morphologische Kombination zum Beispiel ist dadurch gegeben, dass die Armspannweite die Körpergrösse übertrifft. Dieser Typ zeichnet sich aus durch ein wenig entwickeltes Herz und Gefässsystem. Eine zweite Kombination stellt den Gegensatz zum Idealtypus dar, während eine dritte durch gut entwickelte Leibeshöhe charakterisiert wird.

DE GIOVANNI betont die Wechselbeziehung zwischen Organ und Umgebung. Krankheit ist das Unvermögen eines Organs, sich an die Umgebung anzupassen. Die Verletzlichkeit eines Apparates steht in direkter Beziehung zu seiner Vitalität und Entwicklung. Noch weiter entfernt sich die italienische Schule von der französischen mit der Arbeit VIOLAS (1905)[63], die einzig auf Messungen beruht, die Charakteristika des Gesichtes überhaupt nicht berücksichtigt und nur zwei Extremtypen und einen Mitteltyp aufstellt:

Die Typologie von VIOLA

A Kurzliniger Typus (type bréviligne) oder megalosplanchnischer Typus

Dieser erste Typus ist charakterisiert durch die starke Entwicklung des Rumpfes im Vergleich zu den Gliedern, durch die «horizontale Tendenz», durch eine oft reduzierte Körpergrösse. Der Unterleib überwiegt gegenüber dem Thorax. Das Gewicht ist beträchtlich. Der Kurzlinige ist ein robuster anabolischer Vagotoniker; sein Temperament ist affektiv und umgänglich. Er neigt zu Verdauungsstörungen und Arthritis.

B Langliniger Typus (type longiligne) oder mikrosplanchnischer Typus

Der langlinige Typus zeigt die entgegengesetzten Tendenzen: Gehobene Körpergrösse, relativ lange Glieder, vertikale Entwicklung. Der Thorax ist flach, höher als der Unterleib. Der Hals ist lang und schmal, die Muskeln sind länglich. Der Langlinige ist zerbrechlich, katabolisch, sympathikoton, sein Temperament ist mehr intellektuell. Er ist anfällig für Ulkusbeschwerden, Bronchitis, Tuberkulose und alle Sorten der Neurose.

VIOLAS Methode basiert auf der Untersuchung der Proportionsverschiebungen zwischen Rumpf und Gliedern. Der Rumpf ist Ausdruck des vegetativen Lebens, die Glieder stellen das Leben der Beziehung dar. Durch das Produkt von drei Messergebnissen (Länge, Breite, Höhe eines Körpervolumens) erhält er zwar nicht ein wahres Volumen, sondern einen «volumetrischen Wert». VIOLA definiert zunächst einen Brachtypus mit kurzen Gliedern, einen Longitypus mit langen Extremitäten und einen mittleren Normotypus. Dann bestimmte er das Volumen des Rumpfes, der entweder mikrosplanchnisch oder makrosplanchnisch sein kann. Im ersten Falle überwiegt der Thorax über den Unterleib, im zweiten ist der Unterleib stärker entwickelt. Durch die Kombination dieser beiden Einteilungen gelangte VIOLA zu seinen eigentlichen Typen, wobei er aber darauf hinwies, dass neben dem Mitteltypus auch gemischte Typen existieren.

Die theoretische Konzeption VIOLAS war für die Entwicklung der Typenforschung sicher wertvoll, indem sie neben die reinen Längen- und Breitenbestimmungen auch Untersuchungen des Volumens setzte, praktisch aber war seine Methode unanwendbar, besonders weil sie zur Bestimmung des Normotypen die Ermittlung der Durchschnittsmasse «in jeder Provinz, in jeder Region» verlangte.

Die Idee, zwei Extremtypen und einen Mitteltypus aufzustellen, war allerdings nicht neu. Der Franzose MANOUVRIER hatte schon 1902 eine Arbeit über anthropometrische Beziehungen veröffentlicht, welche eine eigene 3-Typen-Einteilung enthält[64].

Morphologische Typologie von MANOUVRIER

MANOUVRIER unterscheidet zwei Extremtypen, den Brachyskelen und den Makroskelen und einen Mitteltypus, den Mesoskelen:

Brachyskelie	Makroskelie
Langer Rumpf, kurze Extremitäten (unabhängig von Körpergrösse)	Kurzer Rumpf, lange Extremitäten

Brachyskelie	Makroskelie
Handgelenk reicht nicht bis an den obern Rand des Schambeins	Hangelenk reicht bis über Perineum
Ellbogengelenk auf Höhe zwischen Brustwarze und Nabel	Ellbogen reicht bis unterhalb der Taille
Sitzhöhe in bezug zur Körpergrösse 20% grösser als Länge der Beine	Sitzhöhe 2% grösser
Skelett breit, mit kurzem Brustbein und breitem, kurzem Thorax	Skelett lang, mit langem Brustbein und langem, schmalem Thorax
Schultern fallend	Schultern gehoben
Breitenwachstum vorherrschend mehr megasom bei gleicher Körpergrösse	Längenwachstum vorherrschend mehr mikrosom im Vergleich zum gleichgrossen Brachyskelen

Die Brachyskelie und die Makroskelie sind die äussersten Varianten einer Körperbaureihe, die durch das zunehmende Verhältnis der Beinlänge zur Rumpflänge geordnet ist. Die Erklärung der verschiedenen Typen kann nach MANOUVRIER nicht durch Vererbungs- oder etwa Unfallseinflüsse gegeben werden. Die Wachstumsformen sind vielmehr bestimmt durch die vertikale Belastung der Knorpel, welche sie zusammenpresst und «wie eine elastische Scheibe vergrössert», und von der Muskeltätigkeit, die ein Breitenwachstum der Knochen bedingt. Das Längenwachstum entspricht deshalb der Ruheperiode, das Breitenwachstum der Periode grösserer Aktivität der Muskeln. Die beiden Wachstumsformen schliessen einander gegenseitig aus. Der Makroskele bewegt sich im allgemeinen eher langsam, aber seine Bewegungen sind raumfassender als die schnellen und energischen Bewegungen des Brachyskelen. Trotz seiner langen Beine, die ihm zwar beim Marschieren begünstigen, ist der Makroskele für den läuferischen Wettkampf weniger geeignet, da der andere Typus mehr Zähigkeit entwickelt. Ganz allgemein ist der Brachyskele durch grössere Kraftentfaltung und Tüchtigkeit gekennzeichnet, die dem weniger widerstandskräftigen Makroskelen mangeln.

Die Typen von MANOUVRIER wurden 1923 von BEAN (s. Seite 37) mit den Rassetypen in Beziehung gesetzt.

1910 erschien in Paris eine interessante Arbeit, die zwar abseits der grossen Entwicklungslinie steht, aber bereits Gedankengut enthält, das vierzig Jahre später plötzlich aktuell wurde. Es handelt sich um die Veröffentlichung einer Typenbeschreibung von Madame BESSONET-FAVRE[65] (s. auch Seite 34). Die Autorin teilt die Individuen nach «Aspekten der Ähnlichkeit ihrer Physiognomie» ein und leitet daraus Gemeinsamkeiten der psychischen Seite der Individuen ab.

Die Beschreibung ist unsystematisch und beruht zum Teil auf unerwiesenen Annahmen. So erscheint der Autorin die Entstehung der Rassetypen zum Beispiel recht einfach. Während der Perioden, in denen der brutale Instinkt vorherrscht, wächst der Rumpf auf Kosten des Kopfes und man beobachtet niedrige Stirnen. Bei hochstehender intellektueller Kultur erhöht sich dagegen die Stirn und in mystischen Zeiten drängen die Schläfen zusammen und der Scheitel des Schädels bildet sich wie ein Dom aus usw.

Trotzdem enthält die Arbeit wichtige Erkenntnisse. Sie ist ein Versuch, die konkrete Beobachtung des Naturwissenschafters mit der abstrakten Beobachtung des Psychologen zu vereinigen und berücksichtigt bereits auch den Faktor der Vererbung. Überraschend ist aber vor allem die Typeneinteilung nach der embryonalen Keimblattentwicklung, die allgemein stets auf MARTINY (s. Seite 67) und SHELDON (s. Seite 74 und 110) zurückgeführt wird. BESSONET-FAVRE unterscheidet drei Temperamentstypen:

Ektodermische: nervöse und empfindliche Menschen.
Mesodermische: muskuläre, sanguinische, arthritische Menschen.
Endodermische: gallige, digestive Menschen.

Die Arbeit enthält zahlreiche weitere Unterscheidungen von Temperamentstypen und psychologischen Typen. Interessant ist die Beschreibung der Haarfarbetypen. Die

Blonden zum Beispiel haben ein lymphatisches Temperament, die Rothaarigen sind muskulär oder sanguinisch, die Strohblonden sind sanguinisch oder nervös und die Braunen sind hepatisch.

Die psychologische Typologie umfasst einen statischen und einen dynamischen Typus einerseits, einen unabhängigen Typus und einen Massenmenschen andererseits. Schliesslich beschreibt die Autorin verschiedene intellektuelle Gruppen.

Die Arbeit von BESSONET-FAVRE blieb ziemlich unbekannt. Sie wurde gänzlich überdeckt von einem Werk, welches die französische Schule auf einen Höhepunkt brachte und die «klassische» Grundkonzeption der französischen Typeneinteilung werden sollte: Die Typologie von SIGAUD (1914)[66].

Die Typologie von SIGAUD

SIGAUD unterscheidet zunächst 4 morphologische Typen (1908):

Überempfindliche { Flacher Typus (type plat)
{ Typus mit lokalen Anschwellungen (type bossué)

Unterempfindliche { Runder Typus (type rond)
{ Kubischer Typus (type cubique)

Von der Betrachtung der Evolution her nimmt SIGAUD die Typen ROSTANS wieder auf:

Respiratorischer Typus   Zerebraler Typus
Digestiver Typus   Muskulärer Typus

SIGAUDS Untersuchungen basieren auf der Grundüberlegung, dass der Anhaltspunkt zur Einteilung der Menschen im wirklichen Leben gesucht werden muss. «Um eine lebende Form kennenzulernen, muss man sie leben sehen.» Das Verständnis der menschlichen Form muss aus «der analytischen Kenntnis des Milieus, der Funktion und der Form jedes der vier peripheren Apparate des menschlichen Organismus» herauswachsen. Das Milieu erregt funktionelle Reaktionen, welche ihrerseits die Form bestimmen. Jedem der vier peripheren Apparate entspricht ein spezielles Milieu:

broncho-pulmonaler Apparat   =   Luft
gastro-intestinaler Apparat   =   Nahrung
sensitiv-muskulärer Apparat   =   motorisches Agens
zerebro-medullärer Apparat   =   soziales Element

Sind die funktionellen Reaktionen reizadäquat, so besteht ein Gleichgewicht, das Voraussetzung für die harmonischen Formen und die Gesundheit der «reinen» Typen (types francs) ist. In diesem Falle geht der «molekuläre Circulus, der sich von der Umgebung auf unsern Körper fortpflanzt», leicht vor sich. Gehemmter oder verunmöglichter «Circulus» bedeutet unregelmässige oder mangelhafte Anpassung: es entstehen die unregelmässigen Typen.

Einem schockierenden Kontakt folgt Entkräftung der anatomischen Elemente, welche vor allem eine Funktion der übertriebenen organischen Reizbarkeit ist. Im Extremfall bildet diese Entkräftung den flachen Typus; ist sie weniger ausgeprägt, lässt sie Raum für lokalisierte Anschwellungen.

Mangelnde Reizbarkeit erklärt die Entstehung des runden Typus. Dieser sucht massive Reize, die manchmal übermässig stark sind, und eine Höhlung (Gegenteil der Anschwellung) hervorrufen. Die Höhlung kann auch halbflach sein; in dieser Form bestimmt sie den kubischen Typus.

Aus der Hierarchie der peripheren Apparate leitet SIGAUD die vier morphologischen Typen ab. Diese werden sowohl durch die Erbmasse als auch durch das «kosmische Milieu» bestimmt.

SIGAUD hatte den Weg gewiesen. Das Thema wurde auf verschiedene Weise immer wieder zur Darstellung gebracht, und so ist die «klassische» französische Typologie das Werk verschiedener Autoren. Es ist jedoch wenig bedeutsam, welche Ausführungen den einzelnen Autoren zuzuschreiben sind. Die verschiedenen Bearbeiter nahmen zwar auf frühere Werke Bezug, verzichteten aber auf Quellennachweise und Begriffsdefinitionen. Die Arbeiten mangeln an Systematik und enthalten teilweise spekulative Verallgemeinerungen. Aus diesen Gründen ist die Entwicklung der französischen Schule wesentlich schwerer überblickbar als etwa die deutsche Typenforschung.

Die «klassische» französische Typologie[67]

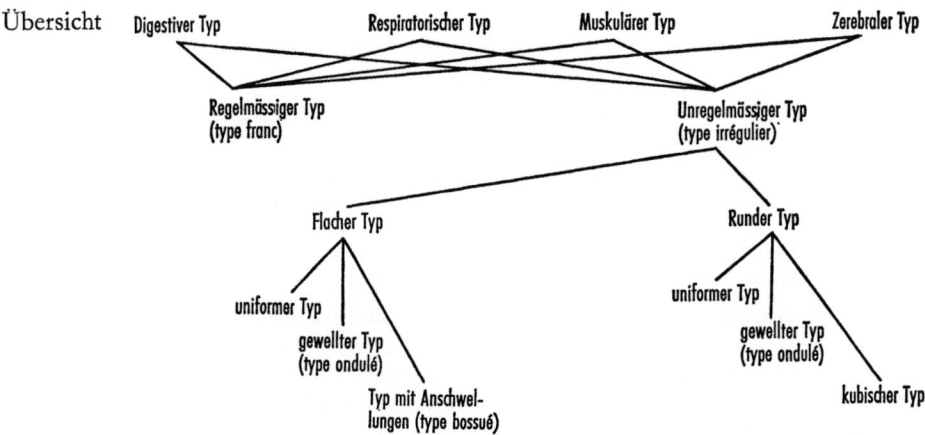

A Die regelmässigen Typen (types francs)

a) Der muskuläre Typus
Der muskuläre Typus ist charakterisiert durch die starke Entwicklung der Muskulatur und der Glieder. Der Rumpf ist (von vorn gesehen) rechteckig und harmonisch. Thorax und Unterleib sind gut ausgewogen. Die Schultern sind horizontal. Die Glieder sind im Verhältnis zum Rumpf lang, die Handgelenke reichen bis unter die Höhe des Schambeins. Die Muskeln sind kräftig aber nicht dick und voluminös.
Das rechteckige Gesicht ist ebenfalls harmonisch gebaut. Die drei Abschnitte (Stirn, Nase, Kiefer) sind gleich hoch.

b) Der respiratorische Typus
Dieser Typus wird durch einen trapezförmigen Rumpf mit oberer Basis gekennzeichnet. Der Thorax ist stärker entwickelt als der Unterleib, sowohl in Bezug auf seine Höhe wie auch bezüglich der Breite. Der Rippenwinkel ist spitzer als beim muskulären Typ. Die Schultern sind breit aber weniger horizontal als beim Muskulären. Die Glieder sind relativ kurz (werden bei andern Autoren aber als lang beschrieben!). Die Muskulatur ist weniger kräftig.
Das Gesicht ist rautisch durch die grössere Breite des mittleren Gesichtsdrittels.
Zur oft behaupteten Übereinstimmung mit KRETSCHMERS Typus schreibt MACAULIFFE: «Es ist ... ein Irrtum, zu schreiben ..., dass der respiratorische Typus dem schwachen Astheniker der deutschen Morphologen entspreche[68].»

c) Der digestive Typus
Der Rumpf ist stärker entwickelt als die Glieder, der Unterleib überwiegt gegenüber dem Thorax. Der Rippenwinkel ist meist gross. Die Schultern sind fallend. Der Hals ist dick und kurz. (MACAULIFFE weist aber darauf hin, dass der digestive Typus als «eugenetischer» und

«entwickelter» Typus nichts mit dem «aufgeblasenen Fettleibigen» wie KRETSCHMERS Pykniker zu tun habe[30]). Die Glieder sind ebenfalls kurz.
Das Gesicht ist dreieckig mit unterer Grundlinie. Der gesamte Gesichtsausdruck ist in der Mimik der Wangen und der Lippen enthalten.

d) Der zerebrale Typus
Hier handelt es sich um einen linearen Typus, bei dem nur die Entwicklung des Vorderkopfes beträchtlich ist. Der Rumpf ist rechteckig und länglich, denn Schultern und Becken sind schmal. Unterleib und Thorax sind proportioniert. Der Winkel zwischen den falschen Rippen ist spitz, die Glieder sind relativ lang.
Das Gesicht beschreibt ein Dreieck mit oberer Grundlinie, denn die Stirn ist breit und ausgeprägt, während die untern Gesichtspartien wenig entwickelt sind. (Nach MAC AULIFFE steht diese Schädelform in direkter Proportion zur Intelligenz.)

B Die unregelmässigen Typen (types irréguliers)

a) Der flache Typus (le type plat)
Die Zellen des flachen Typus nehmen nur wenig Wasser auf. Die Gewebe sind deshalb elastisch und haben eine geringe Oberflächenspannung. Der Gaswechsel zwischen den Zellen vollzieht sich mit Leichtigkeit, dagegen sind die chemischen Reaktionen verzögert. Die Zellen sind übertrieben reizbar durch ihre kolloidale Unstabilität und reagieren auf alle Einflüsse der Umwelt. Durch die rasche Anpassung der Zellen ist der Typ meist sehr fähig den Schockeinwirkungen Widerstand zu leisten. Er stirbt aber dennoch oft an akuten Krankheiten wie TB und andern Infektionen.

1) Der einheitlich flache Typ (le type plat uniforme)
Die Zellen des ganzen Körpers sind gleichmässig stark reizbar. Der Typus ist deshalb geradlinig, mit abgeplattetem Profil und sehr flachem Thorax. Bei seitlicher Betrachtung besetzen die hängenden Arme die Axiallinie des Körpers, der vordere und der hintere Teil des Brustkorbes sind gleich stark entwickelt. Auch die Glieder haben ein plattes Profil. Das Gesicht ist lang und schmal, der Schädel abnormal verlängert.

2) Der gewellt flache Typ (le type plat ondulé)
Der Umriss ist weniger geradlinig, sondern zeigt wellenförmige Linien. Die Überreizbarkeit der Zellen ist weniger einheitlich. Der gewellt flache Typus steht dem reinen Typ näher und ist «folglich von grösserem biologischen Wert» (MAC AULIFFE).

3) Der flache Typ mit lokalen Anschwellungen (le type plat bossué)
Die Wellenlinie der Körperoberfläche hat eine grössere Amplitude und eine kleinere Frequenz. Die lokalen Anschwellungen wechseln mit Einschnürungen. Die Zellen nehmen mehr Wasser auf als bei den andern flachen Typen; die Reizbarkeit ist deshalb geringer.

b) Der runde Typus (le type rond)
Die Zelle ist sehr hygroskopisch. Die Oberflächenspannung ist entsprechend gross. Der Gaswechsel zwischen den Zellen ist erschwert, hingegen sind die chemischen Reaktionen, besonders Oxydationen, beschleunigt. Die elastische Kraft ist klein. Der runde Typ ist ein grosser Esser und Trinker von Wein, Bier, Wasser usw. Er braucht massive Reize aller Art, er überlädt sich mit Arbeit und treibt Sport.

1) Der einheitlich runde Typ (le type rond uniforme)
Der Körper ist zylinderförmig, ohne Einbuchtungen. Das Gesicht ist mondförmig, Schädel und Bauch sind kugelförmig, die kurzen Glieder gerundet, die Finger spindelförmig oder rund. Der Rumpf überwiegt über die Extremitäten. Im Extremfall bleibt die Körperform auf der Stufe der zweiten Kindheit stehen. Die Gesamtheit des Organismus ist durch geringe Reizbarkeit gekennzeichnet. Um eine Handlung zu provozieren, müssen die Kontakte massiv sein, handle es sich um Ernährung, Sport, mechanische oder chemische Veränderungen.

2) Der gewellt runde Typ (le type rond ondulé)
Die Linienführung ist bei diesem Typ geschwungener als beim uniformen. Die Wellen haben eine grössere Amplitude und kleinere Frequenz als beim gewellt flachen Typus. Infolge teilweiser Abschwellungen entstehen Vertiefungen.

3) Der kubische runde Typ (le type rond cubique)
Die Figur des kubischen Typus ist als Ganzes gerundet, aber zusammengesetzt aus kleinen oder grössern Ausebnungen (aber nicht totalen Verflachungen). Die Körperoberfläche weist mehr, aber kleinere Wellungen auf als beim gewellt runden Typus. Die Zellen sind weniger hydrophil. Der kleine Kubische ist reichlich mit Halbverflachungen versehen, die den Körpergegenden oft das Aussehen eines Quaders verleihen.
Der grosse kubische Typ ist eine säulenartige Erscheinung. Er ist weniger dauerhaft als der kleine und biologisch «weniger wertvoll» (MacAuliffe).

Die biologischen und physiologischen Vorstellungen, die dieser Typenbeschreibung zu Grunde liegen, unterscheiden sich kaum von Sigauds Theorie. Einerseits entscheidet die Entwicklung der vier peripheren Apparate die Zugehörigkeit zu einem der «reinen Typen», andererseits bestimmt die mangelnde Anpassungsfähigkeit der Apparate den «irregulären Typ». Diese Konzeption wurde in den dreissiger und vierziger Jahren von den gleichen Autoren auf verschiedene Gebiete angewandt, so bei Thooris zum Beispiel vor allem auf den Wettkampfsport[69]. Thooris fügte seinen Schriften zahlreiche Zeichnungen und schematische Darstellungen bei:

Die typenbestimmenden Apparate und Milieus nach Thooris[70]

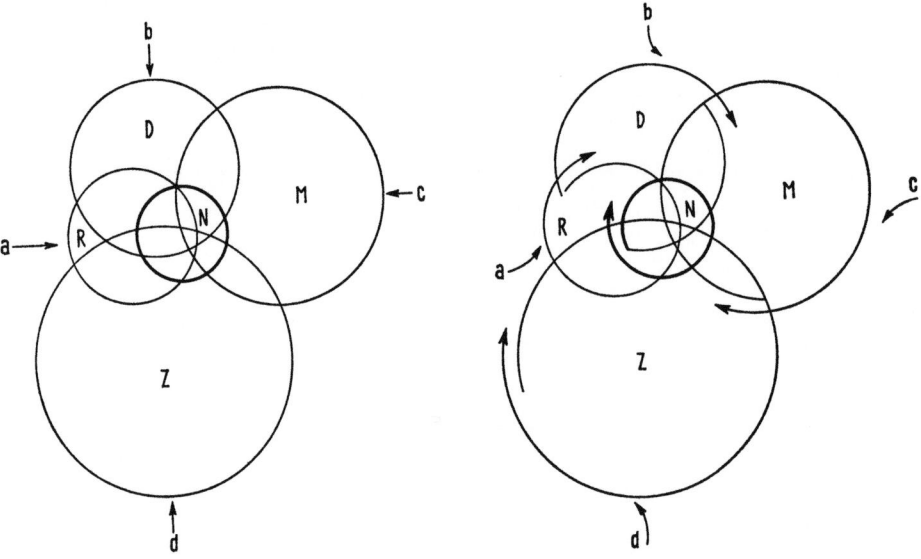

Fig. 1   Fig. 2

Die äussern Kreise (Z, M, D, R) entsprechen den vier peripheren Apparaten des Menschen (zerbral, muskulär, digestiv, respiratorisch); ihre Grösse entspricht der Ausgeprägtheit ihrer Entwicklung. In der Mitte (N) der zentrale cardio-renale Apparat. Die Pfeile a, b, c, d geben die jeweiligen Milieus an, die die Apparate anregen. Figur 2 ist nicht mehr ein statisches, sondern ein dynamisches Schema: Jeder Apparat ist gleichsam ein «innerer Wirbel», der von einem «äusseren Wirbel» verursacht wird.

Morphologisch-charakterologische Typenschulen

Die Typen der französischen Schule nach THOORIS[71]

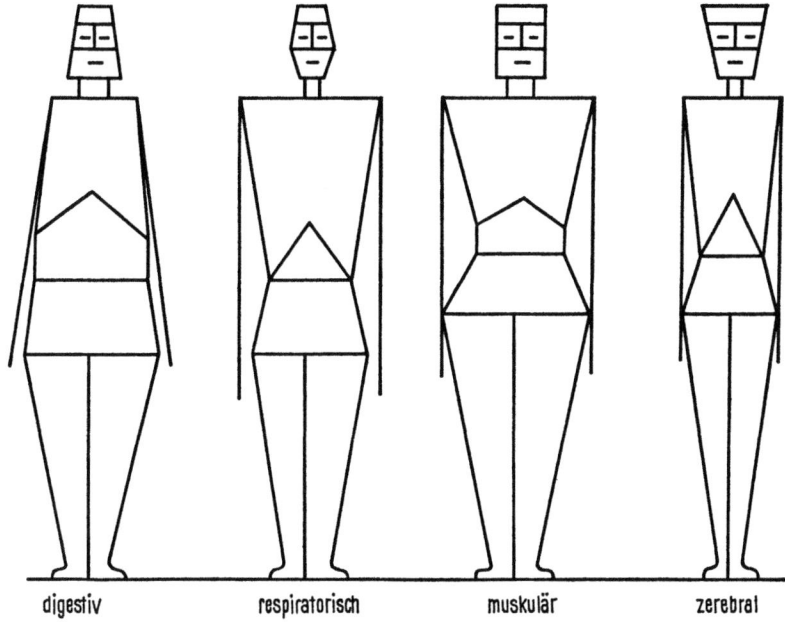

Die Typen der französischen Schule nach OLIVIER[72]

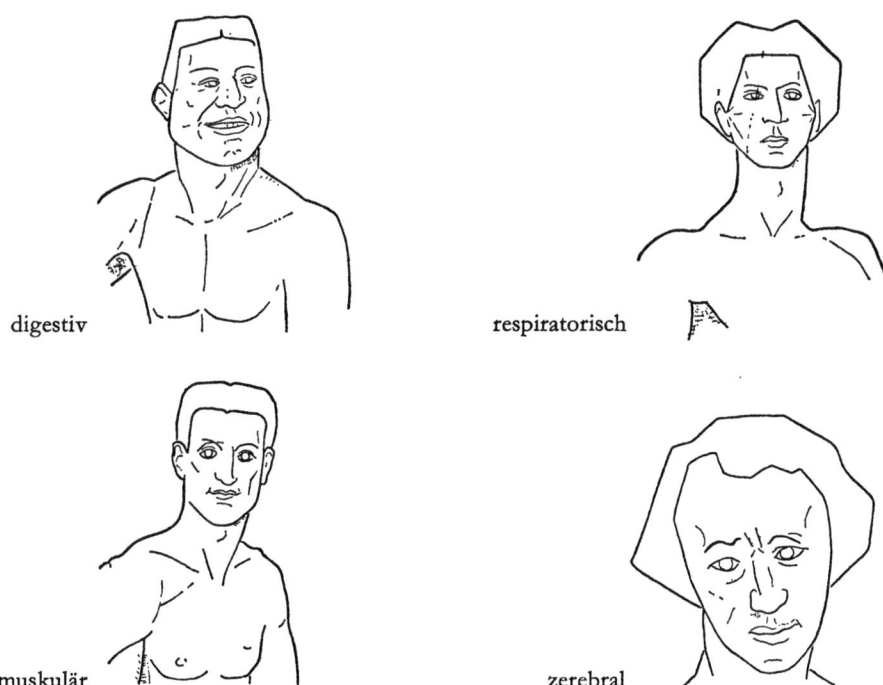

Mac Auliffe[73] erweiterte seine Untersuchungen auf Aspekte in der Evolution des Menschen und gelangte zu einer Beschreibung von «primitiven Menschentypen», die eigentlich Rassetypen sind. Mac Auliffe wandte sich in Zusammenarbeit mit Chaillou[74] ebenfalls einer Untersuchung von «Temperamentstypen» zu, wobei «Temperament» in diesem Falle die endokrine Sekretion betrifft.

Die «Temperaments»-Typen von Mac Auliffe

A Der Hypothyroide

Der Hypothyroide ist kurzlinig, meist klein, mit allgemeiner Tendenz zur Körperfülle. Der Rumpf ist vorherrschend, der Unterleib am stärksten entwickelt. Der Kopf ist massiv, der Hals kurz und dick. Die Augen sind eher klein, ausdruckslos, die Nase ist gross, die Gesichtszüge sind im allgemeinen wenig markant. Die Haare treten spärlich auf, wie auch die Augenbrauen; Rumpf und Glieder sind unbehaart. Die Haut ist dick, wenig pigmentiert, runzelt frühzeitig und infiziert sich leicht. Zähne und Nägel wachsen schlecht. Die Muskeln reagieren langsam. Die linke Herzhälfte und die Arterien sind ungenügend entwickelt; es kommt deshalb leicht zu Gefäss- und Herzerweiterungen. Häufig sind auch Verstopfung, rheumatische Schmerzen und Arteriosklerose. Die sexuelle Entwicklung ist normal, hingegen ist die Intelligenz ungenügend.

B Der Hyperthyroide

Beim Hyperthyroiden überwiegen die Längenmasse. Der Rumpf ist im Verhältnis zu den Gliedern kurz. Die Formen sind jugendlich. Die Magerkeit lässt sich durch die Ernährung nicht beheben. Das Haarsystem ist gut entwickelt, ebenso Nägel und Zähne. Die Gesichtszüge sind ausgeprägt, lang und elegant, die Augen gross und leuchtend. Herz- und Gefässsystem sind gut entwickelt und bedingen eine Tachykardie. Die Gefässnerven, besonders des Gesichts und der Hände, sind überreizbar. Der Hyperthyroide leidet oft unter Magenkatarrh.

Was das Psychische anbelangt, ist dieser Typus jugendlich, hyperemotional, früh schon sehr intelligent, in intellektuellen Vorgängen aber unstabil.

C Der Hypopituitäre

Durch die geringe Tätigkeit der Hypophyse ist das Wachstum ungenügend. Besonders die Knochen bleiben zurück. Der Kopf ist klein, die Nase spitz und schmal, der Mund klein und rund, mit dünnen Lippen. Die Hände sind ebenfalls klein. Beim Mann bleiben die äussern Genitalorgane klein; die Frau tendiert bei schwacher Entwicklung der sekundären Geschlechtsmerkmale zur Sterilität. Die Muskeln sind bei beiden Geschlechtern schwach, die Proportionen infantil, das Skelett feminin. Weitere Kennzeichen sind Verstopfung, Vagotonie, tiefer Blutdruck, langsamer Puls.

Der Typus leidet unter psychischer Erstarrung, Apathie, geistigem Puerilismus, Unaufmerksamkeit.

D Der Hyperpituitäre

Infolge der gesteigerten Hypophysentätigkeit ist dieser Typus ziemlich gross, mit stark entwickelten Gliedern und langen, starken Knochen. Typisch ist die übermässige Entwicklung des Gesichts, der Hände und der Füsse. Die Haut ist dick und fetthaltig. Die Körperhaare sind dick und dicht, das Kopfhaar dagegen ist spärlich. Die Genitalorgane sind überdurchschnittlich entwickelt. Parallel mit der Neigung zur Überspannung geht die Tendenz zur Arteriosklerose. Der Typus ist hyperemotional, unruhig, aber intelligent.

E Der Hypogenitale

Der Hypogenitale kennzeichnet sich durch überdurchschnittliche Körpergrösse und besonders lange Beine. Rumpf und Kopf sind wenig entwickelt. Die Genitalorgane werden in der Entwicklung gestört und damit auch die Pubertät und die seelische Entwicklung.

F Der Hypergenitale

In diesem Falle herrscht der Rumpf vor. Der Thorax ist voluminös, das Becken breit, die Glieder sind kurz. Muskeln und Herz sind kräftig. Die Entwicklung der Sexualorgane setzt verfrüht ein. Der Hypergenitale ist ruhig, stetig, aktiv und energisch, mit grossen artistischen Tendenzen.

G Der Hyposurrenale
Der Rumpf ist kurz, die Glieder sind lang. Der ganze Körper ist mager, Muskulatur, Herz und Arterien sind wenig entwickelt. Der Cholesteringehalt des Blutes ist gering. Die Haut ist hypotroph und zeigt eine intensive Pigmentierung.
Psychisch neigt er zu Depressionen, Melancholie und Pessimismus. Die Intelligenz ist normal oder leicht über dem Durchschnitt.

H Der Hypersurrenale
Dieser Typus ist durch sein apoplektisches Aussehen charakterisiert. Der Muskelapparat ist übermässig entwickelt, der Blutdruck gesteigert; typisch sind weiter die Hypertrophie des linken Herzens und die Hypertonie der Arterien. Die sexuelle Entwicklung tritt verfrüht ein; bei der Frau zeigt sich oft eine Neigung zum Maskulinismus.
Charakterlich ist der Typus aggressiv und übertrieben kampffreudig.

I Der Hyperthymische
Durch die vermehrte Tätigkeit der Thymusdrüse ist dieser Typus «engelhaft», schön ausgewogen, mit transparenter Haut, langen Haaren, bewundernswerter Grazie der Bewegungen. Er ist aber wenig resistent und wird leicht Opfer von TB, Meningitis und anderern Infektionen. Schon bei der Pubertät findet eine Inversion der geschlechtsspezifischen physischen und psychischen Charakteristika statt.
Der Typ neigt zur Homosexualität und zum Masochismus. Er leidet unter einem grossen Mangel an moralischem Gefühl, ist unfähig, sich ans soziale Leben anzupassen und tendiert zu Kriminalität und Selbstmord.

MAC AULIFFE stützt seine Beschreibung vor allem auf das Werk des Italieners PENDE[75]. Die italienische Schule wurde 1929 von PENDE weiterentwickelt. PENDE, ein Schüler VIOLAS, wollte das Werk seines Meisters verbessern und versuchte, die ganze Konstitution zu erfassen und mit Milieu und Erbgut in Beziehung zu setzen. In einem vierseitigen Symbol vereinigte er die verschiedenen Komponenten, die einen Biotypus bestimmen:

Die Komponenten des Biotypus nach PENDE[76]

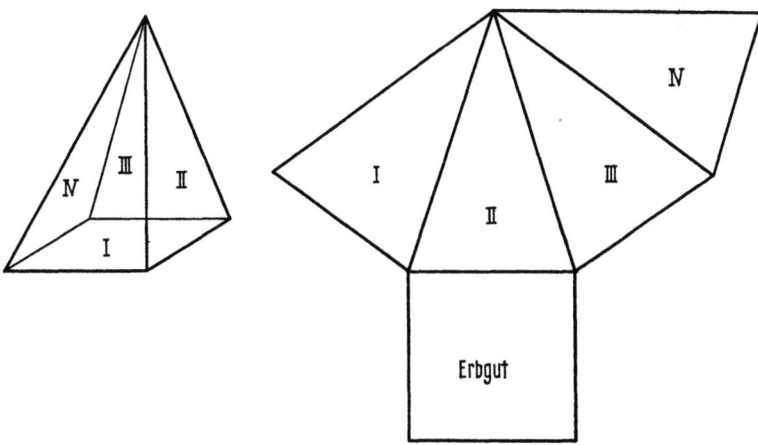

I   Morphologische Komponente
II Physiologische Komponente
III Charakterologische Komponente
IV Intellektuelle Komponente
Grundfläche: Erbgut

Der morphologische Typus umfasst erstens die Proportionen, zweitens die «totale Masse» und drittens den Tonus. Dadurch gelangt PENDE zu folgender Typeneinteilung:

Die Typeneinteilung von PENDE [77]

Proportion	Masse	Tonus
	hypersom	sthenisch
		hyposthenisch
Langliniger	mediosom	sthenisch
(type longiligne)		hyposthenisch
	hyposom	sthenisch
		hyposthenisch
	hypersom	sthenisch
		hyposthenisch
Normalliniger	mediosom	sthenisch
(type normoligne)		hyposthenisch
	hyposom	sthenisch
		hyposthenisch
	hypersom	sthenisch
		hyposthenisch
Kurzliniger	mediosom	sthenisch
(type bréviligne)		hyposthenisch
	hyposom	sthenisch
		hyposthenisch

Die Proportion wird durch den Quotient Körpergrösse : Thoraxumfang bestimmt, der Quotient Körpergrösse : Gewicht gibt die «totale Masse» an. Die beiden Indizes werden kritisiert, da Gewicht und Thoraxumfang ähnliche Ergebnisse liefern.
Das Wichtige an PENDES Werk ist aber die Untersuchung der Beziehungen zwischen den morphologischen Typen und dem physiologischen und psychischen Verhalten.
Der sthenische Langlinige zum Beispiel kennzeichnet sich durch gesteigerte Schilddrüsen- und Hypophysentätigkeit; er ist sympathikoton und geistig unstabil.
Der hyposthenische Langlinige hat ebenfalls eine grosse Thyroxinabsonderung, die Nebennieren produzieren aber wenig, ebenso sind die Geschlechtshormondrüsen wenig aktiv; der Typus ist parasympathikoton, empfindlich und leicht deprimiert.
Bei den Kurzlinigen ist die Schilddrüsentätigkeit ungenügend. Der sthenische Kurzlinige hat aber eine aktive Nebenniere und aktive Geschlechtshormondrüsen. Er ist sympathikoton, aktiv, impulsiv, intelligent. Der hyposthenische Kurzlinige dagegen langsam und wenig aktiv, geduldig, leicht niedergeschlagen.
Die Körperform ist weitgehend auf die endokrine Sekretion zurückzuführen.
NACCARATI [78], ein Schüler VIOLAS, führte diese Typeneinteilung weiter und wies darauf hin, dass sich alle Charakteristika, die den Neugeborenen vom Erwachsenen unterscheiden, beim kurzlinigen Typus finden, während der Langlinige die Merkmale des Erwachsenen in übertriebener Form in sich vereinigt.
Neben den Bestrebungen, den ganzen Körper zu berücksichtigen, um zu einer morphologischen Typologie zu gelangen, gibt es in der Geschichte der italienischen und der französischen Typenschulen auch Versuche, die Menschen auf Grund einzelner Körperteile zu unterscheiden. 1933 stellte BARBARA [79] eine Typologie auf, die sich auf die Schädelform als Kriterium stützte. Zur gleichen Zeit wählte BENEDETTI [80] das Herz als massgebendes Unterscheidungsmerkmal. Aber noch ein Mal wurde auch die grosse

Linie der französischen Schule weiter verfolgt: Gleichzeitig mit SHELDON (s. Seite 74 und 110) ging MARTINY[81] die Typeneinteilung von der Entwicklung der Keimblätter an. Damit sprengte er den Rahmen, in dem sich die Typenlehre seit SIGAUD bewegt hatte. In seiner weitern Unterscheidung übernahm er aber die Ideen von PENDE und MAC AULIFFE und stellte die endokrine Sekretion als bestimmenden Faktor in den Vordergrund.

Die Biotypologie von MARTINY

Übersicht über die Typen von MARTINY:

A Die primären Entwicklungstypen

   a) der endoblastische Konstitutionstyp
   b) der mesoblastische Konstitutionstyp
   c) der chordoblastische Konstitutionstyp
   d) der ektoblastische Konstitutionstyp

B Die Biotypen

   a) der Hypomesotrope
   b) der Hypermesotrope
   c) der Promesotrope
   d) der Metomesotrope
   e) der Prohypertrope
   f) der Metahypotrope
   g) der Prohypotrope
   h) der Metahypertrope

A Die primären Entwicklungstypen

Übersicht[82]:

Endoblastismus:	sesshafter anaerober Anabolismus
Mesoblastismus:	nomadischer aerober Anabolismus
Chordoblastismus:	adaptiver aerober Katabolismus
Ektoblastismus:	residualer anaerober Katabolismus

a) Der endoblastische Typus
Der Endoblastische wird charakterisiert durch das Vorherrschen des Verdauungskanals mit seinen Annexen. Er ist deshalb von übermässiger Körperhaftigkeit, mit kurzer Brust, hervortretendem Bauch, kurzen aber voluminösen Gliedern und breiten und kurzen Händen. Sein Gesicht ist bleich, rund, mit grosser Basis und puerilem Aussehen. Der Schädel ist meist brachyzephal, die Nase rund und konkav, die Lippen sind weich und gross, der Hals ist breit und kurz, der Kopf scheint vorwärtsgeneigt. Der Blutkalziumgehalt ist normal, dagegen ist der Hämoglobinspiegel niedrig. Die Blutadern sind atonisch. Wahrscheinlich herrschen die Blutgruppen AB und B vor. Der Endoblastische tendiert zu gesteigerter Insulinproduktion, Vagotonie, mangelnder Hypophysentätigkeit, Hypogenitalismus und kindlicher Hypoplasie. Er ist allgemein wenig entwickelt, pseudo-infantil. Er ist ein anabolischer Anaerobiker. Die vegetativen Organe arbeiten langsam. Der endoblastische Typus entspricht PENDES hyposthenischem Kurzlinigen. Er braucht vor allem viel Vitamin D.
Charakter: Ruhig und apathisch, lebt dieser Typus in geringer psychischer Spannung. Er ist nicht kämpferisch, sondern passiv und gütig. Seine Psychomotorik ist ebenfalls langsam.
Soziale Einstellung: Der Endoblastische ist kaltblütig, passiv und phlegmatisch. Ausserhalb der gelenkten Aktivität ist er ein Träumer und es mangelt ihm an Konzentrationsfähigkeit.

b) Der mesoblastische Typus
Hier überwiegt die Entwicklung der Muskeln, des Skeletts, der Gefässe, der Niere und der Nebenniere und der Gonaden. Die Körpergrösse ist eher unter dem Mittel, dafür ist das

Gewicht gross. Der Rumpf ist breit und massiv, Skelett und Muskeln sind kräftig. Die Schultern sind kubisch, die Brust ist breit und lang, der Bauch ist weniger entwickelt. Die Glieder sind kurz und breit. Der Schädel ist gut entwickelt, er ist brachy- oder mesozephal. Das Gesicht ist hexagonal mit starkentwickelter Nasenpartie. Herz und Aorta sind stark gebaut. Die Blutgruppen B und 0 scheinen vorzuherrschen. Die Funktion der Gonaden und der Nebennieren ist gesteigert, jene der Schilddrüsen unterdurchschnittlich.
Von der Evolution her betrachtet, stellt dieser Typus die erste Etappe in der ansteigenden Entwicklung dar. Die Zellen sind bereits weniger hydrophil, der Cholesterinspiegel ist gegenüber dem vorangehenden Typus gehoben. Die grössere Hypophysentätigkeit hebt die Körpergrösse.
Der Mesoblastische ist anabolischer Aerobiker. Durch das Auftreten von Katalysatoren wird die Fermentierung mit der Verbrennung im Gleichgewicht gehalten. Wichtig ist das Vitamin C.
Charakter: Kämpferische Energie und Impulsivität sind die auffallendsten Charakteristika dieses Typs. Er ist gerne sinnlich, liebt das Freie, wo er seine grosse Kraft entfalten kann. Er ist ein aktiver Systematiker. Psychomotorisch ist er eher langsam.
Soziale Einstellung: Der Mosoblastische passt sich mit Mut und Lebensbegierde leicht verschiedenen Arbeiten an.

c) Der chordoblastische Typus
Das Rückenmark hält die Entwicklung der drei «primären» Keimblätter im Gleichgewicht. Der Chordoblastische ist grösser als der Durchschnitt, er ist eher mager, aber genügend schwer, weil die Entwicklung des Skelettes und der Muskeln ausgezeichnet ist. Die Glieder sind kurz im Vergleich zum Rumpf. Der ganze Körper wirkt aber harmonisch. Hals und Glieder sind schlank, Hände und Füsse lang und stark. Die Muskeln sind lang und elastisch. Der Schädel ist ebenfalls weit entwickelt, meist mesozephal oder schon dolichozephal. Die Stirn ist hoch, das Gesicht erscheint rechteckig. Die Nase ist gerade und lang. Die drei Stufen des Gesichts sind gleich stark entwickelt, was auf die Koordination der drei Keimblätter hinweist. Der Chordoblastische entspricht Pendes sthenischem Langlinigen. Die Blutgruppen 0 und A scheinen am häufigsten aufzutreten. Er ist ein aerobischer Kataboliker mit empfindlicher Leber. Die Hormondrüsen sind ausgeglichen in ihrer Tätigkeit. Die Schilddrüse ist also auch aktiv. Die Zellen enthalten nur noch wenig Wasser. Der Chordoblastische entspricht deshalb der nächst höhern Stufe in der Evolution. Er benötigt viel Vitamin A und K.
Charakter: Die psychische Veranlagung entspricht der morphologisch-physiologischen. Der Typus ist ausgeglichen, sich und die andern beherrschend, aufrichtig, mit wenig Sinn für Humor. Psychomotorisch ist er schnell und anpassungsfähig. Soziale Einstellung: Anpassungsfähigkeit, Vielseitigkeit, Entschlusskraft und Tendenz zur Herrschaft sind hier die wesentlichsten Charakteristika.

d) Der ektoblastische Typus
Entsprechend der Keimblattentwicklung sind bei diesem Typus das Nervensystem, die Epiphyse, die hintere Hypophyse und die Nebenniere vorherrschend. Er ist normal gross. Die Entwicklung des Rumpfes ist hinter jener der Glieder zurückgeblieben. Der Rumpf ist gerade und abgeplattet, entspricht dem habitus phtisicus von Hippokrates. Das Skelett ist oft deformiert. Die Glieder sind wie die Hände und Füsse lang und wenig muskulös. Der Schädel ist meist dolichozephal. Das Gesicht ist wenig entwickelt und erscheint im Profil winklig. Seine Form gleicht infolge der übermässigen Entwicklung des zerebralen Gesichtsdrittels einem Dreieck mit oberer Basis. Das Herz ist wenig entwickelt, entsprechend ist die arterielle Spannung gering und der Magen atonisch. Der Ektoblastische entspricht Pendes asthenischem Langlinigen.
Am häufigsten scheinen die Blutgruppen A und 0. Die Funktion der Schilddrüse ist übersteigert und unregelmässig. Als anaerober Kataboliker braucht der Typus besonders Vitamin B und PP. Die Gewebe sind hydrophob. Es handelt sich also um die letzte Stufe in der Evolution.
Charakter: Der Ektoblastische ist emotional, lebhaft, phantasievoll, ermüdbar, sentimental. Die psychomotorischen Reaktionen sind übertrieben und schnell.
Soziale Einstellung: Die intellektuelle Lebhaftigkeit und die motorische Gewandtheit kommen hier dem Typ zugute.

Die Typen von MARTINY[89]

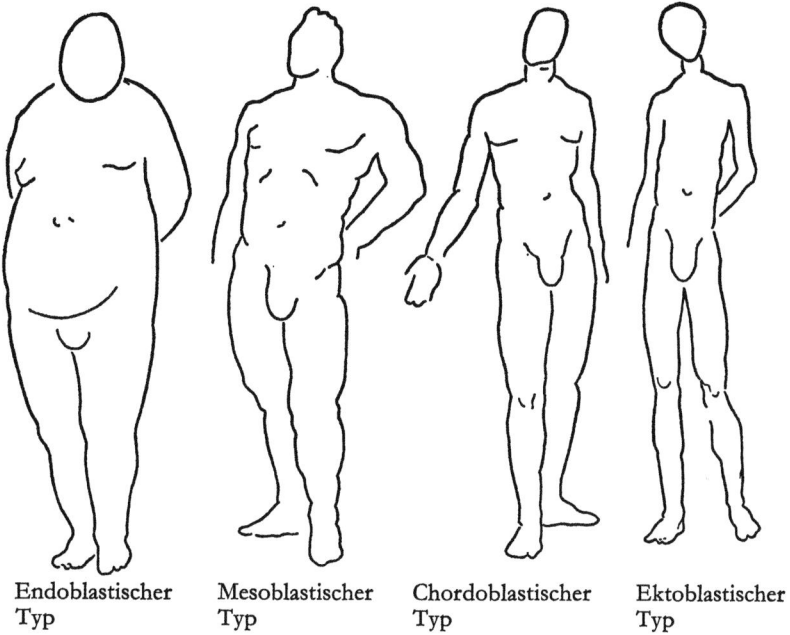

Endoblastischer   Mesoblastischer   Chordoblastischer   Ektoblastischer
Typ   Typ   Typ   Typ

B Die Biotypen

a) Der Hypomesotrope

Die Gesamtheit des Gesichts beschreibt von vorn und von der Seite ein Trapez mit unterer Basis. Die Stirn ist niedrig und eng, der Schädel klein, gegen oben zugespitzt; der Kiefer ist schwer. Das Gesicht weist grobe Züge auf, Nase und Lippen sind dick, die Ohren gross, die Augen hingegen meist klein. Der Hypomesotrope hat dichtes Haar, seine Hautfarbe ist kupfern. Die Hände sind gross und schwer; überhaupt scheint der Typ nur der Schwerkraft zu gehorchen. Konstitutionell gehört er zu einem Mischtyp zwischen ento- und mesoblastisch.
Charakter: Der Hypomesotrope ist objektiv, materialistisch, realistisch, manchmal grausam und gefühllos. Die Aktivität dominiert; ist er aber einmal passiv, gibt er sich dem Genuss der Existenz hin. Er entspricht dem phlegmatischen Typ bei HEYMANS und WIERSMA (s. Seite 105).

b) Der Hypermesotrope

Beim Hypermesotropen ist das Gesicht eiförmig mit hoher Stirn. Der Schädel ist gleichmässig gerundet. Die Kiefer sind feiner, das ganze Gesicht zeigt aristokratische Züge. Die Nase ist dünn, die Zähne sind gut entwickelt und sehr weiss, die Lippen klar gezeichnet, die Ohren klein und die Augen weit offen. Entsprechend hat dieser Typ feine Haare und eine helle Hautfarbe. Auch die Hände sind fein; der Hypermesotrope scheint einer aufsteigend-expansiven Kraft unterworfen zu sein. Er ist ekto- bis chordoblastisch.
Charakter: Auffallend ist die Tendenz zur Geistigkeit; das Subjektive und Passive dominiert. Der Genuss der Existenz ist hier ästhetisch. Dieser tief empfindsame Typ ist altruistisch und doch zugleich auf ein Persönliches bedacht. Er ist ein «geborener Aristokrat».

c) Der Promesotrope

Das Gesicht hat eine regelmässig ovale Form; der untere Gesichtsteil ist nach unten-vorn, der obere nach oben-hinten verlagert. Der Schädel ist meso- oder dolichozephal. Die Nase ist leicht konkav, die Lippen sind dünn, die Ohren klein und hoch. Der Promesotrope leidet unter verfrühter Karies. Seine Augen leuchten lebhaft aus dem matten Teint des Gesichtes heraus.

Im gesamten herrscht die Horizontale vor. Der ganze Typ scheint einer «aerodynamischen Vorderkraft» zu gehorchen. Er ist zwischen den chordoblastischen und den mesoblastischen Typen einzuordnen.
Charakter: Der Promesotrope ist dynamisch und praktisch, objektiv, aber zugleich eigenwillig. Seine Polarität von Materialismus und Spiritualismus macht ihn zum geborenen Verbindungsagenten.

d) Der Metamesotrope
Das ovale Gesicht ist länger als beim Promesotropen. Der untere Pol liegt hinten-tief, der obere vorne-hoch. Die Stirn ist harmonisch gerade und hoch. Der Schädel ist meso- oder dolichozephal. Der Kiefer ist fein, die Zähne sind klein, oft unregelmässig, die Lippen schön, gut gezeichnet, die Ohren mittelgross, die Augen liebkosend. Die Nase ist leicht konkav. Die Haare sind fein und gewellt. Auch die Hände sind klein. Der Metamesotrope scheint von einer nach hinten gerichteten Kraft der passiven Anpassung bestimmt zu werden. Er gehört der Variationsreihe zwischen ektoblastisch und entoblastisch an.
Charakter: Typisch sind seine empfangende Passivität und seine Subjektivität. Affektiv-intellektuell und sehr sensibel stellt der Metamesotrope vor allem den Typus der mütterlich-liebenden Frau dar.

e) Der Prohypertrope
In diesem Falle passt das Gesicht genau in ein Quadrat. Die Stirn ist sehr hoch, der Schädel mesobis dolichozephal. Die Kieferpartie ist quadratisch, aber kurz und niedrig im Vergleich zur Stirn. Die Zähne sind meist gross und von einander entfernt, die Nase ist gerade, unten rundlich. Die Lippen sind muskulös, die Ohren schwer, die Augen leuchtend; die Gesichtsfarbe ist dunkel.
Entsprechend ist auch die Hand quadratisch; der Typus scheint einer zusammenhängenden Willenskraft untergeordnet zu sein. Er ist ein reiner Chordoblastiker.
Charakter: Der Prohypertrope passt sich ans Leben an. Durch leichten Kampf kommt er zum Erfolg, er vergisst dabei leicht seine Individualität. Er ist willenskräftig und aktiv, denkt abstrakt und realisiert konkret. Er ist prädisponiert zu paranoischen Erscheinungen.

f) Der Metahypertrope
Sein Gesicht ist kreisförmig, die Stirn selbst ist rund, der Schädel ist meso- oder brachyzephal. Der Unterkiefer ist breit und rund, die Zähne sind unregelmässig. Die Nase ist konkav, im untern Teil rund und stumpf. Die Lippen sind rund und weich, halb geöffnet. Der Metahypertrope hat gelockte Haare, träumerische Augen und eine fahle Hautfarbe. Sein Gesichtsausdruck ist oft nachdenklich. Dieser Typ scheint einer Kraft atonischer Auflösung einer unbewussten Entspannung zu gehorchen. Er realisiert den reinen Endoblastiker.
Charakter: Der Metahypertrope sucht Entspannung. Er ist passiv, materialistisch, träumerisch, zugleich praktisch und utopistisch. Er zeigt eine Polarität von objektiv und subjektiv. Für ruhige und regelmässige Aktivität ist er am besten geeignet.

g) Der Prohypotrope
Wie beim Prohypertropen beschreibt auch hier das Gesicht ein Quadrat, das aber nach untenvorn versetzt ist. Der Schädel ist brachyzephal. Der Kiefer ist quadratisch und eckig, die Zähne sind gross und spitz. Während Nase und Lippen gross und stark sind, bleiben die Ohren eher klein. Die Augen sind grau, die Haare oft rot. Das ganze Gesicht macht einen energischen Eindruck.
Die bestimmende Kraft scheint eine erobernde Kraft der Aktion zwischen vorn-Mitte und unten-Mitte zu sein. Sie zeichnet den männlichen Typus des Kriegers und den reinen Mesoblastiker.
Charakter: Objektiv, kämpferisch, konkret-realistisch, autoritär und mutig, dies sind die kennzeichnenden Eigenschaften des Prohypotropen. Er entspricht dem zyklothymen Temperament des Pyknikers (s. Seite 45).

h) Der Metahypertrope
Das Gesicht beschreibt ein Dreieck mit unterer Basis, denn die Stirn ist hoch und in den Schläfen winklig, der Schädel ist dolichozephal. Die Kiefer sind klein, die Zähne zerbrechlich. Die Nase ist konvex. Während auch die Lippen fein sind, entwickeln sich die Ohren ausgeprägt. Die Augen scheinen matt, die Haare liegen flach dem Kopf an, das ganze Gesicht ist dunkel. Die Hände sind lang und trocken; der ganze Typ scheint einer zusammenziehenden Kraft zu gehorchen und stellt den reinen Ektoblastiker dar.
Charakter: Der Metahypertrope ist ein abstrakt-denkender Theoretiker. Er lebt in einer Polarität von Herrschaft und Flucht. Sein analytischer Geist arbeitet spekulativ. Seine Krankheitsform ist die Schizophrenie.

Die nun noch folgenden Veröffentlichungen der französischen Typenschule beschränken sich auf Zusammenstellungen und kritische Betrachtungen des Bestehenden. SCHREIDER[84] bestätigt die Bipolarität in bezug auf die Morphologie in einer Untersuchung von elf verschiedenen Bevölkerungen. Dagegen schreibt er zum Problem der Wissenschaftlichkeit der Typologien: «Die meisten dieser Systeme haben die fatale Schwäche, auf intuitiven Definitionen von Typen zu basieren, nicht auf einer systematischen Analyse der menschlichen Variabilität. ... deshalb ist die klassische Typologie mehr mit der Kunst als der Wissenschaft verwandt». SCHREIDER hatte selbst mehrere Beiträge zur Typologie[85] veröffentlicht, worin er eine Einteilung in nur drei Typen, nämlich den Horizontalen, den Vertikalen, den Mitteltyp, verfocht. OLIVIER[86] weist darauf hin, dass im Grunde genommen auch die anderen Typologien tripolar seien. «Man muss den respiratorischen Typus als den Mitteltyp, den zerebralen als den vertikalen und die digestiven und muskulären Typen als zwei verschiedene Tendenzen eines horizontalen Typs interpretieren. OLIVIER gibt in seinem Buch *Morphologie et Types humains*[87] eine sehr interessante Übersicht über die Entwicklung der französischen Typenschule.

2.3.3. *Die angelsächsische Schule*

Die deutsche Typenschule einerseits und die französischen und italienischen Typenforschungen andererseits konstituieren die beiden wichtigsten Entwicklungszüge auf dem Gebiete der morphologisch-charakterologischen Typologie. Beide Richtungen können von ihrem Ursprung bis zu den modernsten Arbeiten verfolgt werden. Anders ist es bei den übrigen typologischen Beiträgen zu diesem Gebiet. Sehr oft sind direkte oder indirekte Beziehungen zu einer der beiden erwähnten Richtungen zu erkennen; die gewissenhafte Herausarbeitung dieser Abhängigkeiten und der Zusammenhänge zwischen Arbeiten ist jedoch ein Anliegen, welches mit einem umfangreichen technischen Apparat in einer weiteren Untersuchung angegangen werden müsste. Im Rahmen dieser Arbeit sollen aber immerhin die wichtigsten dieser Beiträge zur Darstellung gelangen.
In England und in den Vereinigten Staaten ist eine Entwicklung feststellbar, die an kontinentale Systeme anknüpfte, sich dann aber durch Ausbau von statistischen Verfahren zur Registrierung interpersonaler Ähnlichkeiten über die Grenzen hinwegzusetzen versuchte, die diesen auf direkter Wahrnehmung basierenden Ordnungssystemen gesetzt sind. Aus solchen Korrelationsuntersuchungen entstand schliesslich die Faktorenanalyse.
Unter dem Einfluss von MANOUVRIER (s. Seite 57) veröffentlichte z.B. BRYANT[88] eine Typologie, die zwischen karnivorem und herbivorem Menschen unterscheidet. Ebenfalls noch ganz unter französischem Einfluss steht die Typeneinteilung von STOCKARD (1923)[89].

STOCKARD untersuchte zunächst den Ursprung und die Entwicklung gewisser ungewöhnlicher Menschentypen, die er jedoch nicht als pathologisch bezeichnete. Dabei stellte er in jedem der Fälle die Frage, wie weit die Wachstums-Endform durch Erbanlage und wie weit durch Entwicklungseinflüsse bedingt wurde. Entsprechend dem damaligen Stand der wissenschaftlichen Erkenntnis blieben die Untersuchungen fast ausschliesslich auf Hypothesen beschränkt. Der Einfluss der Schilddrüse konnte beispielsweise nicht genau ermittelt werden.

Die Typen von STOCKARD

Die ungewöhnlichen Wachstumstypen

A Die Zwergtypen

a) Der afrikanische Pygmäe
Der Pygmäe, ein kindlicher Afrikaner von geringer Körperhöhe und kleiner Intelligenz, ist der einfachste menschliche Zwergtypus. Seine Physiognomie zeigt eine überraschende Ähnlichkeit mit der des thyreoiden Kretinen.

b) Der Achondroplastiker
Dieser Zwergtypus fällt dadurch auf, dass Kopf und Rumpf oft so gross sind wie bei normalen Individuen, während die Extremitäten kurz und etwas verdreht sind. Die Muskeln sind kurz und dick, sie stehen an den Extremitäten knollig hervor. Der Kopf ist durch eine kurze Schädelbasis gekennzeichnet; da er zudem kurz ist, wirkt er unverhältnismässig breit. Das Nasenbein ist in den überhängenden Vorderschädel versenkt. Der Oberkiefer ist zurückgestellt, die Zähne schliessen nicht sauber. Das ganze Gesicht ist flach (sogenanntes Tellergesicht). Die Achondroplastiker sind sehr aktiv, oft Akrobaten, intelligent.

c) Der areliotische Zwerg
Zu dieser Gruppe gehören einige der meistgefeierten Zwerge. Die Körperproportionen sind gleich wie bei normal grossen Menschen. Der Kopf ist klein, der Körper scheint oft sehr zerbrechlich und anmutig. Die kurzen Arme lassen einen gewissen Grad von Achondroplasie erkennen. Allgemein gleicht dieser Zwergtypus einem Kind von etwa 6 Jahren, er ist aber oft sehr intelligent. Häufig zeichnet er sich durch sexuellen Infantilismus und wenig entwickelte Genitalien aus.

B Die Riesentypen

(Zu dieser Gruppe zählt STOCKARD auch die nicht pathologischen akromegalischen Individuen.) Der feine jugendliche Riese ist normal proportioniert, fällt oft auch durch ein schön geschnittenes Gesicht auf. Jeder Riese neigt in einem gewissen Grad zur Akromegalie. Im allgemeinen sind diese Typen aktiv.

Die in diesen Untersuchungen gewonnenen Hinweise wertete STOCKARD aus für die Interpretation der «gewöhnlichen Wachstums- und Entwicklungstypen», des Linearen und des Lateralen. Interessant ist der Hinweis, dass allein schon die Tatsache, dass es kaum Menschen gibt, die die Durchschnittsmasse der Bevölkerung in ihrem Körperbau vereinigen, die Existenz «von mindestens zwei verschiedenen anatomischen Typen» nahelegt.

Die beiden Typen existieren in allen Rassen (s. Seite 35), aber «gewisse Rassen oder Gruppen weisen eine grosse Überzahl des einen Typus und nur wenige des andern auf». Diese Feststellung illustriert STOCKARD mit dem Beispiel der höheren Gesellschaftsschichten in England, wo beinahe alle Menschen dieser Klasse lineare Typen sind, und in Deutschland, wo sich die entsprechenden Leute aus den Lateralen rekrutieren. Den Unterschied führt STOCKARD mehr auf ontogenetische als auf phylogenetische Faktoren zurück. Das Resultat wird der «Einwirkung der Umgebung auf die Funktion der Schilddrüse» zugeschrieben.

Die normalen Wachstumstypen[90] *nach* STOCKARD

Charakteristika	Linearer Typus	Lateraler Typus
Kopf	dolichozephal	brachyzephal
Augen	nahe beieinander	weit auseinander
Sicht	anatomisch weitsichtig	anatomisch kurzsichtig
Nase	schmal	breit
Mundlinie	schmal und hoch	breit und tief
Unterkiefer	klein und schmal	gross und breit
Zähne	gedrängt	sauber gesetzt
Gesicht	elliptisch	rund
Hals	lang und schmal	kurz und dick
Schultern	hoch	tief
Extremitäten	lang und schlank	kurz und massig
Muskeln	lang und schlank	kurz und dick
Rumpf	kurz	lang und voll
Magen	lang und schmal, ziemlich senkrecht	gross und in hoher Lage
Leber	klein	gross
Kleinkind, dreijährig	schlank, leicht im Verhältnis zur Grösse	plump und schwer
Pubertät	rasch (Wachstum zeitweise angehalten)	langsam, gleichmässiges Wachstum
Kehlkopf	gross	klein
Gewicht	ziemlich konstant	grosse Unterschiede
Stimme	Bariton/Bass	Tenor
Metabolismus der Schilddrüse	hoch	niedrig
Nervenkontrolle	gut, ruhig im Moment des Ereignisses, wird aber später erregt	schlecht, vergisst zwar rasch und kann schlafen, verliert aber Beherrschung bei plötzlicher Erregung
Differenzierung	rasch	langsam
Details	nicht so gut, aber nachdenklich und rücksichtsvoll	gut, gut bei Prüfungen, nicht so nachdenklich, weniger rücksichtsvoll

STOCKARD stützt sich in seiner Einteilung der normalen Wachstumstypen besonders auf die Unterscheidung von BEAN in Hyperontomorphe und in Mesophylomorphe[91] (s. auch Seite 37). BEANS Rassetypen aber lehnt STOCKARD ab, weil er «die Gruppierung von Endprodukten» vom Standpunkt der Wachstums- und Entwicklungsforschung ablehnt.

Die bedeutendste amerikanische Arbeit auf dem Gebiet der Typenforschung ist die Typologie von SHELDON[92]. Diese besteht primär aus einer Einteilung der Menschen in drei Temperamentstypen. Diese Temperamentstypologie ist in Kapitel 3 (s. Seite 110) dargestellt. Dann beschreibt SHELDON auch drei morphologische Typen, analog zu jenen der französischen Schule. Während sich die französischen Autoren aber mit ihrer theoretischen Konzeption begnügten, bewies SHELDON die Existenz seiner Typen durch eine statistische Untersuchung von 4000 Personen.

Die Somatotypen von SHELDON

A Der Endomorphe
Die Verdauungsorgane sind massiv und sehr entwickelt, während die somatischen Strukturen (Knochen, Muskeln, Bindegewebe) relativ schwach und wenig entwickelt sind. Das spezifische Gewicht ist gering. Die Endomorphen sind mit wenigen Ausnahmen fettleibig. Ihr Körper neigt zur Kugelform.

B Der Mesomorphe
Beim Mesomorphen sind die somatischen Strukturen vorherrschend. Der Körper ist von hohem spezifischem Gewicht, hart, dicht, relativ stark und rauh. Die Haut ist dick, mit grossen Poren und verstärkt mit einer wichtigen Schicht Bindegewebe. Der Mesomorphe erscheint aufrecht und solid gebaut.

C Der Ektomorphe
Dieser Typus ist gekennzeichnet durch delikate Linienführung des zerbrechlich erscheinenden Körpers. Die Brust ist abgeplattet. Die Entwicklung sowohl der innern Organe wie auch der Bewegungsorgane ist gering. Die Extremitäten sind lang, dünn, mit wenig Muskeln versehen. Im Verhältnis zur Masse weist der Ektomorphe die grösste Oberfläche und damit eine maximale nervliche Empfindlichkeit auf. Biologisch gesehen kann er als extravertiert bezeichnet werden; die psychologische Einstellung ist allerdings gerade umgekehrt.

Gleich wie die Temperamentstypen werden auch die Somatotypen mittels einer Skala erfasst. Der Somatotypus wird mit einer Folge von drei Noten zwischen 1 und 7 beschrieben, deren jede über die ungefähre Intensität einer der drei typischen Erscheinungsformen Auskunft gibt. Die erste Ziffer bezieht sich auf den Endomorphismus, die zweite auf den Mesomorphismus und die dritte auf den Ektomorphismus. Die Notenfolge ist der Durchschnitt von 17 Teilfolgen, die sich auf regionale somatotypische Erscheinungen beziehen. Ein 711 ist also extrem endomorph, ein 444 fällt genau in die Mitte (s. auch Seite 112).
Besonders wertvoll sind die Untersuchungen der Korrelationen zwischen Temperamentstypus und Somatotypus an 200 Universitätsstudenten, die bei 7% eine perfekte Übereinstimmung der Notenfolgen und bei 80% eine allgemeine Übereinstimmung der Merkmale aufdeckte.
Die umfassenden Forschungen erstrecken sich weiter auf Wechselbeziehungen zwischen Konstitution, Temperamentstypus und Somatotypus auf der einen Seite und Anpassungsvermögen und Erfolg auf der andern. Diese Beziehungen erwiesen sich jedoch als wesentlich weniger eindeutig.
SHELDONS Arbeit hatte einen aussergewöhnlichen Einfluss auf die Typenforschung in der ganzen Welt. In Europa war es vor allem die französische Schule, welche nun ihrerseits die Konzeption der Einteilung nach Keimblattentwicklung übernahm (MARTINY, s. Seite 67). In den USA selbst erfuhr der Begriff des «Somatotyps» eine grosse Verbreitung durch zahlreiche Beiträge und Untersuchungen: NEWMAN (1948), ADCOCK (1948), HUNT (1949), CHILD (1950), DUPERTIUS (1950), DUPERTIUS und TANNER (1950), PARNELL (1954/64), EYSENCK (1959)[93] u.a. HOOTON (1951)[94] stellte SHELDONS Methode eine eigene gegenüber, die von DUPERTIUS und EMANUEL (1956)[95] in einer Statistik mit jener verglichen wurde.

Auch in England ging die Typenforschung von den herkömmlichen Systemen aus. 1933 unterschied PEARL[96] einen asthenischen und einen pyknischen und einen dazwischenliegenden Typus. Noch BURT (1947)[97] brachte seine Typen des Pachysomen und des Leptosomen mit den kontinentalen Typologien in Beziehung. Und EYSENCK (1933)[98] gab eine umfassende Übersicht über die verschiedenen Systeme.

SHELDONS *Typologie nach* EYSENCK[99]

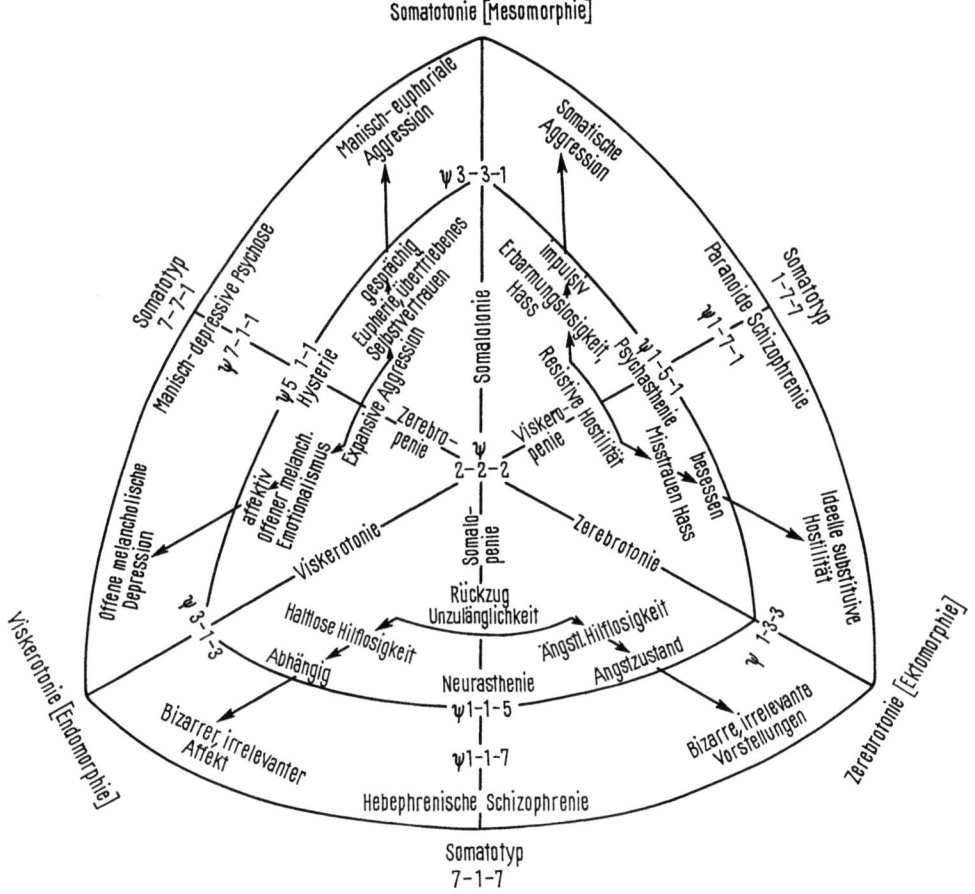

Die Tatsache, dass die Mischformen des Körperbaus durch die üblichen Untersuchungsmethoden wie jene KRETSCHMERS und ENKES (s. Seite 41) kaum richtig erfasst wurden, führte in der angelsächsischen Psychologie aber zu einer skeptischen Haltung gegenüber der Typenlehre, welche sich ihrerseits immer mehr den faktorenanalytischen Vorgehen zuwandte, die auch in den Vereinigten Staaten aufgenommen wurden. 1927 versuchte SPEARMAN[100] die variierenden Relationen zwischen Charakteristika mittels Faktoren oder «causes» zu erfassen, welche ihnen allen gemeinsam oder jedem spezifisch waren. WEBB[101] brauchte die Methode der Faktorenanalyse zum ersten Mal auf nicht-intellektuellem Gebiet. Eigentlich entwickelt wurde die Faktorenanalyse von SPEARMAN und THURSTONE[102], die annahmen, dass eine Reihe miteinander korrelierender Merkmale auf einen oder mehrere gemeinsame Faktoren zurückgehen. Weitere Beiträge stammen von MCCLOY (1936/40), HAMMOND (1942/57), BURT (1944), REES und EYSENCK (1945), THURSTONE (1946), HOWELLS (1951/52), REYBURN und TAYLOR (1940)[103] u. a. (siehe auch unter «Weitere Literatur», S. 136).

Die Bedeutung der Faktorenanalyse für die Typologie wurde lange überschätzt. Demgegenüber schlägt HAMMOND[104] ein Kompromissvorgehen zwischen Somatotypen und

Faktortypen vor. Denn auch die Faktortypen haben beträchtliche Nachteile. «Faktortypen bieten keine allgemein anerkannte Lösung», schreibt HAMMOND, «den Somatotypen gleichwertig, mit dem Vorteil der Vergleichbarkeit für verschiedene Untersucher, aber sie haben eine objektivere und theoretisch vorangetriebene Basis...» Ein theoretischer Vergleich zwischen Faktortypen und Somatotypen findet sich bei LINDEGÅRD[105]:

SHELDON	LINDEGÅRD			
	Länge-Faktor	Stämmigkeits-Faktor	Muskel-Faktor	Fett-Faktor
7 – 1 – 1	niedrig	niedrig	niedrig	hoch
1 – 7 – 1	veränderlich	hoch	hoch	niedrig
1 – 1 – 7	hoch	niedrig	niedrig	niedrig

2.3.4. Die russische Schule

Die meisten der russischen Beiträge zur Typenlehre stammen aus der ersten Hälfte des 20. Jahrhunderts. 1904 stellte VIRENIUS drei Typen auf, nämlich einen konjunktiven (type conjonctive), einen muskulären und einen epithelialnervösen Typus. Diese wie auch die folgenden Arbeiten stehen in direktem Zusammenhang mit der französischen Schule; recht oft wurden sie in Frankreich veröffentlicht. TSCHERNORUTZKY[106] untersuchte die Wechselbeziehungen zwischen Funktionseigenschaften und Konstitutionstypus; er unterscheidet aber lediglich einen hypersthenischen und einen asthenischen Typus. BOUNAK (1927)[107] und SEROBROWSKAJA (1929) übernahmen die beiden Extremvarianten des Körperbautyps unter den Bezeichnungen euryplastisch bzw. brachymorph für den dem Digestiven entsprechenden Typus und sthenoplastisch bzw. dolichomorph für den Entsprechungstyp des Respiratorischen.

Später wandte sich die russische Schule immer mehr ab von den westlichen Systemen. KORNILOW, LYSSENKO und vor allem PAWLOW[108] lehnten die Einteilung KRETSCHMERS ab mit der Begründung, dass in ihr der wichtige Faktor der Umwelt nicht genügend berücksichtigt wird.

PAWLOWS Reflextheorie[109] wies den neuen Weg. Auf Grund seiner Untersuchungen gelangte PAWLOW dazu, das Nervensystem immer mehr in den Vordergrund zu stellen. Von hier aus stellte er die gesamten Beziehungen zur Umwelt her und leitete aus dem Reaktionstyp des Nervensystems den Konstitutionstyp ab. Die Typen des Nervensystems wurden im Tierexperiment ermittelt und stimmen weitgehend mit der uns geläufigen Einteilung der Temperamente überein.

Je nach dem Verhältnis zwischen Hemmung und Erregung unterscheidet PAWLOW vier Grundtypen:

A Der starke und lebhafte Typ

Hier handelt es sich um einen ausgeglichenen, beweglichen und lebhaften Typ, der etwa dem Sanguiniker entspricht. Er ist ein lebhafter, aber trotzdem ausgeglichener Mensch.

B Der starke und träge Typ

Dieser Typus ist ebenfalls kräftig und ausgeglichen; er ist jedoch wenig aktiv und unternehmungslustig. Er entspricht dem Phlegmatiker. In seiner Reaktion meist etwas verlangsamt, lässt er sich durch nichts aus der Ruhe bringen.

C Der starke und unausgeglichene Typ

Dieser dritte starke Typ ist im Gegensatz zu den vorangehenden unausgeglichen, erregbar, ungezügelt. Er hat die Eigenschaften des Cholerikers. Er ist leicht reizbar, hemmungslos und in seiner stärksten Ausdrucksform jähzornig.

D Der schwache Typ
Hier zeigt sich ein allgemein schwacher, labiler Mensch mit grossen Hemmungen und geringer Erregbarkeit. Er entspricht dem Melancholiker. Er ist gehemmt und zeigt wenig Initiative und Antrieb.

In einer weiteren Unterscheidung beschreibt PAWLOW drei «Typen der höheren Nerventätigkeit»: einen Künstlertyp, einen Denkertyp und einen Mitteltyp. Die Unterscheidung basiert auf dem vorherrschenden Einfluss des ersten Signalsystems (Erregung) beim Künstlertyp und des zweiten (Hemmung) beim Denkertyp auf die Erscheinungsform der verschiedenen Seiten der Gebenstätigkeit. Beim Mitteltyp besteht der Zustand des gleichmässig wechselseitigen Einflusses der beiden Signalsysteme.
PAWLOWS Lehre – in der Physiologie und im Behaviorismus noch immer die Grundlage für eine Erklärung der erworbenen Reaktionen – führte dazu, dass die russische Schule auch sämtliche Reaktionen in Sport und Spiel, in Beruf und Haushalt zu den assoziativ zustande kommenden, bedingten Reflexen rechnete. Man meinte sogar, die Ergebnisse von PAWLOWS Tierversuchen als Grundlage für das Training der Arbeiter und Sportler anwenden zu können.
Mit PAWLOW kam die russische Typenschule zu einem Abschluss. Seine Lehre provozierte die russische Akademie geradezu, die Typenlehren über Bord zu werfen. Denn sie ist «eine Theorie, die so in sich geschlossen ist, dass sie dogmatisch zu sein scheint, so liberal, dass sie in der amtlichen Ausgabe übergangen wurde und in der revidierten Fassung von PAWLOWS Lehre, die jetzt in die bolschewistische Doktrin eingebaut ist, positiv zurückgewiesen wurde»[110]. Erst in neuester Zeit wird dem Typus wieder vermehrte Aufmerksamkeit zugewendet (siehe z.B. Beiträge zur Sporttypologie, Seite 86).

2.4. Sporttypen

Zum Problem der Sporttypologie

1923 veröffentlichte KOHLRAUSCH[111] die Ergebnisse seiner anthropometrischen Untersuchungen von Teilnehmern der «Deutschen Kampfspiele 1922». Er zeigte, dass die besten Vertreter der einzelnen Sportarten sich je nach dem Charakter der Wettkampfübung körperbaulich unterschieden. Seine Feststellungen waren so aufsehenerregend, dass die anthropometrische Methode, die vor allem von MARTIN[112] ausgearbeitet wurde, in der Folge eine unerwartete Verbreitung erfuhr. Dabei wurde oft vergessen, dass selbst KOHLRAUSCH in seinen Aussagen strengste Zurückhaltung geübt hatte. KOHLRAUSCH hatte schon damals darauf hingewiesen, dass die physiologische Qualität der Organe, das Temperament und der Charakter des einzelnen Wettkämpfers für den sportlichen Erfolg wichtiger sein können als Körperform und Hebelverhältnisse.* Er hatte aber betont, dass bei gleicher physiologischer und psychischer Qualität die günstigste Körperform den entscheidenden Ausschlag zu geben vermöge. Diese Zurückhaltung blieb jedoch lange unbeachtet. Durch die teilweise gelungene Isolation von spartenspezifischen Normtypen hatte sich die Ansicht entwickelt, dass spezifische Leistungen und Körperform in einem unbedingten und direkten Zusammenhang stünden. Erst als auf internationalen Wettbewerben plötzlich auch ganz andere körperbauliche Typen als die

---

* Über Charakter- und Temperamentseigenschaften besass KOHLRAUSCH nur persönlich gesammelte Erfahrungen, die er nicht bestätigte. Er hatte zwar einige Versuche mit dem Dynamometer und der Tippprobe durchgeführt, aber zu einer systematisch zu Ende geführten Untersuchung kam es auf diesem Gebiet nicht.

«klassischen Sporttypen» Siege errangen, begann man, an der absoluten Richtigkeit des bestehenden Systems zu zweifeln. Im Zuge einer Gegenreaktion kam es zu einer Ablehnung jeglicher Zusammenhänge zwischen Körperproportion und sportlicher Leistung. In den letzten Jahren erschienen nun zahlreiche Beiträge in der Bemühung, zwischen den beiden geschichtlichen Extrempositionen einen Ausgleich zu schaffen. Der äussern Körperform wurde zwar wieder mehr Bedeutung zugemessen, aber die sportliche Leistung wurde in einen grössern Zusammenhang gestellt. Curtius[113] betonte die Wichtigkeit des vegetativen Nervensystems, des Kreislaufs, der Charakterstruktur und des psychischen Verhaltens zur Beurteilung der Leistungsfähigkeit eines Sportlers. Grebe[114] vertritt die Ansicht, dass den Gegnern der Sporttypologie ebensowenig mit absoluten Beweismitteln entgegengetreten werden kann, wie deren Befürwortern, da es in der Biologie das Absolute eben nicht gibt. Prokop[115] begründet die scheinbare Übereinstimmung des Typus innerhalb einer Sparte damit, dass während des Trainings die Streuung der wesentlichsten Körpermasse auch bei ganz verschiedenem Genotyp tatsächlich kleiner wird, wie es anderseits besonders bei Schwimmern und Wasserballern vorkommt, dass sich nach längerer Einstellung des Trainings aus einem trainingsbedingten Pseudoathletiker oder Pseudopykniker wieder der ursprüngliche Leptosome herausschält. Deshalb ist das, was gewöhnlich unter einem Sporttypus verstanden wird, nur dem Phänotypus gleichzusetzen. Eine differenzierte Typisierung nach nur-morphologischen Merkmalen wird nicht nur durch die entscheidende Mitbestimmung der Eignung durch seelisches Erbgut und individuell-vegetative bzw. endokrine Verhältnisse erschwert, sondern auch durch das häufig gewordene Auftreten von abnormen, pathologischen Formen und von oft zweckmässig vereinigten Mischtypen. Die Ungewissheit in der Frage der Sporttypen führt Prokop teilweise auf die beschränkten Möglichkeiten der Anthropometrie und auf das Fehlen umfangreicher und sportspezifischer Untersuchungen zurück. Dagegen stellte Tittel[116] an Untersuchungen in der DDR fest, dass selbst bei Stichproben bei Verwendung geeigneter statistischer Methoden echte Zusammenhänge zwischen sportlichem Können und Körperbaumerkmalen aufzufinden sind. Kopf[117] weist darauf hin, dass bei zweckmässiger Kombination bestimmter Körpermasse und verschiedener Komplexmerkmale eine Möglichkeit gegeben ist, mit Hilfe mathematisch statistischer Methoden «stark signifikante Beziehungen zwischen Konstitution und sportlicher Leistung aufzudecken, also eine Feintypisierung unter Leistungssportlern vorzunehmen».

Grimm[118] schliesslich wendet sich von den starren körperbaukundlichen Typensystemen ab zugunsten einer Hintereinanderreihung von Zustandsformen, in denen sich der betrachtete Organismus jeweils gerade befindet. Diese «Längsschnittbeobachtung» ergibt «einen Verlauf, dessen Dynamik das Individuum viel schärfer kennzeichnen kann als seine früher angestrebte Einordnung in irgendeine typologische Reihe» (Grimm). Wie erwähnt, ist die erste bedeutende Sporttypologie die von Kohlrausch. Bei seinen Vorgängern fanden sich nur vereinzelte Beobachtungen, so bei Krümmel[119] und andern deutschen Beobachtern. Kohlrausch veröffentlichte seine Untersuchungsergebnisse 1923, also kurz nach der Erscheinung von Kretschmers *Körperbau und Charakter* (s. Seite 41) doch besteht kein Bezug zu Kretschmers Typen. Die Beschreibung der Morphologie ist hier überhaupt an kein bestehendes System geknüpft, während die Temperamentsangaben in herkömmlicher Weise auf den alten Temperamentstypen basieren.

Die Sporttypologie von Kohlrausch

Der Sprinter «bevorzugt eine Grösse von 173–175 cm, doch sind auch kleinere und grössere nicht ungünstig daran. Seine Muskulatur ist ziemlich schlank, an einzelnen Stellen ... scharf abgesetzt, im ganzen fest, ohne hart zu sein. Er ist von unter mittlerer Körperfülle ..., der

Brustumfang ist mit 52% ziemlich gering. Die Breiten sind unter Mittel ... Der Oberschenkel ist mit 28% recht lang.
Temperamentlich ist er zumeist spritzig, quirlich, sanguinisch. Stets zu allen Schandtaten bereit, ist er am Starttage ungeniessbar. Er hat Startfieber. Der richtige Sprinter ist ein Startschieber. Die andern sind keine Sprinter, sondern 100-Meter-Läufer und phlegmatischer Natur. Sie kleben am Start, sind erst bei 40 m im Schwung, dann aber unaufhaltbar. Sie sind dicker und kräftiger wie die andern und kennen das Startfieber nicht.»

Der Mittelstreckenläufer «ist 176 cm gross, selten klein, öfters noch grösser, ausser dem kleinen sind es trockene, leichte Leute mit geringer Brusttiefe und Breite. Die Muskeln sind dünn und weich. Beine und Oberschenkel sind lang. Die Sanguiniker und das Startfieber sind seltener.»

Der Langstreckenläufer rekrutiert sich vorwiegend aus den Phlegmatikern. Er läuft seinen «Stiebel» und kennt sein Tempo und seine Taktik. «Die Sanguiniker lassen sich durch taktische Überfälle aus der Ruhe bringen und fallen ab.» Die Langstreckenläufer «sind klein, 167 cm, schlank, trocken, haben ganz gute Brustformen, ein grosses Herz, ausserordentlich weiche Muskeln und neigen zum Fanatismus.»

Die Skilangläufer «ähneln den eben besprochenen Langläufern, nur sind sie als Armarbeiter schulternbreiter und entbehren im allgemeinen des fanatischen Ehrgeizes. Sie laufen aus Freude, nicht aus Ehrgeiz ... Ein Buckel in Höhe des zweiten Brustwirbels ist eine Folge der Startarbeit.»

Der Skispringer «sieht ganz anders aus. Er ist klein, 166 cm. Schulter und Hüften sind breit, die Beine sind kurz, die Figur ist viel gedrungener. Sie brauchen beim Aufsprung die breite Unterstützungsfläche, um nicht seitlich zu stürzen, und den festen Körper, um der Wucht des Aufsprunges gewachsen zu sein.»

Der Hochspringer ist «lang (177,3 cm), schlank, ..., mit sehr langen Beinen ..., weichen, elastischen, äusserst fein spielenden Muskeln sehen wir ihn vor uns ... Er ist Sanguiniker vom Scheitel bis zur Sohle und von Stimmungen sehr abhängig. Es ist gefährlich, ihn zu reizen.» Neben diesem Typ gibt es auch bei den Mehrkämpfern gute Springer. Die Figur ihrer Sprungart ist aber eine völlig andere und stützt sich auf die Energie, nicht die Eleganz.

Die Mehrkämpfer sind «gross, 176,5 cm, in fast allen Massen der Proportion des mittleren Deutschen entsprechend. Er ist der Ebenmässigste, Bestproportionierte und scheint es auch temperamentlich. Energisch und ruhig, wie sein Gesichtsausdruck, ist auch sein Gang ...»

Die Schwimmer unterscheiden sich in den Massen nur wenig von den Mehrkämpfern. «Die Schulterbreite ist etwas geringer ..., ebenso die Brustbreite. Dafür ist die Brusttiefe grösser. Im ganzen sind die Schwimmer etwas kleiner. Die hervorragendsten Charakteristika sind die fettreiche Haut, die die Formen sehr weich erscheinen lässt ... und die gerade gestreckte Wirbelsäule mit der gut entwickelten Rückenmuskulatur ...

Die Werfer sind 177,3 cm gross und schwerer als die Schwimmer. «Ihr grosser Brust- und Gliedmassenumfang charakterisiert sie. Ihre Formen sind weich, die Muskeln sowohl durch die Dicke, wie vor allem durch die Länge gekennzeichnet ...»

Die Schwerathleten zeigen eine unschön knollig und abgesetzte Muskulatur. «Sie ist dabei so kurz, dass die Ansatzstellen der hauptsächlich gebrauchten Muskeln einander genähert erscheinen ... Die Breite seiner Unterstützungsgürtel, die grossen Brustmasse, auch die Länge des Rumpfes und die Grösse sämtlicher Umfänge geben ihm das bekannte Aussehen. Körpergrösse und Beinlänge sind klein. Klinisch hat er ein oft nach rechts verbreitertes Herz, eine Folge vieler Pressarbeit. Er ist ein ausgesprochener Phlegmatiker.»

Die Ringer «sind in vieler Beziehung ähnlich (zu den Schwerathleten), besonders in den schweren Gewichtsklassen, während die leichten Ringer weniger knollig und rascher erscheinen. Grosse Ringer haben nur bei entsprechender Körperfülle ... Aussicht auf Erfolg. Meist phlegmatisch, gibt es einige Sanguiniker unter ihnen, die auf Überraschungssiege spekulieren. Infolge der

Zieharbeit mit Gegenstemmen der Füsse kommt es zu einer Buckelbildung, deren Scheitelpunkt in Höhe des zehnten Brustwirbels liegt.»

Die Boxer «haben infolge ihrer Stellung beim Boxen einen Buckel mit deutlicher Abbiegung in Höhe des sechsten Brustwirbels. Sie sind schulter- und hüftbreit, haben aber bei tiefer Brustbildung eine auffallend schmale Brust. Sie haben meist eine feste, mitteldicke Muskulatur, die zur Härte neigt. Es ist zwischen Kraft- und Geschicklichkeitsboxern zu unterscheiden. Erstere sind gedrungener ..., letztere sind schlanker. Charakterologisch überwiegen unter den ersteren die Phlegmatiker, die Sanguiniker kommen fast nur unter den letzteren vor, sind aber auch da nicht besonders glücklich dran ...»

Die Fussballspieler ähneln den Boxern. «Nur ist an ihnen alles noch gedrungener. Schulter, Brust, Becken und Hüfte sind breit, die Beinumfänge gross, während die Arme nicht dick sind. Die Muskeln sind fest, eher knollig wie schlank. Die Beine sind kurz und neigen ... zur O-Bein-Stellung. Sie haben kurze, straffe Bewegungen und ein stark hohles Kreuz ...»

Der Geräteturner ist «klein, leicht, schulterbreit, hüftschmal, muskulös, im Oberkörper fast zu knollig und zu hart, ...» Der Barrenturner «zeigt ... militärische Straffheit in Gang und Haltung, bis auf den nicht zu übersehenden Turnerbuckel, dessen Kuppe weniger charakteristisch ist wie die der andern Sportbuckel». Der Reckturner ist «schlanker, elastischer, leichter».

NÖCKER[120] weist darauf hin, dass das Verhältnis der Sporttypen KOHLRAUSCHS zu den Konstitutionstypen KRETSCHMERS so eng ist, «dass man sie weitgehend in Verbindung bringen kann». Er betont, dass «sowohl die Konstitutionstypen als auch die Sporttypen uns lediglich einen Hinweis für die Art des auszuübenden Sports geben können.» Man soll keinen Menschen auf Grund seiner Körperform eine bestimmte Sportart aufzwingen. «Entscheidend für die Leistung ist eben nicht nur der Körperbau, sondern auch Wille und Energie und nicht zuletzt der Typ seines Nervensystems» (NÖCKER).

Die Forschungen KOHLRAUSCHS wurden vor allem von BACH, BÖNING und RAUTMANN[121] vorangetrieben. BACH stellte unter den Teilnehmern der Deutschen Turnfeste folgende drei Typen auf[122]:

1. Turner, relativ langrumpfige Leute mit starker Breitenentwicklung.

2. Fünfkämpfer (Leichtathleten), ein langbeiniger Typus mit geringer Breitenentwicklung.

3. Ringer, kräftige Gestalten mit starker Breitenentwicklung des Schulter- und Beckengürtels, mit grosser Breiten- und Tiefenausdehnung des Brustkorbes.

ARNOLD[123] erweiterte KOHLRAUSCHS Ausführungen zu einer systematischen Darstellung unter Berücksichtigung von KRETSCHMERS Körperbautypen. Seine Typologie wurde in der Arbeitsgemeinschaft mit KNOLL[124] weiterentwickelt.

Die Sporttypologie von KNOLL/ARNOLD[125]

Sportart	Körperbau				Konstitutionstypus	«Psychologische Seite»
	Körpergrösse	Körperbreite	Muskulatur	Gewicht		
Langstreckenläufer	klein, lange Beine, bes. lange Oberschenkel, lange Hebelarme	geringe Breite, geräumiger Brustkorb, schlanke Gestalt	wenig kräftig, ohne ausgesprochene Modellierung, schlank	leichtes Gewicht	leptosom	Phlegmatiker

Sportart	Körperbau				Konstitutionstypus	«Psychologische Seite»
	Körpergrösse	Körperbreite	Muskulatur	Gewicht		
Kurzstreckenläufer	wenig charakteristisch	schlanke Gestalt mit geringer Breite	schlank, ohne ausgesprochene Modellierung	leichtes Gewicht	leptosom (Ausnahme: kompakt. Sprinter)	Sanguiniker
Skiläufer	nicht einheitlich lange Beine, bes. lange Oberschenkel	wie Mehrkämpfer	wie Mehrkämpfer	leichter als Mehrkämpfer	–	–
Springer	sehr gross, lange Beine, bes. lange Oberschenkel	sehr schlank	weich, dünn, elastisch	Gewicht gering	leptosom	Sanguiniker
Werfer	gross	grosse Schulterbreite, grosser Brustumfang, Kugelstösser: grosse Beckenbreite	muskelkräftig	durchschnittlich grösstes Gewicht	muskulär	Phlegmatiker
Ringer	klein	durchschnittlich grösster Brustumfang und grösste Schulterbreite	kräftig und massig, weich und elastisch	Gewichtsklassen!	muskulär	Phlegmatiker selten: Sanguiniker
Schwerathlet	klein	wie Ringer, breites Becken	kräftig und massig, knollig, hart, unelastisch	im Durchschnitt mittelschwer	muskulär	Phlegmatiker
Geräteturner	langer Oberkörper, lange Arme, kurze Beine	grosser Brustumfang, grosse Schulterbreite, schmales Becken	knollig-harte Muskulatur am Oberkörper	Gewicht gering	muskulär	–
Mehrkämpfer	ausgeglichene Längenentwicklung	ebenmässige Breitenentwicklung, Masse dem Mittel der Bevölkerung entsprechend	zwischen sehnig und massig	ziemlich grosses Gewicht	muskulär	ausgeglichen

Sportart	Körperbau				Konstitutionstypus	«Psychologische Seite»
	Körpergrösse	Körperbreite	Muskulatur	Gewicht		
Boxer	wie Mehrkämpfer, etwas kleiner	wie Mehrkämpfer	wie Mehrkämpfer	Gewichtsklassen!	muskulär	Phlegmatiker und Sanguiniker
Schwimmer	wie Mehrkämpfer, etwas kleiner	wie Mehrkämpfer, nicht schlank	wie Mehrkämpfer, Fettpolster, Brustschwimmer: «Schwimmplatte»	wie Mehrkämpfer, im Durchschnitt etwas leichter	muskulär	–
Ruderer	sehr gross, gleichmässige Längenentwicklung der Glieder	wie Mehrkämpfer	wie Mehrkämpfer	wie Mehrkämpfer	muskulär	–
Radrennfahrer	kurze Beine	breites Becken, geringe Umfangsentwicklung des Rumpfes	Oberschenkelmuskulatur kräftig	–	muskulär	–
Rugbyspieler	kleiner als Mehrkämpfer	wie Mehrkämpfer, ebenmässige Entwicklung	ebenmässige Entwicklung	mittel	muskulär	–
Fussballspieler	kleiner als Mehrkämpfer	Schultern schmal, Becken breit, geringer Umfang der Arme	Abduktoren bes. kräftig, gesteigerter Dauertonus	mittel	muskulär	–

Sowohl ARNOLD als auch KNOLL weisen darauf hin, dass es schon den Hellenen eine bekannte Tatsache war, dass sich verschiedene Sportsleute je nach Körperform für verschiedene Sportarten eignen und dass diese Auffassung auch sonst im Leben ihre allgemeine Geltung hat. «Wenn man von besonderen ‹Sporttypen› spricht, so überträgt man dabei eine allgemeine bekannte Erscheinung auf den Sport» (KNOLL).
Die entstandene Typologie ist primär keine Gruppierung nach konstitutionsbedingten Merkmalkorrelationen, aus der Schlüsse auf das Verhalten gezogen werden, sondern basiert auf einer aus verschiedenen Verhaltensweisen getroffenen Einteilung, deren Gruppen Eignungsmerkmale zugeordnet werden. Man könnte in diesem Sinne von einer «Eignungstypologie» sprechen.
Ebenfalls vom Standpunkt der Eignungsuntersuchung sucht DUBS[126] eine Beziehung zwischen Sportart, Körperbautyp und Kreislaufbeanspruchung. DUBS erhebt keinen Anspruch auf eine wissenschaftliche Einteilung oder gar Typologie. Seine «Körperbautypen» sollen lediglich auf die offensichtlichste Eignung hinweisen. Die Beschreibung geht von einer Einteilung der Sportarten nach dem Grade der Kreislaufbeanspru-

chung aus. Unter Berücksichtigung der Anforderungen an den menschlichen Körper ordnet Dubs jeder Sportart einen mehr oder weniger bestimmten Körperbautyp zu.

Die sporttypologische Beschreibung von Dubs[127]

Sportart	Körperbautyp	Kreislaufbeanspruchung
Kurzstreckenläufer (50–300 m)	mittelgross, muskulös	für 100 m mittel, für 200 m und 300 m gross. (400 m gehören zu Mittelstrecken)
Mittelstreckenläufer (400–3000 m)	eher gross, lange Beine, schlank, sehnig	gross bis sehr gross
Langstreckenläufer (5000 m bis 42 km)	eher klein, schlank, sehnig	sehr gross (Herz, Lunge, Niere)
Springer	für Hochsprung eher gross, langbeinig, schlank; für Weit-, Drei- und Stabhochsprung mittelgross, athletisch	gering mittel
Werfer	gross, schwer, athletisch	relativ gering, aber grosse Blutdruckschwankung infolge Pressung
Fussball	mittelgross, athletisch, muskelstarke Beine	gross (ausgenommen Torhüter)
Handball	eher gross, athletisch	gross (ausgenommen Torhüter)
Landhockey, Korb- und Basketball	kein ausgesprochener Idealtypus, für Korb- und Basketball grosse Athleten bevorteilt	relativ gross, aber geringer als beim Fuss- und Handball
Eishockey	mittelgross, athletisch, Stürmer eher leicht, Verteidiger eher schwer	gross bis sehr gross
Ski	für Abfahrt, Slalom, Sprunglauf eher klein, gedrungene, muskelstarke Beine. Für Langlauf mittelgross, sehnig	Langlauf sehr gross, übrige mittel
Radsport	mittelgross bis klein, gedrungen, muskelstarke Beine	gross bis sehr gross
Schwimmen	mittelgross, athletischer Oberkörper	Langstrecken sehr gross, Mittelstrecken und Kurzstrecken gross
Kunstturnen	mittelgross bis klein, kräftig entwickelte Schulter- und Armmuskulatur	relativ gering
Boxen, Ringen, Gewichtheben	Einteilung nach Gewicht	Boxen relativ gross, Ringen und Gewichtheben, grosse Blutdruckschwankungen infolge Pressung
Tennis	eher gross, athletisch	gross

Die Kretschmersche Typeneinteilung eignet sich nach der Ansicht von Klaus und Noack[128] nicht nur für den Mann, sondern genauso für die Frau. Klaus und Noack veröffentlichten 1961 eine sehr interessante Konstitutions- und Sporttypologie der Frau, die sich vor allem auf Kretschmers Typen stützt. Die Nomenklatur wurde allerdings teilweise von CONRAD (s. Seite 52) übernommen. Von ARNOLD, HOFFMANN, HENGSTENBERG und WOLF-HEIDEGGER[129] übernahmen die Autoren Beobachtungen der reinen Körperbauformen.

Die Konstitutions- und Sporttypologie der Frau von KLAUS-NOACK[130]

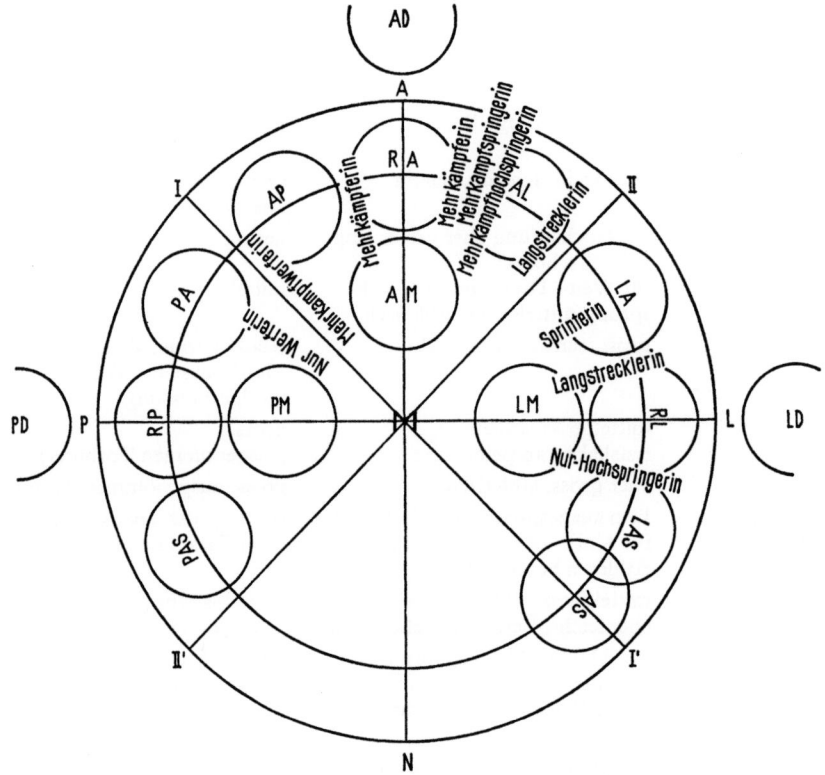

Die Stellung der Sporttypen (Schema der Körperbauformen)

RP	=	rein pyknosom	LAS	= leptosom-asthenisch
PM	=	pykno-metrosom	AS	
PA	=	pykno-athletosom	(LS)	= asthenisch
PAS				= leptosom-hypoplastisch
(PS)	=	pyknosom-asthenisch	LD	= leptosom-dysplastisch
	=	pyknosom-hypoplastisch	RA	= rein athletosom
PD	=	pyknosom-dysplastisch	AM	= athleto-metrosom
RL	=	rein leptosom	AL	= athleto-leptosom
LM	=	lepto-metrosom	AF	= athleto-pyknosom
LA	=	lepto-athletosom	AD	= athletosom-dysplastisch

Die Konstitutions- und Sporttypologie von KLAUS-NOACK unterscheidet nicht nur Ausprägungen entgegengesetzter Wuchsprinzipien, sondern auch Übergangsformen, sogenannte metrosome Varianten. Die Typen werden auf zwei Variationsebenen eingereiht:
primäre pykno-leptomorphe Variationsreihe (pyknosom-metrosom-leptosom) und
sekundäre hyperplastisch-hypoplastische Variationsreihe (hyperplastisch-metroplastisch-hypoplastisch).

Bei der Kombinationsmöglichkeit von Varianten der primären Variationsreihe mit Varianten der sekundären Formenreihe ergibt sich eine Fülle von Formmöglichkeiten.
Zur Darstellung der Beziehungen der verschiedenen Körperformen untereinander benutzen die Autoren einen in vier Sektoren gegliederten Kreis. Sektor IMII' umfasst die Körperformen der pyknosomen, Sektor IIMI' die der leptosomen und Sektor IMII jene der athletosomen Gruppe. Die Durchmesser Pl und AN stellen die beiden Variationsreihen dar. Ausserhalb des Kreises liegen nur dysplastische Körperformen.

Die Sporttypologie[131]

Sportart	Vergleich zum Mann	Bestgeeigneter Typus*
Schwimmen	Leistung nähert sich am meisten der des Mannes, Vorteile des Körperbaus	Pyknika und Frauen mit pyknischem Einschlag, auch Schlankwüchsige
Wasserspringen	Besonders geeignet für die Frau	Rundwüchsige und ihre Varianten und Legierungen
Rhythmische Gymnastik	Besonders geeignet für die Frau	Pyknische Konstitutionsformen, nach aussen integrierter Typus
Geräteturnen	Bei bestimmten Übungen wesentliche Nachteile, besonders geeignet für rhythmische Bewegungsfolgen	–
Kurzstreckenlauf	gleiche Eignung wie der Mann	Athletosomika, an zweiter Stelle Leptosomika
Langstreckenlauf	Dauerleistungsgrenze niedriger	Athletosomika, an zweiter Stelle Leptosomika
Mittelstreckenlauf	weniger geeignet	–
Weitsprung	–	Athletosomika
Hochsprung	–	Athletosomika, an zweiter Stelle Leptosomika
Kugelstossen	–	Athletosomika
Diskuswurf	besonders geeignet	Athletosomika
Speerwurf	Leistung am stärksten hinter jener des Mannes zurück	–
Mehrkampf	selten gleichmässige Beherrschung der Gebiete	Athletosomika
Rudern	–	unterschiedlich, vor allem mit athletischem Einschlag
Basketball	besonders geeignet	–
Volleyball	besonders geeignet	–
Handball	nur für wenige Frauen geeignet	–

Die interessante Unternehmung der Autoren ist der Versuch einer schematischen Darstellung der Beziehungen zwischen Konstitutionstypen und Sporttypen nach einer Beschreibung der Eignungsmerkmale für eine bestimmte Sportart der Frau allgemein und ihres Konstitutionstypus im speziellen.

* Die Autoren weisen wiederholt darauf hin, dass zur Objektivierung der Sporttypen neben der Ausweisung morphologischer Merkmale die Berücksichtigung funktioneller Merkmale wichtig ist.

Die Verfasser weisen darauf hin, dass bei den leptosom-asthenischen Frauen und auch bei der extremen Asthenika immer wieder eine gute Motorik überrascht. Die bei Nur-Hochspringerinnen mit asthenischen Zeichen zu beobachtende Behendigkeit und Körperbeherrschung spricht beispielsweise eindeutig gegen eine Hypoplasie der Muskulatur. In diesem Zusammenhang weist LAUENER[132] darauf hin, dass der Konstitutionstyp beim Mädchen ein ausgesprochener Mitteltypus mit Neigung zum pyknischen ist, und dass damit für die Leistungen von vornherein alle diejenigen ausser Betracht fallen, die vor allem Muskelkraft beanspruchen.

Sehr zahlreich sind die Arbeiten, die sich nur mit einer bestimmten Sportart befassen. MISANGYI[133] zum Beispiel beschreibt Wettkämpfer-Charaktertypen in der Leichtathletik (Kämpfer-Typ, gleichmässiger Typ, unbeständiger Typ, hemmungsloser Typ, Stilist und Star). Ebenfalls mit Typen der Leichtathleten befasst sich SKIBINSKA[134], wobei in diesem Falle nicht charakterliche Eigenschaften, sondern somatische Grössen untersucht werden. Ausgehend von der Charakteristik der somatischen Konstitution von 400 Leichtathleten versucht der Verfasser, die Kriterien zur Bestimmung der somatischen Konstitution festzulegen. Die von SHELDON (s. Seite 74) festgestellten Faktoren werden einer kritischen Analyse unterzogen, und es wird ein Komplex von Eigenschaften gefunden, durch deren Kennziffern der Körperbau der Leichtathleten treffender objektiviert werden soll. SKIBINSKA gelangt dabei zu einer Unterscheidung zwischen einem fetten, einem kräftigen und einem schlanken Typ. Im Radsport sollte nach SINANI[135] unbedingt der Typus der höhern Nerventätigkeit berücksichtigt werden. Das Training muss dem Typus angepasst werden.

Interessant ist eine weitere Untersuchung aus der Sowjetunion, die sich mit der Stärke der Nervenprozesse und den Bewegungseigenschaften bei Schülern einer neunten Klasse befasst. VJATKIN[136] beobachtet dabei einen starken Typ mit guten Bewegungseigenschaften und einen schwachen Typ mit entsprechend schlechteren Bewegungseigenschaften. Untersuchungen nach kleinen Spielen zeigten, dass sich unter dem Einfluss der durch das Spiel erzeugten emotionellen Spannung die Bewegungseigenschaften bei den Vertretern des starken Typs verbesserten, während sie sich bei den Schwächern noch verschlechterten. Bewegungsspiele sollten deshalb unter Berücksichtigung der typologischen Besonderheiten der einzelnen Schüler im Sportunterricht Verwendung finden.

Ein interessanter Untersuch wurde in den 50er Jahren von BOEHMIG[137] angestellt: Im Gegensatz zu den meisten Autoren von sporttypologischen Beiträgen behandelt BOEHMIG nur einen ganz bestimmten Aspekt der Korrelation zwischen Körperbau und sportlicher Leistung, nämlich die Auswirkung des Konstitutionstyps auf den altersmässig bedingten Leistungsabfall.

BOEMIGS Arbeit stützt sich vor allem auf die Forschungsergebnisse von KRETSCHMER (s. Seite 41), SHELDON (s. Seite 74 und 110), KOHLRAUSCH (s. Seite 78) und ARNOLD[138].

BOEHMIG stellt ganz allgemein fest, dass die Leptosomen ihre «Form» meist länger behalten als die Muskulären und die Pykniker. In einigen Disziplinen konnte bei zunehmendem Alter eine Umwandlung des muskulären Typs gegen das Leptosome festgestellt werden. Bei den Mischtypen wurde zudem beim sogenannten «Leistungsknick» eine Umwandlung in reinere Formen beobachtet.

100 m: Der Leistungsabfall setzt um das 31. Lebensjahr ein. Die Leistungskurven sind aber bei Leptosomen und Muskulären verschieden: Kraft und Ausdauer bleiben beim Leptosomen länger erhalten, während sich die Siegeschancen der Muskulären auf schnellen Start, auf gutes Anfangs- und Schlusstempo stützen.

200 m: Beim 200-Meter-Lauf lassen die Leistungen der Muskulären wesentlich mehr nach als jene der Leptosomen, da die Muskulären bei mangelndem Training viel leichter Fett ansetzen.

400 m: Da sich Kraft und Ausdauer leichter bewahren als Schnelligkeit, verläuft hier die Leistungsabfallkurve flach. Die langen Oberschenkel der Leptosomen gewinnen aber schneller Raum als die kürzeren der Muskulären, der zudem mehr Kräfte braucht.

800 m/1500 m: Auf dieser Distanz erhalten die Leptosomen ihre «Form» wiederum besser als die Muskulären. Besonders auffällig sind die «Naturtalente» unter den Leptosomen, die ohne jede Verkrampfung laufen und trotzdem genügend Kräfte erhalten, um mit dem toten Punkt fertig zu werden.

Langstrecken: Bei den Langstreckenläufern zeigen sich Leistungsabfälle später als bei den Mittelstreckenläufern. Oft trifft man hier «alte Herren» über 40 Jahren. Die Leptosomen sind auch hier erfolgreicher, besonders infolge der temperamentsmässig begründeten Beherrschung und Gleichgültigkeit trotz des Kraftaufwandes. Es ist möglich, dass Mittelstreckler «umstellen» und zu dieser Strecke übergehen. Muskulär-Leptosome können mit der Zeit eigentliche Leptosome werden.

Hürdenlauf: Beim Hürdenlauf gehen die Leistungen mit dem Nachlassen der Gelenkigkeit der Wirbelsäule entschieden zurück. Bleibt der Rücken aber unvermindert beweglich, so treten Leistungsabfälle später ein als bei den Sprintern, besonders wenn eine gute Technik entwickelt wurde.

Mehrkämpfer: Mangels Beobachtungen erwähnt BOEHMIG bei den Mehrkämpfern einzig eine längere Beibehaltung der Leistungsfähigkeit als bei den Spezialisten.

Springer: Beim Weitsprung zeigt sich ein früherer Leistungsabfall als beim Hochsprung, da die Schnelligkeit, die für den Weitsprung nötig ist, zuerst nachlässt. Zudem sind die Anforderungen an das Sprunggelenk beim Weitsprung grösser.

Stabhochsprung: Die Leistungsabfallkurven des Stabhochspringers sind ähnlich wie jene des Geräteturners; der Leistungsabfall ist etwas stärker.

Diskus/Hammer: Hier erhalten die grossen, muskulären, ruhigen Typen die Leistungsfähigkeit länger als die schlanken Speerwerfer. Der Leistungsabfall beginnt oft schon in den 30er Jahren, ist aber geringer als bei den Sprintern. Eine Ausnahme macht das Kugelstossen, wo die tempomässig begründete Explosivität eine Rolle spielt. Der Fettansatz ist für die Schleuderwerfer kein Nachteil.

Speer: Ausser wenn Gelenkschäden eintreten, halten die leptosomen Speerwerfer ihren Leistungsstand länger als die andern Typen.

Geräte/Tennis: Beim erfolgreichen Altersturner wiegen – entgegen Erwarten – der Leptosome und der Leptosom-Muskuläre vor. Oft vollzieht sich eine Umwandlung vom Muskulären zum Leptosomen um die 40er Jahre. Beim Tennis überrascht die gute Form der «Alten», die sich ohne Verkrampfung frei bewegen und den Jüngern gegenüber durch grössere Beherrschung erfolgreich bleiben.

Eines der wichtigsten Kriterien für den sportlichen Erfolg ist die Motivation. Zur Objektivierung der Leistungsmotivation im Sport stellten LINDE-HEINEMANN[139] eine Leistungstypologie auf, die in erster Linie auf den von MCCLELLAND[140] herausgestellten und experimentell belegten Variablen der Motivationsstruktur basiert.

Die Leistungstypen von LINDE-HEINEMANN

A Der Initiativleister:

Der Initiativleister bevorzugt solche Aufgaben, die ihm das Erlebnis persönlicher Leistung und Leistungsfähigkeit vermitteln. Er wird von LINDE-HEINEMANN durch folgende Merkmale gekennzeichnet:

«Er bevorzugt Aufgaben *mittlerer* Schwierigkeit, deren Anreizwert nicht durch eine geringe Erfolgswahrscheinlichkeit überkompensiert wird. Er arbeitet dann härter, wenn *persönliche* Leistungen gefordert werden, wenn also die Lösung der Aufgabe ein gewisses Mass an geistiger Manipulation, *Originalität* oder neuer Betrachtungsweisen zulassen. Aus dem Gefühl, die Lei-

stung selbst initiiert, die Problemlösung selbst gefunden zu haben, erwächst ihm mehr Befriedigung als [durch] äussere Anerkennung. Entfällt der Anreizwert einer offenen und zu bewältigenden Problematik, erlischt das Interesse an der Leistung. Routinearbeit besitzt für diesen Typ überhaupt keinen Aufforderungs- und Anregungscharakter. Er hat ‹Freude an athletischen Spielen› und am offenen Wettbewerb.»
Nach McClelland verhält sich der Initiativleister so, «wie Wirtschaftswissenschaftler, Historiker und Soziologen die Rolle des erfolgreichen *Unternehmers* definiert haben».

B Der Disziplinleister:
Dieser Typus wird durch geringes sachbezogenes Leistungsbedürfnis und hohe systemorientierte Leistungsmotivation gekennzeichnet. Sein Leistungsverhalten ist dadurch charakterisiert, «dass er sich situationsbedingt von äussern Reizen anregen lässt, anstatt sich eigene Leistungsnormen zu setzen, bei Sonderbelohnung (z.B. freie Zeit, Geldanreiz usw.) bessere Leistungen zu vollbringen vermag, bei Routine- und Leistungskontinuität erfordernden Arbeiten besonders gut abschneidet.» Nach McClelland findet sich dieser Typ im *Beamten* und *Funktionär* wieder.

Grundsätzlich von der Leistungsmotivation zu unterscheiden ist die Leistungsfähigkeit, die ja vor allem durch das Zusammenspiel zwischen Körperbau und Charakter bestimmt wird. Von der Untersuchung der körperlichen Leistungsfähigkeit gelangt Drozdowski[141] zu einer Differenzierung von Gruppen verschiedener körperlicher Fähigkeiten:

a) Typen mit guter allgemeiner Fitness;

b) Typen mit schwacher allgemeiner Fitness, aber mit Möglichkeit zur besseren Spezialisierung in einem der untersuchten Elemente.

Die erste Gruppe spaltet sich in Typen mit allgemein guten Fertigkeiten mit Ausnahme des motorischen Gedächtnisses und solche mit guten Fertigkeiten ausser der Schnelligkeit.

Monus[142] analysiert die Wechselwirkung zwischen persönlicher Konstitution des Sportlers und seinen Vorbereitungsmethoden. Obwohl der Sportler meist nicht auf einen bestimmten Typus festgelegt werden kann, erleichtert die Herausarbeitung der für die planmässige Trainingsarbeit wichtigen Eigenheiten und Wesenszüge der Temperamentstypen eine gezielte individuelle Leistungsförderung.

Um zu optimalem Erfolg zu gelangen, muss im Training der Reaktionstyp mitberücksichtigt werden. Steinbach[143] stellt dazu eine Unterscheidung auf zwischen einem Typus, der auf eng-spezialisierte Übungsweise, und einem zweiten, der auf ein breit-gestreutes Training anspricht.

Das Problem des wirksamen Trainings wurde in der Typologie auch in bezug auf Typen des Trainers aufgegriffen. Widmer[144] beschreibt einen mototropen und einen anthrotropen Trainertypus, wobei er aber darauf hinweist, dass es sich um «eine «grobe und vorläufige» Typologie handle.

Obwohl diese Typen eigentlich zu den psychologischen Einteilungen gehören, seien sie im Zusammenhang mit dem Sport an dieser Stelle erwähnt.

A Der mototrope Trainertypus:
«Er kennt bis ins letzte alle Finessen seiner Disziplin. Er baut sein Training methodisch nach neuesten Erkenntnissen auf. Am Sportler interessieren ihn nur jene psychischen Funktionen, die unmittelbar engagiert sind. Letztes und einziges Ziel ist ihm die sportliche Leistung und der messbare Erfolg, für die allein er sich dem Sportler und dem Verein gegenüber verantwortlich fühlt. Sein Trainingsstil ist vorwiegend autoritär.»

B Der anthrotrope Trainertypus:
«Auch er kennt sein technisches Metier. Aber der sportliche Erfolg ist nicht seine allerletzte Maxime. Er weiss um die formende und bildende Kraft des sportlichen Tuns. Darum steht ihm der Mensch im Sportler mindestens so nah wie der messbare Erfolg. Er kümmert sich um den Sportler auch in seinen menschlichen Situationen, er weiss um seine Nöte und Sorgen. Ihm ist es

nicht gleichgültig, wenn der Spitzensportler nach dem Höhepunkt seiner Karriere, ausgepresst wie eine Zitrone, kaltblütig ausgeschaltet wird. Er wird dem Berufsspitzensportler schon frühzeitig einen Weg zur späteren beruflichen Integration anbahnen helfen. Erschöpft sich das Verhältnis des mototropen Trainers zum Athleten in der reinen Rollenhaftigkeit, so lässt das Verhältnis des anthrotropen Trainers zuweilen auch echte Ich-Du-Begegnungen zu. Darum kommt es bei ihm gelegentlich auch zu einem Gespräch über die Bedeutung des Sports, über die Einstellung zu Familie und Beruf und über persönliche Anliegen. Sein Trainingsstil ist weder nur autoritär noch nur demokratisch, sondern situationsangepasst dynamisch.»

Ein weiterer Ansatz zu einer Typologie des Trainers findet sich bei SVOBODA[145]. In der Ausbildung des Sportlehrers oder des Trainers hilft ein *Idealbild* der Lehrerpersönlichkeit wenig, während eine *Typologie* des Lehrers schon realistischer ist. Bei der Auswertung einer Erhebung über Trainer kommt SVOBODA zu einer Unterscheidung zwischen einem mehr systematischen und einem mehr empirischen Typ des Lehrers, zwischen einem mehr beherrschenden und einem mehr integrativen Typ, zwischen einem taktischen und einem emotionalen Typ. Eine polnische Untersuchung gliederte ebenfalls Typen aus: den Erfindertyp, den traditionellen Typ, den Improvisator-Typ. Diese und ähnliche Ergebnisse, die in Amerika gefunden wurden, sollten nach SVOBODA faktorenanalytisch auf einzelne gute Lehrer angewandt werden, wodurch die für den Erfolg wesentlichen Züge objektiviert werden könnten.

Die Fülle an Veröffentlichungen zum Gebiet der Sporttypologie ist damit noch lange nicht erschöpft. Es wurden lediglich an Hand einiger der wichtigsten Arbeiten die verschiedenen Richtungen der Einteilung aufgezeigt.

Andere Systeme wie die Unterscheidung von TANDLER, die je nach Muskeltonus einen Normo-, einen Hyper- und einen Hypotoniker vorsah, bewährten sich nicht und gerieten rasch in Vergessenheit.

Ähnlich wie KOHLRAUSCH beschrieb in Frankreich MARTINY[146] (s. auch Seite 67) die einzelnen Sporttypen; seine Arbeit entbehrt aber einer exakten Untersuchung mit anthropometrischen Methoden. Interessant sind die Bezüge zu PENDES Typen (s. S. 65). In Ostdeutschland führte BIRJUKOWA[147] das Studium der typologischen Besonderheiten der Sportler auf die Lehre von PAWLOW von den Typen höherer Nerventätigkeit (s. Seite 76) zurück. Ihre Methode wurde in der Sowjetunion scharf kritisiert, da das vorgesehene Schema der Anamnese des Sportlers als Methode für das Studium der typologischen Besonderheiten den Boden des Objektiven verlasse.

Auf ähnlicher Ebene wie STEINBACH (s. Seite 88) bewegen sich die psycho-diagnostischen Untersuchungen von VANEK[148]. Auf der Suche nach der Persönlichkeit des Sportlers gelangt der Autor entsprechend der betriebenen Sportart zu folgender fünfgliedriger «psychologischen Typologie der Sporttätigkeit»:

1. mobilisationsfunktionelle Gruppen (Sportarten, die den ganzen Organismus beanspruchen, z.B. Marathonlauf);

2. sensomotorische Gruppe (Sportarten, wo z.B. Hand und Auge zusammenarbeiten müssen wie beim Schiessen);

3. Gruppe der ästhetischen Koordination (Kunstlauf, Wasserspringen, Kunstturnen);

4. Gruppe der gefährlichen Sportarten (Klettern, Autorennen);

5. Gruppe der Spiele (individuelle und kollektive).

Was im speziellen den Spitzensportler betrifft, «so zeigen die Resultate, dass der Spitzensportler keine harmonische Persönlichkeit im Sinne des griechischen ‹Kallos-Agathos› ist. Es sind meist harte Menschen mit egoistischen Zügen, deformiert durch den Spitzensport. Mit relativ hoher Ängstlichkeit und mit neurotischen Tendenzen belastet halten sie durch den Sport das soziale und psychische Gleichgewicht.»

3. *Psychologische Typologien*

Es ist schwierig, die einzelnen Typologien einem bestimmten Kapitel zuzuordnen. Insbesondere sind die Übergänge zwischen psychologischen und Körperbau-Typen einerseits, psychologischen und philosophischen Typen andererseits, fliessend. Das Prinzip der «Grenzziehung» zwischen den ersten beiden wurde bereits erwähnt (s. Seite 38); dasjenige der Unterscheidung der letzteren ist grundsätzlich dasselbe (s. auch Seite 121). Allerdings wurde der Begriff «psychologisch» weit, der Begriff «philosophisch» aber eng gefasst. Das ermöglicht die Zuteilung aller unklaren Fälle zum vorliegenden Kapitel. Unter die psychologischen Typen sind einzureihen die Charakter-, Verhaltens-, Integrations-, Vorstellungs-, Temperaments- und Persönlichkeitstypen, sowie natürlich die von vornherein als psychologisch bezeichneten Typen.

Als «erster moderner Theoretiker»[1] ist JORDAN[2] anzusehen. Ende des letzten Jahrhunderts veröffentlichte er die erste «relativ zutreffende Charakterschilderung der emotionalen Typen»[3].

JORDAN unterscheidet zwei gegensätzliche Charaktertypen und einen dazwischen liegenden Mitteltypus.

Die Charaktertypen von JORDAN[4]

Der Aktivere und weniger Leidenschaftliche (The less impassioned and more active)	Der Mitteltyp	Der weniger Aktive und Leidenschaftlichere (The more impassioned and less active)
Tendenz zur Aktivität stark und zur Leidenschaftlichkeit schwach. Neigung zur Reflexion gering	Kräfte der Tat und der Reflexion halten sich ungefähr die Waage	Tendenz zur Aktivität gering und zur Leidenschaftlichkeit stark. Neigung zur Reflexion gross

JORDAN bespricht die beiden Geschlechter innerhalb beider Typen getrennt und kommt so auf vier verschiedene Beschreibungen:

A Die leidenschaftliche Frau hat folgende typische Merkmale:
Ruhiges Benehmen, nicht leicht zu lesender Charakter, gelegentlich kritisch bis sarkastisch. Weder launenhaft noch rastlos, noch tadelsüchtig, noch nörgelnd, wenn schon schlechte Launen bisweilen sehr merklich vorhanden sind. Sie verbreitet Ruhe um sich, ist unbewusst tröstend und heilend. Unter dieser Oberfläche schlummern aber Affekt und Leidenschaft. Sie ist mitfühlend und miterlebend. Die schlechtesten weiblichen Charaktere finden sich in diesem Typus. Sie sind zwar die liebevollsten Mütter und Gattinnen, aber ihre Leidenschaften und Affekte sind so stark, dass ihre Vernunft davon mitgerissen wird.
In der intimen Beziehung allein entfaltet sie ihre Vorzüge und Nachteile, hier zeigt sie den Reichtum ihres Herzens, ihre Sorgen und Freuden, aber auch ihre Leidenschaften und Fehler, wie Unversöhnlichkeit, Eigensinn, Zorn, Eifersucht oder gar Zügellosigkeit. In gesellschaftlicher Hinsicht bleibt sie sich in den verschiedensten Umgebungen möglichst gleich.

B Die weniger leidenschaftliche Frau zeichnet sich aus durch eine gewisse Raschheit und durch Opportunismus, nicht aber durch Ausdauer und Konsequenz. Ihr Leben ist in der Regel von vielen kleinen Dingen ausgefüllt. Sie verweilt gerne bei der allgemeinen Verschlechterung der Menschen und Dinge. Sie ist überzeugt, dass nichts geriete, wenn sie nicht danach sähe. Öfters ist sie äusserst nützlich in sozialen Bewegungen. Oft hat sie keine Ideen, keine Leidenschaften, keine Ruhe, keine Fehler. Ihre affektive Entwicklung ist früh vollendet. Ihr geistiges Blickfeld ist weder tief noch weit, aber es ist von vornherein klar.
In Gesellschaft zeigt sie gütige Gefühle, ist freigebig, hilfreich. Sie hat keine tiefe Leidenschaft, Lieben ist Vorziehen, Hass bloss Abneigung. In der grossen Welt ist alles recht, in ihrer eigenen

kleinen Welt ist alles so wie es nicht sein sollte. Sie wehrt sich instiktiv, Vernunftschlüsse in die Praxis umzusetzen.
Zu Hause zeigt sie einen ganz andern Charakter als in Gesellschaft. Die Eheschliessung ist stark beeinflusst durch Ehrgeiz, Lust zur Veränderung oder Gehorsam gegenüber hergebrachter Gewohnheit. Das eigene Haus ist ihr Winter, die Gesellschaft ihr Sommer.

C Der leidenschaftlichere Mann ist charakterisiert durch folgende Züge:
Seine Vergnügungen wechseln nicht von Stunde zu Stunde, seine Liebe zu einem Vergnügen ist genuiner Natur. Er entwickelt sich langsam, ist ein Zauderer, kein religiöser Führer, hat nie die Selbstsicherheit, so genau zu wissen, was ein Irrtum ist, obwohl er dafür seinen Nächsten verbrennen könnte. Er kann nie ein habitueller Schimpfer sein. Bei bedeutender Begabung wird er von seiner Umwelt in den Vordergrund geschoben.

D Der weniger leidenschaftliche Mann ist unberechenbar und unbestimmt in seiner Einstellung, hat eine Neigung zur Launenhaftigkeit, zu aufgeregtem Getue; er beurteilt alles und jedes in abfälliger Weise, ist aber immer mit sich selber zufrieden. Er hat eine bestimmte Formel für alles, was ihm vorkommt: entweder ist die Sache nicht wahr – oder man kennt sie schon längst. Er ist frühreif. Er liebt das Verwalten, oft ist er der Gesellschaft äusserst nützlich. In der Gesellschaft ist er ganz dabei, mit allen Kräften. Er ist überzeugt, dass er energisch ist. Er glaubt an sein Rednertalent.
Sein Leben ist meistens gekennzeichnet durch Moralität, Wahrhaftigkeit und ideale Prinzipien. Er hat immer Projekte und zeigt sensationelle Geschäftigkeit. Er ist ein Heiland von Beruf. Er ist unglücklich in der Ruhe und muss nach einem Arbeitstag einen prickelnden Abend haben.

Eine ähnliche Unterscheidung findet sich bei KLAGES[5], der zwischen einem Sensoriker und einem Motoriker unterscheidet. Beim ersten Vorstellungstyp überwiegt das Eindruckerlebnis gegenüber dem Bewegungserlebnis, beim zweiten verhält es sich umgekehrt.
JUNG bringt in seinen *Psychologischen Typen*[6] JORDANS Unterscheidung ausführlich zur Darstellung, jedoch nicht ohne Kritik. Immerhin weist JUNG selbst darauf hin, dass der Leidenschaftlichere dem Introvertierten, der weniger Leidenschaftliche dem Extravertierten entspricht. Damit drängt sich nun die Darstellung der Typologie JUNGS auf.

Psychologische Typologie von JUNG

Das Buch *Psychologische Typen* erschien 1920 als ein Markstein in JUNGS Gesamtwerk. JUNG stiess auf das Typenproblem, als er darüber nachdachte, wie er sich von FREUD und wie von ADLER unterscheide. Er erkannte, dass es der Typus ist, der von vornherein das Urteil des Menschen bestimmt und beschränkt. So entstand ein Werk, dessen Begriffe heute weitgehend in den allgemeinen Sprachgebrauch übergegangen sind.

JUNGS Typologie umfasst zwei typologische Einteilungen:

A Die allgemeinen Einstellungstypen:
   a) Der extravertierte Typus und
   b) Der introvertierte Typus

B Die Funktionstypen:
   a) Der Denktypus
   b) Der Fühltypus   } rationale Typen
   c) Der Empfindungstypus
   d) Der Intuitionstypus   } irrationale Typen

Die zweite Unterscheidung findet ganz innerhalb eines Einstellungstypus statt, d. h., sowohl beim Extravertierten als auch beim Introvertierten kann eine Einteilung in Funktionstypen vorgenommen werden.

A Die allgemeinen Einstellungstypen

Die beiden Einstellungstypen unterscheiden sich durch ihre Einstellung gegenüber dem Objekt. Neben dieser bewussten Einstellung tritt im Unbewussten kompensatorisch die entgegengesetzte Funktion auf. Es ist deshalb für den Beobachter äusserst schwierig, die verschiedenen Typen zu unterscheiden. Jung gründet sein Urteil auf das, was das Individuum als seine bewusste Psychologie empfindet.

a) Der extravertierte Typus
   1) Einstellung des Bewusstseins

Die Orientierung des Extravertierten erfolgt am Objekt und am objektiv Gegebenen; seine Entschlüsse und Handlungen sind durch objektive Verhältnisse bedingt. Die moralischen Gesetze seines Handelns decken sich mit der allgemein geltenden moralischen Auffassung. Die Tendenz kann dermassen nach aussen gerichtet sein, dass die zum physischen Wohlbefinden des Körpers unerlässliche Befriedigung elementarer Bedürfnisse nicht mehr zustande kommt. Die Gefahr für diesen Typus besteht in der zu starken Hinziehung zum Objekt, wo er sich verliert. Die häufigste Neuroseform ist deshalb die Hysterie.

   2) Einstellung des Unbewussten

Die ins Unbewusste verdrängte Funktion ist bei allen Typen kompensatorisch, infantil-archaisch, von negativem Charakter und tritt im Extremfall in Opposition mit destruktiver Tendenz über. Beim Extravertierten zeigt sich als Kompensation zur schädlichen Unterdrückung des Subjektiven durch die Vollmachtstellung des objektiven Faktors im Ablauf des psychischen Geschehens eine stark egozentrische Tendenz. Das Unbewusste hat introvertierten Charakter. Oft ist dem Extravertierten ein das Kindische weit überschreitender und an das Ruchlose grenzender Egoismus eigen. Die Einstellung des Unbewussten tritt in den minder differenzierten Funktionen zu Tage.

b) Der introvertierte Typus
   1) Einstellung des Bewusstseins

Der Introvertierte orientiert sich an subjektiven Faktoren, d.h., zwischen die Wahrnehmung des Objekts und das Handeln schiebt sich die subjektive Ansicht, die verhindert, dass das Handeln einem dem objektiv Gegebenen entsprechenden Charakter annimmt. Der psychologische Haushalt macht sich in Form eines Reservates des Ichs bemerkbar. Die Beziehung zum Objekt ist negativ; der Introvertierte verhält sich den objektiven Faktoren gegenüber indifferent bis ablehnend. Oft wird das Ich mit dem Selbst (weiterer Begriff) verwechselt; es folgt eine krankhafte Subjektivierung des Bewusstseins.

   2) Einstellung des Unbewussten

Als Kompensierung wirkt im Unbewussten eine Verstärkung des Objekteinflusses. Trotz krampfhafter Anstrengung, dem Ich die Überlegenheit zu sichern, entfaltet das Objekt übermächtige Einflüsse, die das Individuum unbewusst erfassen. Diese kompensatorische Beziehung macht sich im Bewusstsein als eine nicht zu unterdrückende Bindung an das Objekt geltend.

Der extrem Introvertierte leidet deshalb unter Machtphantasien, Angst vor gewaltig belebten Objekten und der Angst, unter fremden Einfluss zu geraten. Seine Neuroseform ist die Psychasthenie.

B Die Funktionstypen

Die Funktionstypen unterscheiden sich nach den Funktionen, denen das Primat der bewussten Einstellung zukommt. Denktypus und Fühltypus fasst Jung als rationale Typen zusammen, da diese Funktionen «vernünftig urteilend» sind. Empfindungstypus und Intuitionstypus sind irrational, da ihr Tun nicht auf Vernunfsurteile, sondern auf Wahrnehmung gründet.

Die Funktionstypen von Jung [7]

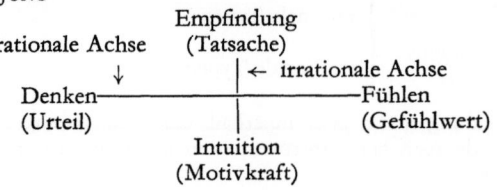

Die rationalen Typen beim Extravertierten

Dieser Typus ist charakterisiert durch das Primat der vernünftig urteilenden Funktion. Sein Leben ist in hohem Masse dem vernünftigen Urteil unterstellt; das Zufällige und Nichtvernunftmässige wird bewusst ausgeschlossen. Die wahrnehmenden Funktionen sind relativ verdrängt. Was diesem Typus «passiert» entspricht deshalb dem Wesen infantil-primitiver Empfindungen und Intuitionen.

a) Der extravertierte Denktypus
Da bei diesem Typus dem Denken das Primat zukommt, steht die gesamte Lebensäusserung in Abhängigkeit von intellektuellen Schlüssen, die sich am objektiv Gegebenen orientieren. Er verleiht der objektiv orientierten intellektuellen Formel seiner Umgebung Macht und misst alles an ihr. Ist die Formel weit genug, ist der extravertierte Denktypus im sozialen Leben als Reformator, öffentlicher Ankläger oder Propagator nützlich. Ist die Formel aber eng, wird er zum Nörgler, Vernünftler, selbstgerechten Kritiker.
Die Gefühle sind ins Unbewusste verdrängt und können, unbewusst verführend am Werk, Verirrungen bei sonst hochstehenden Menschen bewirken. Sie werden kleinlich, misstrauisch, launisch, konservativ. Die Gefahr für diesen Typus besteht darin, dass der intellektuelle Standpunkt dogmatisch-starr werden kann. Die Formel wird dann zur Religion. Zur Abwehr von Zweifeln wird die Einstellung fanatisch. Das Denken aber ist positiv, es erschafft; das Urteil ist meist synthetisch.

b) Der extravertierte Fühltypus
Die primäre Bewusstseinsfunktion, das Fühlen*, steht hier im Banne traditioneller oder sonst allgemein gültiger Werte. Das Gefühlsurteil ist ein Akt der Einpassung.
Dieser Typus ist wertvoll für eine harmonische Gesellschaft; sobald das Objekt aber einen übertriebenen Einfluss gewinnt, geht der persönliche Charakter des Fühlens verloren, das Gefühl wird kalt, sachlich, unglaubwürdig. Vor allem beim weiblichen Geschlecht wirkt es hysterisch und flatterhaft. Im Extremfall ergibt sich ein circulus vitiosus: Je stärker die Gefühlbeziehung zum Objekt betont wird, desto mehr wendet sich die Umwelt ab und desto mehr muss dieser Typus versuchen, die Gefühlbeziehung mit der Umgebung wieder herzustellen. Das ins Unbewusste verdrängte Denken erreicht die Oberfläche in Form von Einfällen, deren allgemeiner Charakter negativ ist. Als typische Neuroseform tritt die Hysterie mit ihrer charakteristischen infantil-sexuellen unbewussten Vorstellungswelt auf.

Die rationalen Typen beim Introvertierten

Die rationalen Introvertierten gründen sich auf vernünftig urteilende Funktionen; ihr Urteil richtet sich aber im Gegensatz zu den Extravertierten nach dem subjektiven Faktor. Ihre scheinbare Einseitigkeit liegt nicht in der Logik, sondern in der Prämisse, der vor aller Werterteilung vorhandenen natürlichen Disposition. Diese Typen unterliegen besonders dem Missverständnis, da der Stil der Epoche gegen sie ist. Minderwertigkeitsgefühle und Egoismus durch Unterschätzung des eigenen Prinzips sind unvermeidlich.

---

* Da die Begriffe «Empfindung» und «Fühlen» der allerverschiedensten Anwendung fähig sind, sei hier ein Auszug aus JUNGs Definitionen gegeben:

«Die Empfindung oder das Empfinden ist diejenige psychologische Funktion, welche einen physischen Reiz der Wahrnehmung vermittelt. Empfindung ist daher identisch mit Perzeption. Empfinden ist streng zu unterscheiden von Gefühl, indem das Gefühl ein ganz anderer Vorgang ist... Das Gefühl ist zunächst ein Vorgang, der zwischen dem Ich und einem gegebenen Inhalt stattfindet, und zwar ein Vorgang, welcher dem Inhalt einen bestimmten Wert im Sinne des Annehmens oder Zurückziehens (‹Lust› oder ‹Unlust›) erteilt, sodann aber auch ein Vorgang, der, abgesehen vom momentanen Bewusstseinsinhalt oder von momentanen Empfindungen sozusagen isoliert als ‹Stimmung› auftreten kann[8].»

a) Der introvertierte Denktypus
Die Orientierung des Denkens geschieht hier am subjektiven Faktor. Das Denken führt nicht aus der konkreten Erfahrung wieder in die objektiven Dinge zurück, sondern zum subjektiven Inhalt. Der introvertierte Denktypus vermittelt neue Ansichten, nicht Tatsachen. Wichtig ist für ihn die Entwicklung der subjektiven Idee. Er strebt nach Vertiefung, nicht Verbreitung. Hartnäckig, eigensinnig, unbeeinflussbar kompliziert er Probleme und schafft Bedenklichkeit. Durch die Vernachlässigung des Objektes wird er oft missverstanden, gilt als rücksichtslos und autoritär. Er hat eine gefährliche Neigung, Tatsachen in die Form eines Bildes hineinzuzwängen oder sie zu ignorieren. Das Denken wird dann leicht mystisch und unfruchtbar. Positiv und synthetisch ist es in Hinsicht der Entwicklung von Ideen, die sich den Archetypen nähern. Charakteristisch ist die Angst vor dem weiblichen Geschlecht. Neuroseform ist die Psychasthenie. Dem Denken gegenüber stehen im Unbewussten die minderwertigen Funktionen Fühlen, Empfinden und Intuition, die eine Unterwerfung durch Objekteinflüsse verursachen.

b) Der introvertierte Fühltypus
Das Fühlen als primäre Funktion tritt beim Introvertierten nur wenig und missverständlich in Erscheinung. Es orientiert sich stark an den urtümlichen Bildern. Gegenüber dem Objekt schützt sich dieser Typus durch negative Gefühlsurteile oder Indifferenz. Introvertiertes Fühlen findet man vor allem bei Frauen. Sie sind still, schwer zugänglich, unverständlich, melancholisch, erscheinen kühl und reserviert. Anstürmende Emotionen werden schroff abgewiesen, wenn sie nicht zufällig ein urtümliches Gefühlsbild beleben. Das intensive, nach innen gerichtete Fühlen zeigt sich oft in einem dominierenden Einfluss auf das Objekt durch eine geheimnisvolle Macht.
Die Gefahr dieses Typus besteht in der Neigung zu ausschliesslicher Beschäftigung mit dem Ich, inhaltloser Leidenschaft, banaler und anmassender Herrschsucht, Eitelkeit und Zwängerei. Das Denken ist ganz ins Minderwertige verdrängt. Konkretismus und Tatsachensklaverei sind charakteristische Erscheinungen der unbewussten Kompensation. Die Neurose dieses Typus ist eher neurasthenisch, oft von Anämie begleitet.

Die irrationalen Typen beim Extravertierten

Das Tun und Lassen dieser Typen ist auf der absoluten Stärke der Wahrnehmung begründet. Sie sind in hohem Masse empirisch und stützen sich auf Erfahrung. Die verdrängten Funktionen machen sich in Vernünftelei, kaltherziger Urteilerei und anscheinend absichtsvoller Auswahl von Personen und Situationen bemerkbar. Ihnen «passiert» das vernünftige Urteil, nicht das Zufällige.

a) Der extravertierte Empfindungstypus
Das stetige Motiv dieses Typus ist, das Objekt zu empfinden, Sensationen zu haben. Aus der Objektempfindung wird nichts ausgeschlossen und nichts verdrängt. Der Typus wird durch eine sinnliche Bindung an das Objekt gekennzeichnet. Er macht wenig Gebrauch von der Erfahrung. Es ist aber der Typus mit dem grössten Realismus und dem objektivsten Tatsachensinn. Je mehr die Empfindung überwiegt, desto unerfreulicher wird der Typus. Aus dem lustigen Kumpanen und geschmackvollen Ästheten wird ein roher Genussmensch und ein skrupelloser, raffinierter Ästhet. Verdrängt werden vor allem die Intuitionen, die sich in Form von Projektionen auf das Objekt geltend machen, aber auch Denken und Fühlen; Eifersuchtsphantasien, Zwangssymptome, Phobien und pathologische Inhalte von ausgesprochenem Irrealitätscharakter treten auf.

b) Der extravertierte Intuitionstypus
Die Intuition, welche bei diesem Typus am höchsten differenziert ist, richtet sich auf äussere Objekte. Eine Erwartungseinstellung, ein Anschauen und Hineinschauen sind charakteristisch. Der Typus hat zwar Empfindungen, aber nur als Anhaltspunkte für die Anschauung. Auf der Suche nach neuen Möglichkeiten floriert er immer da, wo solche vorhanden sind, während er in stabilen Verhältnissen zu ersticken droht. Er hat eine eigene Moral und eine grosse Treue zu seiner Anschauung. Am häufigsten findet er sich bei Frauen. Er ist bedeutsam als Kulturförderer und als Initiator, als natürlicher Anwalt aller zukunftsversprechenden Minderheiten. Eine grosse

Fähigkeit, seinen Mitmenschen Mut und Begeisterung einzuflössen, ist ihm eigen. Es besteht jedoch die Gefahr, dass er sein Leben verzettelt und am Ende leer ausgeht.
Ähnlich wie beim Empfindungstypus sind Denken und Fühlen verdrängt. In Form von intensiven Projektionen treten infantil-archaische Gedanken und Gefühle zu Tage; es fehlt ihnen aber im Unterschied zum Empfindungstypus das Mystische. Krankhafte Erscheinungen sind hypochondrische Zwangsideen, Phobien und absurde Körperempfindungen.

Die irrationalen Typen beim Introvertierten

Die irrationalen Introvertierten sind einer äusserlichen Beurteilung fast unzugänglich. Sie haben nur eine geringe Fähigkeit zur Äusserung, geraten leicht in Verlegenheit und kennzeichnen sich durch ein barsch abweisendes Verhalten. Sie sind gebannt vom Reichtum der subjektiven Ereignisse. Vom extravertierten und rationalistischen Standpunkt aus sind sie die allerunnützlichsten Menschen. Dennoch sind sie Kulturförderer und Erzieher in ihrer Art. Sie lehren durch ihr eigenes Leben. JUNG betrachtet sie als Opfer unserer Kultur.

a) Der introvertierte Empfindungstypus
Bei diesem Typus kommt das Primat der nach innen gerichteten Empfindung zu. Dem empfundenen Objekt steht das Subjekt gegenüber, das dem objektiven Reiz eine subjektive Disposition aufdrängt. Die Sinnesperzeption wird dadurch schon im Entstehen verändert. Die subjektive Wahrnehmung geschieht durch Ansprechen von kollektivunbewussten Voraussetzungen, mythologischen Bildern. Der Typus erfasst mehr die Hintergründe der physischen Welt als ihre Oberfläche und orientiert sich nach der Intensität des durch den objektiven Reiz ausgelösten subjektiven Empfindungsanteils. Dem objektiven Verständnis ist er äusserst schwer erschliessbar, doch auch sich selbst steht er meist verständnislos gegenüber.
In krankhaften Fällen wird die Unterscheidung zwischen wirklichem Objekt und subjektiver Wahrnehmung gänzlich aufgehoben. Die ins Unbewusste verdrängte Intuition hat etwas gefährlich Untergrabendes; die charakteristische Krankheitsform ist die Zwangsneurose, bei der die hysterischen Züge hinter Erschöpfungssymptomen zurücktreten.

b) Der introvertierte Intuitionstypus
Die Intuition als höchstdifferenzierte Bewusstseinsfunktion besteht hier in Operationen mit Hintergrundsvorgängen des Bewusstseins. Die innern Objekte erscheinen als subjektive Bilder von Dingen, die Inhalte des Unbewussten und in letzter Linie des Kollektiven Unbewussten ausmachen. Das Objekt kann nur Anstoss zu innern Intuitionen geben. Der intuitive Introvertierte kann seinen eigenen Zustand wahrnehmen ohne den Bezug auf die eigene Person festzustellen. Die empfundene Welt ist nur ein ästhetisches Problem. In der Bestrebung, das Leben der Vision anzupassen wird dieses symbolisch angepasst zwar dem ewigen Sinn des Geschehens, nicht aber der momentanen Wirklichkeit unabhängiger Träumer (Propheten), oder als Phantast und Künstler. Die Empfindung wird am stärksten verdrängt. Die Kompensation des Unbewussten äussert sich in Triebhaftigkeit und Masslosigkeit. Als Krankheitsform tritt die Neurose mit hypochondrischen Symptomen auf, begleitet von Überempfindlichkeit der Sinnesorgane und Zwangsbindungen.

Die eigentliche Beschreibung der Typen nimmt nur einen kleinen Teil des 600seitigen Buches ein. Für JUNG war die Typologie nur Mittel zum Zweck. Voraus gingen ihr ausgedehnte Untersuchungen über den Gegensatz der beiden Einstellungstypen, die an zahlreichen Beispielen der Vergangenheit «durchgespielt» wurden. Zum besseren Verständnis der Typen und als Ergänzung der historischen Übersicht mag ein Anhang zu JUNGS Typologie folgen:

Historische Beispiele der beiden Einstellungstypen von JUNG [9]

JUNG erwähnt als erste Versuche des menschlichen Geistes, durch Typeneinteilung Ordnung in das Chaos der Individuen zu bringen, die Trigonen der aus dem alten Orient entstammenden Astrologie, GALENS Lehre von den vier Temperamenten entsprechend den vier Elementen (s. Seite 25), und die drei Typen der gnostischen Philosophie.

Dann verfolgt Jung die Typendifferenz durch die Geschichte des frühen Christentums, dessen Kampf mit dem Gnostizismus an zwei bedeutenden Kirchenvätern gezeigt wird: Tertullian und Origines. Tertullian ist ein klassischer Vertreter des introvertierten Denkers mit überaus scharf entwickeltem Intellekt. Origines ist klassischer Vertreter des extravertierten Typus, was sich in seiner Berücksichtigung der objektiven Tatsachen zeigt. Im christlichen Prozess dreht sich allerdings in beiden Fällen der ursprüngliche Typus um, nämlich dadurch, dass beide ihr Teuerstes opfern, Tertullian den Intellekt, Origines aber seine sinnliche Bindung an das Objekt. Damit verschliesst sich Tertullian der Gnosis gänzlich, während sich Origines lediglich von der mit dem Gnostizismus gepaarten Sinnlichkeit befreit.

Eine andere Seite des Typengegensatzes zeigt sich in den Dogmenstreitigkeiten, wo es im wesentlichen um die Gegenüberstellung «Denken – Fühlen» geht. Diese Bewusstseinsfunktionen stehen einander auch im Problem der Transsubstantiation im abstrakten bzw. im konkreten, dem Objekt hingewendeten Standpunkt gegenüber.

Doch der Abendmahlstreit ist nur Auftakt zu einer weit grösseren Auseinandersetzung: dem Gegensatz zwischen Nominalismus, dessen Realitätsbegriff mit dem Konkreten zusammenfällt, und Realismus, wo der Wirklichkeitsakzent auf das Abstrakte verlegt wird. Jung weist hier auf Gomperz' Unterscheidung zwischen Prädikation und Inhärenz hin, den Gegensatz zwischen dem abstrakten Standpunkt, wo der ausschlaggebende Wert im Denkprozess selber liegt, und dem Denken und Fühlen, das der Orientierung durch das sinnliche Objekt unterliegt, dem konkreten Standpunkt also. Beide Positionen heben Züge hervor, die auch dem Wesen des introvertierten bzw. extravertierten Typus anhaften. Der Gegensatz trennte die Geister auf Jahrhunderte hinaus und wurde von der Scholastik als Scheidung zwischen «esse in intellektu» und «esse in re» übernommen, welche sich noch deutlich in Kants Auseinandersetzungen manifestiert.

Mit dem Abälardschen Einigungsversuch gibt Jung ein Beispiel des immer wieder auftauchenden Bestrebens zur Vereinigung der Gegensätze. Von den spätern Spaltungen, die die Menschen bewegten, hebt Jung nur einen Einzelfall heraus: Es ist dies der Abendmahlstreit zwischen Luther, dessen Formulierung der extravertierten Auffassung entgegenkommt, und Zwingli, der den ideellen Standpunkt vertritt.

Schiller versuchte als erster eine bewusste Unterscheidung typischer Einstellungen in grösserem Massstab und mit völliger Darstellung der Einzelheiten durchzuführen (s. Seite 121). In seinen *Ästhetischen Schriften* unterscheidet er zunächst zwischen der wertvollen und der minderwertigen Funktion, deren Trennung aus der Differenzierung der Individuen herausging, denn, wie Jung sagt, führt «die Differenzierung einer Funktion aus mehreren ein Überwuchern dieser und eine Vernachlässigung der andern mit sich». In diesem Zusammenhang erwähnt Jung das Gegensatzpaar der kollektiven und der individuellen Art einer Kultur, welches er mit der Extraversion und der Introversion vergleicht. Diese Auseinandersetzung war bei Schiller zugleich persönlicher Konflikt. Denn Schiller war ein introvertierter Denktypus mit stark abstrahierender Bewusstseinseinstellung und empfand etwa Goethe gegenüber stets eine gewisse Beschränkung und Armut.

Im 12. Brief setzt sich Schiller mit den beiden Grundtrieben auseinander. Der sinnliche Trieb offenbart sich für ihn in der Gefühlsempfindung, nicht etwa in aktivem Begehren. Diesem «Stofftrieb» steht der «Formtrieb» gegenüber, der sich in der Denkfunktion äussert. Für Schiller fällt diesem die höchste Schätzung zu. Die Vereinigung der beiden Triebe kann in einem dritten, dem Spieltrieb erreicht werden, wo die vermittelnde Funktion im Symbol liegt. Während der Gegenstand des sinnlichen Triebes «Leben» und der des Formtriebes «Gestalt» heisst, wird das Symbol als «lebende Gestalt» bezeichnet.

Am deutlichsten zeigt sich Jungs Typengegensatz in der Dichtkunst in Spittelers *Prometheus und Epimetheus*. Die introvertierten und die extravertierten Entwicklungslinien in einem und demselben Individuum werden hier von zwei selbständigen Figuren verkörpert, deren Schicksale typisch sind. Durch die Hingabe an seine Seele verfällt Prometheus ihrer anscheinenden Willkür, und die Vernachlässigung der Welt büsst er mit grenzenlosem Leid. Epimetheus aber geht seiner Extraversion nach und erfüllt, äusserlich zunächst zu seinem grössten Vorteil, die Erwartungen und Wünsche der Welt. In der Annahme, dass Spitteler dem introvertierten Typus angehöre, stellt Jung Spittelers Prometheusauffassung jener Goethes gegenüber. Im Gegensatz zur erleidenden Prometheusfigur bei Spitteler ist Goethes Hauptfigur im «Prometheusfragment» extravertiert, schöpferisch und belebend. In der «Pandora» tritt dafür Epimetheus hervor als der nach innen gerichtete, als der Introvertierte. Gleichermassen ist die Pandora bei Spitteler eine gottähnliche Verkörperung dessen, was kompensatorisch im Unbewussten des Prometheus geschieht, während Goethes Pandora in einem absoluten Abhängigkeitsverhältnis zu Prometheus und der projizierte Inhalt des Unbewussten des Epimetheus ist.

Der Versuch, die höher differenzierte Funktion mit der verdrängten Funktion zu vereinigen, welcher bei Spitteler in seiner «Gotteserneuerung» besteht, ist schon bedeutend älter. Seit jeher liegt es in der Absicht der brahmantistischen Auffassung, von den Gegenständen der menschlichen Natur zu befreien. Die beiden Prinzipien von Manas (Verstand) und Vâc (Rede), die Jung mit der Introversion der Libido mit Erzeugung eines inneren Produktes und der Extraversion als Form einer Entäusserung in Beziehung setzt, sollen in Brahman vereinigt werden. Der Pfad dazu ist Rita, ein Libidosymbol, Ausdruck des bestimmten Ablaufes und der schöpferischen Urwärme. Dem Rita entspricht das chinesische Tao. Der Gläubige bemüht sich ängstlich, in Übereinstimmung mit dem Tao zu leben, um nicht der Gegensatzspannung zu verfallen.

Die «Gotteserneuerung» bei Spitteler hat die Bedeutung eines Lösungsversuches in Form einer Erneuerung der allgemeinen Einstellung, welche neue energetische Auslösungen ermöglicht, zur Befreiung der unbewusst gebundenen Libido führt.

Auch in der Ästhetik fand Jung das Typenproblem aufgegriffen. In Anlehnung an Lipps unterschied Worringer zwei gegensätzliche Grundformen der Art und Weise, wie Kunst oder Schönes empfunden wird. «‹Einfühlung› ist die ‹Objektivierung meiner Person in einem von mir unterschiedenen Gegenstand›», eine «Bewegung, welche den subjektiven Inhalt in das Objekt überträgt und dadurch eine subjektive Assimilation herstellt». Die «Abstraktion» dagegen setzt das Objekt gewissermassen als lebend voraus und sucht sich deshalb seinem Einfluss zu entziehen. In der Einfühlung erkennt man unschwer den Mechanismus der Extraversion, in der Abstraktion den der Introversion. Etliche der im Typenbuch behandelten Typen und Typologien können kaum als Vorläufer der Jungschen Typologie betrachtet werden. Sie sind vielmehr Übungsfelder seiner Ideen, wo er seine Konzeption des psychologischen Typengegensatzes immer wieder erneut bestätigt fand. Andere waren am Entstehen der Typologie massgebend beteiligt. In allen aber erkannte Jung die Gegenüberstellung des extravertierten und des introvertierten Prinzips. Dies gilt auch für Schillers psychologische Einteilung in Realist und Idealist und Nietzsches Darstellung des Dionysischen und des Apollinischen (s. Seite 122), weiter für die psychopathologische Typologie von Gross, der zwischen Minderwertigkeit mit verflachtem Bewusstsein und Minderwertigkeit mit verengtem Bewusstsein unterscheidet, für Jordans Typen des «less impassioned» bzw. des «more impassioned» (s. Seite 90), für die philosophische Einteilung in «tough-minded» und «tender-minded» von James und schliesslich für den Gegensatz zwischen romantisch und klassisch, den Ostwald in der Biographik beschrieben hat.

Übersicht über die wichtigsten in Jungs *Vorarbeiten beschriebenen Typen und Typologien*[10]

(in der Reihenfolge der Bearbeitung durch Jung)

	Dem Extravertierten entsprechend	Dem Introvertierten entsprechend
Geistesgeschichte Frühes Christentum Abendmahlstreit des IX. Jahrhunderts Universalienstreit (Gomperz)	Origines konkret Nominalismus Prädikation	Tertullian abstrakt Realismus Inhärenz
	Einigungsversuch des Abälard	
Abendmahlstreit Luther–Zwingli	Luther	Zwingli
Schiller	kollektive Kultur Stofftrieb	individuelle Kultur Formtrieb
	Vereinigung im Spieltrieb	
	naiver Dichter	sentimentalischer Dichter
Nietzsche	Realist dionysisch	Idealist apollinisch
Menschenkenntnis Jordan	The less impassioned and more active	The more impassioned and less active
Dichtkunst Spitteler	Epimetheus	Prometheus
	Vereinigung durch Gotteserneuerung	
Goethe	Prometheus	Epimetheus
(Brahmantische Religion)	Manas	Vâc
	Vereinigung in Brahman	
(China)	Vereinigung in Tao	
Psychopathologie Gross	Minderwertigkeit mit verflachtem Bewusstsein	Minderwertigkeit mit verengtem Bewusstsein
Ästhetik Worringer	Einfühlung	Abstraktion
Philosophie James	Tough-minded	Tender-minded
Biographik Ostwald	romantisch	klassisch

Die offensichtliche Ähnlichkeit der Konzepte von Schizothymie (s. Kretschmer, Seite 45) und Introversion einerseits, Zyklothymie und Extraversion andererseits führte viele Psychologen dazu, die beiden zu identifizieren. Diese Identifikation ist nach Eysenck[11] sehr problematisch. Es liesse sich aber folgendes dreidimensionales Schema denken:

Schema zu den Typen von Jung *und* Kretschmer [12]

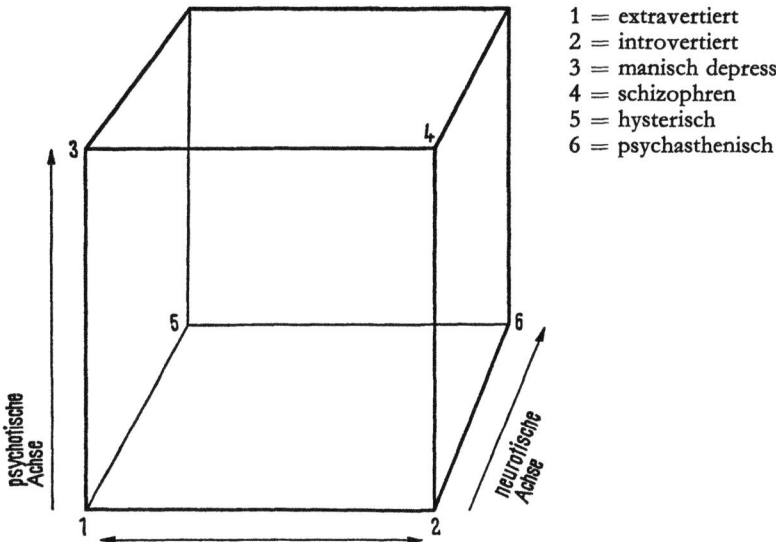

1 = extravertiert
2 = introvertiert
3 = manisch depressiv
4 = schizophren
5 = hysterisch
6 = psychasthenisch

Im gleichen Jahr wie Jungs Typologie erschien auch diejenige Rorschachs [13], die
- introversive und
- extratensive Naturen unterscheidet und damit der Arbeit Jungs ähnlich ist.

Wie schon erwähnt, ist gerade die Konzeption des Typus einer der grundlegenden Punkte, worin sich Jung von Freud und Adler unterscheidet. In neuester Zeit wurden nun aber auch die Theorien Freuds für einen typologischen Beitrag ausgewertet.

Erich Fromm [14] gelangt in seiner Untersuchung des «Verfallsyndroms» an dem der heutige Mensch erkrankt ist (Nekrophilie, übersteigerter Narzismus, inzesthafte Bindungen) zu einer Unterscheidung zwischen biophilen (das Leben liebenden) und nekrophilen (den Tod liebenden) Menschen. «Es gibt keine fundamentalere Unterscheidung zwischen den Menschen, psychologisch und moralisch, als die zwischen den Nekrophilen und den Biophilen. Damit soll nicht gesagt sein, dass jemand notwendigerweise entweder ganz nekrophil oder ganz biophil sein muss. ... Bei vielen ... sind nekrophile und biophile Züge in verschiedenartigen Mischungen vorhanden.»

Die Einstellungstypen Fromms

A Der Nekrophile:
Die nekrophile Verhaltensweise ist mit Freuds anal-sadistischem Charakter und seinem Todesinstinkt verwand. «Der nekrophil Orientierte ist ein Mensch, der sich von allem, das nicht lebendig ist, angezogen und fasziniert fühlt: Leichen, Verfall, Kot, Schmutz. Nekrophile Personen lieben es, von Krankheiten, Begräbnissen, dem Tod zu reden. Sie erwachen zum Leben, wenn vom Tod die Rede ist. Ein klares Beispiel für den rein nekrophilen Typ ist Hitler.» «Die Nekrophilen leben in der Vergangenheit, nie in der Zukunft. Ihre Empfindungen sind wesentlich gefühlsbedingt, das heisst: Sie pflegen die Gefühle, die sie gestern hatten – oder glauben, gehabt zu haben. Sie sind kalt, unnahbar, ergebene Anhänger von ‹Gesetz und Ordnung›.» Weil Gewalt Leben zerstören kann, liebt der Nekrophile Gewalt. Männer wie Hitler und Stalin wurden von Nekrophilen geliebt, weil sie unbegrenzt töten konnten. Der nekrophile Typ schätzt alles, was nicht wächst, das Mechanische und Anorganische also.

«Der hochgradig Nekrophile lässt sich oft bereits durch seine Erscheinung und sein Benehmen erkennen. Er ist kalt, seine Haut wirkt leblos und oft trägt er einen Ausdruck im Gesicht, als spüre er einen schlechten Geruch. ... Er ist ordnungsliebend, besessen, pedantisch.» Das Motto, unter dem das Leben des Nekrophilen steht, wäre: «Es lebe der Tod!»

B Der Biophile:

Der biophile Typus zeigt eine Verhaltensweise, die FREUDS Lebensinstinkt (Eros) verwandt ist. Die biophile Orientierung ist gekennzeichnet durch die Tendenz, Leben zu erhalten und gegen den Tod anzukämpfen. Sie ist aber nicht defensiv, sondern strebt nach Integration und Vereinigung. «Die volle Entfaltung der Biophilie findet sich in der produktiven Orientierung. Derjenige, der das Leben wirklich liebt, wird von allen Lebens- und Wachstumsprozessen angezogen. Er will lieber etwas schaffen als etwas bewahren. Er besitzt die Fähigkeit, staunend über etwas nachzugrübeln, und er erlebt lieber etwas Neues statt an sicherem Ort Bestätigung für das Alte zu finden.» Der Biophile tut das Gute nicht, weil er von seinem Gewissen dazu gezwungen wird, sondern weil er sich dazu hingezogen fühlt.

FROMM zeigt, dass die Nekrophilie eine der destruktiven Tendenzen ist, welche die moderne Zivilisation gefährden. Nur durch erneute Zuwendung zur Biophilie kann eine Katastrophe abgewendet werden.

JUNGS Gedanken finden wir wieder in JAENSCHS Integrationstypologie[15]. JAENSCH entwickelte aus den Arbeiten URBANTSCHITSCHS (1907)[16] und W. JAENSCHS[17], seines Bruders, über «subjektive optische Anschauungsbilder» (Eidetik) seine Typen.

Integrationstypologie von E. R. JAENSCH

JAENSCH unterscheidet grundsätzlich zwischen integriertem und desintegriertem Funktionstypus mit entsprechend unterschiedlicher innerer Stabilität. Als Integration bezeichnet er das wechselseitige Durchdringen und ungetrennte Zusammenwirken von Funktionen seelischer und körperlicher Art.

A Integrierte Typen

a) I_1-Typus

Neben der Integration nach aussen besteht auch eine geringere Integration nach innen. Ist die Integration nach aussen etwas ausgeprägter, äussert sich dies in einer sich immer wieder ändernden Einstellung. Starker Wille und Charakter sind seine schwachen Seiten, da Vorstellungen, die er festzuhalten versucht, durch äussere Umstände immer wieder abgeändert werden. Die Stimmung des I_1-Typus wird durch die äusseren Gegebenheiten und Sachverhalte bestimmt.

b) S-Typus:

JAENSCH nennt ihn den Synästhetiker. Er ist extrem nach innen integriert, was sich dadurch äussert, dass sich die Beurteilung der Umweltverhältnisse nach der zur gegebenen Zeit bei ihm vorherrschenden Stimmung richtet. Ist der I_1-Typus objektbezogen, so ist der S-Typus subjektbezogen. Das Fehlen einer einheitlichen Linie ist bezeichnend. «Er hat tausend Gefühlchen, aber kein Gefühl.»

Diese beiden Typen entsprechen also JUNGS Extravertiertem bzw. Introvertiertem. Zwischen den beiden Extremen der noch nicht krankhaften Integration steht der I_2-Typus, der allerdings oft schon gegen die Desintegration tendiert. Von seinem Bruder hat JAENSCH den B-Typus übernommen, welcher den übersteigert, krankhaft integrierten Typus darstellt.

Allgemeines über die integrierten Typen

JAENSCH stellt folgende äusserliche Merkmale der Versuchspersonen fest: Glanzauge, lebhaftes Pupillenspiel, schwimmender Blick, sammetweiche Haut.

Gekennzeichnet werden sie weiter durch stark ausgeprägte Emotionalität und Affektivität, oft eidetische Veranlagungen, Hang zu Halluzinationen und Pseudohalluzinationen (B-Typus). Die integrierten Typen sind leicht erregbar durch innere und äussere Reize. Diese Labilität führt zu leichter Suggerierbarkeit und kann deshalb aus Selbstschutz oft zu Abkapselung führen. Die Grenzen zwischen gesunder (a–c) und kranker Form (d) können nicht scharf gezogen werden.

Allgemein lässt sich sagen, dass integrierte Typen weltoffen und heiter sind. Unbefangenheit, vertrauensvolles Wesen, Beweglichkeit und gutes Empfinden für Kunst und Natur (Gefühl und Wahrnehmung sind eins) sind weitere Eigenschaften. Man trifft sie mehrheitlich in wärmeren, sonnigeren Gegenden (JAENSCH stellt eine Beziehung zur Sonnenbestrahlung her).
Die Motorik des integrierten Typs passt sich nicht einfach der Leistung an, sondern ist immer zugleich seelischer Ausdruck (oft fast tänzelnder Gang). Deshalb ist z.B. auch der Sport Mittel zum Zweck, d.h. im Sport wird eine seelische Wirkung gesucht.

B Desintegrierter Typus

JAENSCH bezeichnet ihn als den T-Typus (Tetanoider Typ). Ist bei den integrierten Typen das vegetative Nervensystem vorherrschend, so wird hier das zentrale Nervensystem als der Schwerpunkt angesehen. In krankhaften Fällen lässt sich eine Unterfunktion der Schilddrüse feststellen, genauso wie beim integrierten B-Typus eine Überfunktion dieser Drüse bemerkt wurde.
Beim desintegrierten Typus herrscht Getrenntheit und Festigkeit der einzelnen seelischen Funktionen. Aus dieser Tatsache ergeben sich folgende Charakteristika: Der desintegrierte Typ bewahrt Abstand zu den Dingen, er ist weniger wandelbar. Sein ausgesprochenes Interesse für Leistung ruft nach einer messbaren Leistung. Die geringe Flexibilität kann bis zur Unaufgeschlossenheit (starr und stur) gehen. Seine Angst vor unnötigen Änderungen erklärt den Hang zum Aberglauben. Die Bewertung der Mitmenschen geschieht auf moralisierende Weise. Sein Denken bewegt sich in rein objektiven Bahnen, d.h. ohne die Frage zu stellen, ob die jeweiligen Inhalte auch innerlich (subjektiv) bejaht werden können. Im Gegensatz zum integrierten Typus ist er häufiger in kälteren und von Dunstschichten bedeckten Gegenden (kurzwelliges Licht) daheim. Bei ihm ist die Motorik abgewogen, zielgerichtet, und er vermeidet jede unnötige Bewegung. Prototypen sind die langgliedrigen nordischen Menschen. Man trifft den Desintegrierten aber auch häufig in der körperlich schwer arbeitenden Bevölkerung.

JAENSCHS Methodik erlaubt beliebig tiefe Aufgliederung nach dem Grad der Integration. So unterscheidet er bei seinen Untersuchungen zwischen elementaren, mittleren und höheren Schichten des Seins, d.h., er versucht die Menschen nach dem Grad der Entwicklung ihres Intellekts und ihrer primitiven oder eben verfeinerten Lebensweise und -auffassung (Kultur) zu klassieren.
JAENSCH stellt in seiner Arbeit zwar einige Gemeinsamkeiten mit KRETSCHMERS Typen fest, findet aber auch Diskrepanzen. Er kritisiert KRETSCHMERS Arbeit, da sie nicht wissenschaftlich sei. Demgegenüber ist festzuhalten, dass JAENSCHS Typologie «eine merkwürdige Mittelstellung zwischen Wissenschaft und Wahngebilde einnimmt» und im Hitler-Deutschland ausgiebig für politische Zwecke missbraucht wurde. Trotz den sicher wertvollen Ansätzen ist hier deshalb Vorsicht am Platz, speziell auch bezüglich JAENSCHS späteren Arbeiten.
Vergleiche zwischen den Typologien SANDERS[18], JAENSCHS und PFAHLERS[19] wurden angestellt von UNDEUTSCH[20], welcher der Ansicht ist, dass SANDERS Arbeit derjenigen JAENSCHS überlegen ist. SANDERS Untersuchungen, ebenso wie diejenigen von BENUSSI, MEUMANN, ACH, KRUEGER, WELLEK, EHRENSTEIN und KLEIN[21] erstreckten sich auf Typen der analytischen Ausrichtung (auf Details) und der synthetischen Ausrichtung (auf das Ganze).
Trotz der Kritik erreichte JAENSCHS Werk grössere Bedeutung als die oben erwähnten Arbeiten. WEIL (1929)[22] untersuchte das Verhalten von nach JAENSCHS Integrationstypologie eingeteilten Versuchspersonen in Nachbild-Versuchen. Dazu mussten Grösse, Farbe, Form, scheinbare Bewegung usw. von Vorlagen, die durch einen Intermittenz-Apparat gezeigt worden waren, bestimmt werden. Auch der Einfluss von Kaffee und Alkohol sowie von bestimmter Musik wurde getestet.

Andere Verhaltenstypen beschrieben KESSELRING, AMSCHÜTZ und REMPLEIN[23].
KESSELRING unterscheidet folgende «Wertvorstellungstypen»:

den optischen Typus, bei dem visuelle Vorstellungen dominieren, er erfasst das Schriftbild;

den akustischen Typus, mit dominierenden Gehörvorstellungen, er erfasst das Wortklangbild;

den motorischen Typus, mit dominierendem Tastsinn;

den gustatorischen und olfaktorischen Typus, der Feinschmecker bzw. Kaffee-, Wein- und Teekenner ist.

Auch SCHULTZ[24] weist auf die Unterscheidung von optischen, akustischen und motorischen Typen hin. Allerdings «gehören etwa 60% durchschnittlicher Menschen dem gemischten Typ an; unter den restierenden 40% finden wir nicht selten überwiegend optische, etwas weniger häufig akustische und akustisch-motorische, endlich nur sehr ausnahmsweise fast rein motorische Typen».

Weitere Ausführungen zu diesen Typen finden sich bei STERN[25].

BALINT[26] findet zwei Typen, den

A ocnophilen (objektverhafteten) Typ und den
B philobaten (objektgleichgültigen) Typ.

Die Einstellungstypen von BALINT

A Der Ocnophile

Der Ocnophile (von griechisch okneo, sich scheuen, sich fürchten, sich anklammern) klammert sich an seine Umwelt, seine «Liebesobjekte» an, er sieht in ihnen Schutz, Geborgenheit und Lust. Ihm wird jeder Mensch, jeder Gegenstand seiner Umgebung, aber auch seine Einstellungen zur lebenswichtigen Stütze. Eine drohende Trennung verursacht Angst. Wie das Kleinkind sich vor der freien Beherrschung seiner Motorik von Gegenstand zu Gegenstand tastet und sich an allem hält, was brauchbar zum Anklammern ist, so bewertet der Ocnophile eine Sache, eine Person nur nach ihrer benutzbaren Stabilität. Das Objekt dieses Typs darf keine eigenen Interessen haben; Rücksicht und Aufmerksamkeit können ihm nur soweit zugewendet werden, als sie die Brauchbarkeit des Objekts sichern oder steigern.

BALINT zeigt, wie der Ocnophile seine Objekte überschätzt, dazu gehört die Abhängigkeit von einer Ideologie ebenso wie die magische Verbundenheit mit Pillen, Gewohnheiten und Ritualen. Wann immer wir ein Stück der Welt in einen brauchbaren und mitfühlenden Partner verwandeln, handeln wir ocnophil und vernachlässigen Fertigkeiten, die uns von Objekten, Personen, Gegenständen, Gewohnheiten, Ideen unabhängig machen.

B Der Philobat

Der Gegentyp ist der Philobat. (Das Wort wurde gebildet mit Hilfe von «Akrobat», einer der gerne «in die Höhe springt», der es liebt, sich von der sicheren Welt zu entfernen.) Dem Philobaten sind Objekte gleichgültig. Sie sind wenig vertrauenswürdige oder trügerische Zufälle, man tut besser daran, sie zu meiden. Um diese Unabhängigkeit zu erreichen, muss er jene besondere Geschicklichkeit erwerben, die ihm Bewegungsfreiheit in «objektlosen Weiten» verschafft. Der Flieger in der Luft, der Seemann auf dem Wasser entfernen sich mit philobatärer Lust von der Sicherheit. Erst bei der Landung stossen sie wieder auf feindselige Objekte, denen auszuweichen ihr ganzes Geschick erfordert. Wir überlassen uns der Philobatie auf dem Jahrmarkt, wenn wir uns auf der Schiffschaukel, dem Karussell, der Berg-und-Tal-Bahn vergnügen. Alle diese Vergnügungen sind mit Schwindel und Angst verknüpft, wir setzen uns dem durch sie ausgelösten Unbehagen aus in der Erwartung, die Furcht werde beendet und wir würden unverletzt zur sicheren Geborgenheit zurückkehren. Diese Mischung von Furcht, Wonne und zuversichtlicher Hoffnung sind die Elemente des «Thrills», der «Angstlust» – ob wir sie auf dem Jahrmarkt oder im Thriller erleben, ob im Zirkus, bei Rennen oder bei anderen exponierten Situationen.

Unsere Einstellung zur Sicherheit und unser Verhalten im Zustand der Sicherheit kann ocnophil oder philobatär sein – beiden Verhaltensweisen liegt die gleiche Erfahrung zugrunde, die Loslösung vom geliebten Urobjekt, der Mutter; und der gleiche Wunsch, die Wiederkehr des spannungs- und angstlosen Zustandes der «Urharmonie». Ocnophilie und Philobatismus sind primäre Verhaltensweisen, die den Funktionen des Menschen, dem Bewahren seiner Umwelt und deren Verwandeln entsprechen.

BALINT hat die verschlungenen Muster unserer Umweltbeziehung und -bewältigung mit Hilfe seines Typenmodells neu geordnet. Einzigartig ist dieses Modell wegen seiner Beweglichkeit. Jeder durchläuft philobatäre und ocnophile Stadien. Es mag anfänglich scheinen, als ob der Ocnophile die Realität verkenne, indem er solange sicher zu sein glaubt, als er in Berührung mit seinem Objekt ist. Aber jeder Leser wird sich in den glänzend und beiläufig geschilderten Situationen wiedererkennen. Auch die Illusion des Philobaten, dass er wegen seiner Geschicklichkeit keiner Objekte bedürfe, erscheint uns vertraut. Solange wir nicht einer dieser beiden Verhaltensweisen verfallen, solange die Ocnophilie, dieses «Laufenlernen», mit dem Selbstvertrauen, dem philobatären «Stehenkönnen», abwechselt, kann dieses Typendenken Selbsterkenntnis und Verstehen sein. Erst die Angstbereitschaft macht den Ocnophilen, die beziehungslose Vereinzelung den Philobaten zum gefährdeten Typ.

Alle die erwähnten Arbeiten lieferten zwar Beschreibungen von Typen, nicht aber eine Erklärung derselben. GROSS (1909)[27], dessen Arbeit von EYSENCK[28] als bedeutend einflussreicher als jene JORDANS (s. Seite 90) gewertet wurde, suchte eine Erklärung seiner Typen in der Tätigkeit der Gehirnzellen während der Produktion jedes geistigen Inhaltes und in der hypothetischen Perseveration der beteiligten Nervenprozesse. So ist der «tief-enge Typ» in seiner Primärfunktion geladen mit Emotionen und Affekten, was eine grosse Ausgabe der nervlichen Energie bedingt. In der entsprechend verlängerten Erholungsperiode perseverieren die Ideen weiter; die Sekundärfunktion ist lang. Beim «oberflächlich-breiten Typ» ist die Primärfunktion weniger intensiv, die Energieverausgabung ist geringer, und entsprechend sind die Periode der Erholung und damit die Sekundärfunktion kurz.

Diese Theorie wurde von HEYMANS und WIERSMA[29] weiterentwickelt und, verbunden mit einer genetischen Begründung der Entstehung verschiedener Charaktere, zu einer differenzierten Typologie erweitert.

HEYMANS' anfängliches Interesse galt der Frage der Erblichkeit der Psyche. Zu diesem Zweck versandte er an rund 3000 niederländische Ärzte Fragebogen mit 90 spezifischen Fragen. Bei der Auswertung der mehr als 400 erhaltenen Antworten gelangte er zu den unten zusammengestellten Resultaten. Im übrigen sieht er die Erblichkeit im allgemeinen, aber auch den charakterbestimmenden Faktor der Geschlechtsanlage, dort wo es sich nicht um gleichgeschlechtliche Heredität handelt, für erwiesen an. HEYMANS' weitere Untersuchungen gelten der Psychologie der Geschlechter, sodann als Stichprobe dem Geizigen und dem Verschwender. Bei einer Untersuchung über den epileptischen Charakter stellt er in Übereinstimmung mit einer Abhandlung von WIERSMA folgendes fest: «Innerhalb der Gesundheitsbreite gibt es einen zahlreich vertretenen Typus, bei welchem sämtliche Züge des epileptischen Charakters wenigstens in der Anlage deutlich ausgesprochen sind. Dieser Typus ist primär gekennzeichnet durch die Merkmale der Zerstreutheit, der herabgesetzten Aktivität, welche beide auf Labilität der Aufmerksamkeit, also auf ein mangelhaftes und häufig aussetzendes Vermögen, diese Aufmerksamkeit den sie sollizitierenden Gegenständen zuzuwenden, zurückweisen». Die für die acht Charaktertypen festgestellten Eigenschaften, bzw. die Einteilung nach Emotionalität und Aktivität unter Berücksichtigung der vorwiegenden Primär- oder Sekundärfunktionen finden wir schon in einer früheren Arbeit HEYMANS'. In seiner Massenuntersuchung stellt er nun fest, dass jene Ergebnisse – gewonnen aus biographischem Material – in den wesentlichen Punkten dieselben sind.

Charaktertypologie von HEYMANS

Übersicht

Nichtaktive	Nichtemotionelle	Vorwiegende Primärfunktion	A	Amorphe
		Vorwiegende Sekundärfunktion	B	Apathiker
	Emotionelle	Vorwiegende Primärfunktion	C	Nervöse
		Vorwiegende Sekundärfunktion	D	Sentimentale
Aktive	Nichtemotionelle	Vorwiegende Primärfunktion	E	Sanguiniker
		Vorwiegende Sekundärfunktion	F	Phlegmatiker
	Emotionelle	Vorwiegende Primärfunktion	G	Choleriker
		Vorwiegende Sekundärfunktion	H	Passionierte

A Der Amorphe

Der Amorphe kennzeichnet sich durch intellektuelle Insuffizienz, ein Übergewicht sinnlicher und egoistischer Neigungen und einen Mangel an allen abstrakten Tugenden. Er ist oberflächlich oder dumm, unpraktisch, liest wenig und kennt seine Mitmenschen schlecht. Er fühlt sich zu Schlemmerei und hohem Spiel mehr hingezogen als zu Ordentlichkeit und Pünktlichkeit. Er benimmt sich gezwungen oder geziert; die Heuchler sind bei diesem Typus zu finden. Er hat keinen Sinn für Patriotismus und Religion.
In diesen Punkten ist der Amorphe dem Nervösen sehr ähnlich. Wie dieser wird auch der Amorphe ganz allgemein durch geringe Aktivität und überwiegende Primärfunktion gekennzeichnet. Vielsagender sind aber die Unterscheidungsmerkmale, wo immer die geringere Emotionalität durchschimmert. Der Amorphe ist häufig kühl und sachlich, von heiterer und ausgeglichener Stimmung, gutgläubig und tolerant. Sein Intellekt steht über jenem des Nervösen, aber immer noch unter dem Durchschnitt. Der Amorphe ist selten ein Grübler, Sammler oder Umstürzler. Er ist wenig ehrgeizig und herrschsüchtig und lässt sich deshalb leicht lenken.

B Der Apathiker

Das Verhältnis des Apathikers zum Sentimentalen entspricht jenem zwischen Amorphem und Nervösem. Gemeinsame Merkmale mit dem Sentimentalen sind: Intoleranz, Schwermut, Bedenklichkeit, Schwerversöhnlichkeit, Mangel an politischem Sinn, an Beobachtungsvermögen, an Geist und Gedächtnis. Beide haben schwache egoistische Neigungen; ihre Einstellung ist konservativ und mangelt an Mut.
Die spezifischen Merkmale werden von der Sekundärfunktion bestimmt. Impulsivität, Heftigkeit, Reizbarkeit und Stimmungsumschlag sind unter dem Durchschnitt. Intellektuell ist der Apathiker dem Sentimentalen aber meist überlegen. Das kleinere Interesse zeigt sich in seiner Gleichgültigkeit auf religiösem Gebiet und seinem Mangel an Altruismus. Er ist wenig mitleidig oder hilfsbereit, weder Tier- noch Kinderfreund.
Häufig wird er Opfer psychischer Störungen.

C Der Nervöse

Im Gegensatz zum Amorphen wird der Nervöse von einer grossen Emotionalität gezeichnet. Er ist impulsiv, leichtverzagt, reizbar, abwechselnd heiter und trübe gestimmt; sein Leben ist voller Widersprüche und ruckweisen Veränderungen. Er ist ein schlechter Beobachter, oberflächlich im Urteil, unpraktisch und hat ein mangelhaftes Gedächtnis. Dagegen ist er geistreich und musikalisch begabt. Leicht ergibt er sich Ausschweifungen; er ist eitel und ehrgeizig, in der Politik radikal, unpünktlich und zerstreut, ein Tierfreund und ein Sportliebhaber.

D Der Sentimentale

Die starke Seite des Sentimentalen liegt beim Gemüt. Intellektuell steht er über dem Nervösen, aber unter dem Durchschnitt. Überdurchschnittlich ist seine Mathematik- und Sprachbegabung. Auch hier sind die Eigenschaften, die durch die Emotionalität beeinflusst werden, besonders ausgeprägt, aber doch nicht in dem Masse wie beim Nervösen. Der Sentimentale ist gewissenhaft und ehrlich. Er liebt eine zärtliche und sorgsame Erziehung. In der Politik verhält er sich konservativ.

E Der Sanguiniker

Die wichtigsten Charakteristika des Sanguinikers sind: Stetige Arbeitsamkeit, Übergewicht der Bedächtigkeit über die Impulsivität, Kühlheit und Sachlichkeit, heitere Stimmung und leichte Versöhnlichkeit, Enthaltsamkeit auf sexuellem Gebiet, Achtung der Freiheit.
Je nach Intensität der vorherrschenden Primärfunktion sind Leichtverzagtheit, Ungeduld, Oberflächlichkeit, Eitelkeit und Demonstrationslust mehr oder weniger ausgeprägt.

F Der Phlegmatiker

Heftigkeit und Reizbarkeit erreichen bei diesen Typen ein Minimum. Dagegen neigt er zu Arbeitsamkeit, Beharrlichkeit, Bedächtigkeit, Geduld, Toleranz, Selbständigkeit, Sparsamkeit, Pünktlichkeit, Glaubwürdigkeit und Natürlichkeit. Er befindet sich fast immer in ausgeglichener Stimmung. Denken und Handeln stimmen bei ihm überein. In seiner Ruhe, Gesetztheit und Verschlossenheit wird er nur noch vom Apathiker übertroffen. Erotische Leidenschaft und Eitelkeit sind minimal, auch findet man in nur geringem Masse Ehrgeiz und Herrschsucht. Der Phlegmatiker ist aber überdurchschnittlich patriotisch, mitleidig, hilfsbereit, verständig. Er ist ein guter Menschenkenner. Neben einem ausgezeichneten Gedächtnis besitzt er häufig eine grosse mathematische Begabung.

G Der Choleriker

Der Choleriker ist beweglich, impulsiv, heftig, ungeduldig, wenig tolerant, aber gutgläubig, leicht versönlich, heiter. Auf intellektuellem Gebiet besitzt er zwar ein gutes Auffassungsvermögen; sein Urteil ist aber oberflächlich. Er ist praktisch und zu entschiedener Meinungsäusserung geneigt. Seine Neigungen gelten vor allem Tischgenüssen und dem Sport.
Auch hier spielt der Grad der Primärfunktion eine grosse Rolle. Es können leicht Gemeinsamkeiten mit dem Nervösen in bezug auf die Aktivität festgestellt werden.

H Der Passionierte

Stetiger Eifer und Beharrlichkeit, Heftigkeit und Entschiedenheit, Selbständigkeit, Gleichgültigkeit gegenüber Tisch- und Geschlechtsgenüssen, gegenüber Sport, bildender Kunst und gegenüber Musik, Mangel an Ehrgeiz und eine patriotische und konservative Einstellung charakterisieren diesen Typus. Häufig unterscheidet er sich vom Phlegmatiker nur durch den Grad der Emotionalität und dies um so mehr, je näher sich ihre Sekundär- bzw. Primärfunktionen kommen.

Grosse Bedeutung erreichte die Arbeit PFAHLERS (1932)[30], der sich ebenfalls mit der Erblichkeit des Charakters beschäftigte. Wieweit seine Theorie diesbezüglich heute noch Gültigkeit hat, sei hier nicht untersucht. Die beiden grundsätzlichen Typen PFAHLERS finden sich jedenfalls immer wieder.

Die Typologie von PFAHLER

PFAHLER unterscheidet zwei «Erbgrundcharaktere», nämlich einen «Typus der festen Gehalte» und einen «Typus der fliessenden Gehalte».

A Der Typus der festen Gehalte

Die festen innern Gehalte, die diesen Typ charakterisieren, bestehen in einer grossen Sicherheit gegen aussen, in Sinn für Gesetz, Regel, Folgerichtigkeit, Form, Formel und Genauigkeit, in einer Gerichtetheit auf das Abstrakte. Urteile haben den Charakter der Unabdingbarkeit, der Endgültigkeit. Die Sprache ist prägnant und pointiert. Die Haltung dieses Typs ist eine Entweder-Oder-Einstellung, kritisch, zielgerichtet. Weitere Merkmale sind: Entscheidungsfreudigkeit, Härte, Bruch mit dem Einst, Kampf gegen das Neue, Oberflächlichkeit und gleichzeitig Tiefe (oft kommen starke und ursprüngliche Gefühle nicht zum Ausdruck), scheinbare Kühle, Überempfindlichkeit, wesensspezifische Form der Unberechenbarkeit und Intuition. Der Typ der festen Gehalte erscheint ruhig, kühl, höflich, mit «geschlossenem Visier», was sich vor allem in seinen Handbewegungen und seinem Augenausdruck zeigt.

B Der Typus der fliessenden Gehalte

Bei diesem Typ ist die Sprache lebensunmittelbarer, wirklichkeitsnäher, zufälliger. Sprichworte sind Rezepte des Lebens (die er allerdings nach Belieben wählt und ändert). Der Typ der fliessenden Gehalte ist sprunghaft, oft gleitet er allzu wendig von einem Gesichtspunkt zum nächsten und übernächsten. Charakteristisch sind auch: Milde und Versöhnlichkeit in und gegen sich selbst, Beeinflussbarkeit, Verbindlichkeit, Sachlichkeit, Gesellschafts- und Gemeinschaftsfähigkeit. Der «Fliessende» ist eher der Ergriffene als der Ergreifer.

PFAHLER hat den erbcharakterologischen Unterschied der beiden Typen am Beispiel der Taktik und der Strategie dargelegt. Beim festen Typ werden alle Anpassungen letztlich durch die grundsätzlichen Regeln seiner Strategie bestimmt. Das Berufsziel besteht in der Meisterung der Zu-Fälle mit feststehenden Mitteln und Erfahrungen.

Der fliessende Typ dagegen durchschaut jedes Spiel der Zufälle sofort und wählt sich in vollendeter Anpassung an das Zu-Gefallene seine Mittel und Werkzeuge. Er hat ein Feingefühl für die Konjunktur, d.h. ein Verständnis für das, was eine Lage je und je hergibt und was nicht. Eine besondere Art von Wirklichkeitssinn ist ihm eigen: er geht völlig aus sich heraus und in das Draussen hinein, sieht es sozusagen mit seinen eigenen Augen und beurteilt es danach. So erschliessen sich ihm Zusammenhänge, Möglichkeiten, wo andere hoffnungslos resignieren. Damit ist aber die Gefahr verbunden, dass sich der «Fliessende» an das Draussen verliert. Die Wendigkeit und der Konjunktursinn können sehr leicht zur Charakterlosigkeit im ethischen Sinn werden. Der Gedankenwelt des «Fliessenden» fehlt der Charakter des Endgültigen; seine Binnenwelt ist stets irgendwie im Fluss und in der Fortentwicklung begriffen. Er entspricht dem Extravertierten bei JUNG.

Zur Erweiterung der Bilder der «Festen» und der «Fliessenden» beschreibt PFAHLER verschiedene Formkreise der beiden Typen.

A Formkreise der «Festen» (Schemagruppen a–f)

Gruppe	Kriterien
a–c	Fest und starke vitale Aktivität; drei verschiedene Funktionsformen der Gefühlsansprechbarkeit «Gemeinsam ist den drei Untergruppen das kraftgeladene, angreiferische Zugehen auf die Welt»
a	– fester Mut – Durchstehvermögen – tatbereite Begeisterung – Entweder-Oder-Haltung – Eigen-Sein (z.B. Männerstolz) – Unbeeinflussbarkeit
b	– Schwerblütigkeit – «ausgeprägtes Wissen vom Nichtaufgehen der Rechnungen des Lebens» – fast ernste Lebensbeteiligung – verbissene Schonungslosigkeit – starke und echte Güte
c	Gruppe der Kühlen und Kalten unter den aktiven Festen – mangelnde Ansprechbarkeit des Gefühls – kategorischer Imperativ – Beseitigung aller andern seelischen Kräfte durch den Willen
d–f	Fest und schwache vitale Aktivität; drei verschiedene Funktionsformen der Gefühlsansprechbarkeit «Züge der Festigkeit sind zwar vorhanden, aber keine der Züge, die spezifisch den Aktiven unter den Festen zugehören»

Gruppe	Kriterien
d–f	– Ablehnung des Kampfs – Ablehnung zäher Härte – Absonderung von Mitmenschen – mangelnde Wuchtgeladenheit – Sinn für Pedanterie
d	– Ich-Gefangenschaft – Fröhliches Einsiedlertum – Pharisäertum – festes Gefüge der persönlichen Welt innerer Gehalte – Kampflosigkeit
e	(Nahe Verwandtschaft zu Gruppe d, «Nur ist alles in dunklere Farben getaucht») – starke Verwundbarkeit auch da, «... wo die Welt mit heller Fröhlichkeit dem Menschen begegnen will» – Schicksalsergebenheit (Skepsis oder echte Frömmigkeit) – Imponierende Grösse geistvoller Menschen, sonst «mürrisches Allerweltsmisstrauen» – mangelnde Durchschlagskraft
f	– Kühle – Isolierung – trockenes Binnenleben (Eigen-Sein wirkt abgekühlt) – fehlende Begeisterung – unempfindliche Verlässlichkeit und unbedingte Treue – unselbständiges Handeln

B Formkreise der «Fliessenden» (Schemagruppen g–m)

Gruppe	Kriterien
g–i	Fliessend und starke vitale Aktivität; drei verschiedene Funktionen der Gefühlsansprechbarkeit Das Lebenselement der drei Gruppen g–i ist der Betrieb – Betriebsamkeit – leichte Gefahr des Sichverlierens im Allzuvielen – mangelnde Gründlichkeit Bei allen Fliessenden: – Weltoffenheit – Preisgegebenheit – Beeinflussbarkeit – Wendigkeit «Wahllos tätig sein; darin liegt die Gefahr der Zersplitterung und Selbstvergeudung aber auch die Möglichkeit einer bewundernswerten Lebensfülle; bewundernswert nicht als Erbart, denn sie ist ja nur Schicksal und Geschenk, sondern wegen ihrer Beherrschung zur Fruchtbarkeit hin.»
g	– häufig polterndes, lautes und vielmals verschwenderisches Benehmen – Bereitschaft zur tätigen Teilnahme – starke Zuführungsfähigkeit – Fehlendes Verständnis bei zarten Naturen
h	– Empfindung des Lebens als Last – Schwerblütigkeit – eingeschränkte Unbekümmertheit – Drang mitten im Leben zu stehen – Wissen, zum Mit-Stehen in den Schattenbezirken des Daseins gerufen zu sein
i	– Spannungslosigkeit und Leidenschaftslosigkeit und daher Problemlosigkeit

Gruppe	Kriterien
i	– unglaublicher Arbeitseifer – Kühle und Kälte – fehlende mitströmende Gefühlswelle – Vorherrschen der Organisation
k–m	Fliessend und schwache vitale Aktivität; drei verschiedene Funktionsformen der Gefühlsansprechbarkeit Die Grundhaltung ist «leises Teilnehmen» – Weltoffenheit – Wendigkeit – Leben unter dem Schwergewicht des Draussen und der jeweils zu bewältigenden Gegenwart – geringe Energie – Bereitschaft zur goldenen Mitte – Duldsamkeit – Unbeirrbarkeit des zähen Einsatzes – Alle-Welt-gelten-lassen – fehlender Kampfgeist und mangelndes Durchstehvermögen
k	– Heiterkeit (jedoch durch die Lebensumstände ein wenig gebremst) – Bequemlichkeit – Umgänglichkeit
l	– eingeborene Schwere – geringe Aktivität – unkompliziertes Teilnehmen an den Lasten der Welt – Lastentragen ist der Inhalt des Lebens – Gütigkeit
m	– harmlose Naturen – Spannungslosigkeit – mangelnder Ehrgeiz – Zufriedenheit – genügende Wendigkeit – im gegebenen Moment Sinn für das Notwendige

PFAHLER gibt schliesslich eine schematische Übersicht über diese Zwischenstufen:

Übersicht über die Zwischenstufen bei PFAHLER [31]

	Typus der festen inneren Gehalte «Feste»		Typus der fliessenden inneren Gehalte «Fliessende»	
Starke Gefühls-Ansprechbarkeit mit überwiegender Heiterkeit	A ←——————————→	D ←—————→	G	K
	(mit vielen Zwischenstufen von fest nach fliessend)			
Starke Gefühls-Ansprechbarkeit mit überwiegender Schwerblütigkeit	B ←——————————→	E ←—————→	H	L
Schwache Gefühls-Ansprechbarkeit. Von Natur Kühle oder Kalte	C ←——————————→	F ←—————→	J	M
	grosse Lebens-Energie	kleine Lebens-Energie	grosse Lebens-Energie	kleine Lebens-Energie
	(mit vielen Übergängen je von + zu − aktiv)			

Auch SZONDI (1944)[32] schrieb den entscheidenden Einfluss auf den Charakter und vor allem auf das Schicksal eines Menschen den Genen zu. Das individuelle Schicksal eines Menschen wird vom Genotropismus bestimmt, d. h. von einer durch identische oder verwandte latent-rezessive Gene von zwei Menschen wirkende Kraft, welche diese beiden zueinander hinzieht. SZONDI unterscheidet fünf Hauptformen des Genotropismus, innerhalb deren gewisse Ansätze zu typologischen Einteilungen vorhanden sind.

KOCH (1953)[33] führte Sandkastenversuche mit erwachsenen Versuchspersonen durch. Diese waren vorher nach den KRETSCHMERschen Typen eingeteilt worden. Es zeigten sich folgende Ergebnisse, die auf Charakter und Beziehung der Versuchspersonen zur Umwelt schliessen lassen:

A. Pykniker (zyklothyme Temperamente):

Geschlossenheit der «Welt», feststellbares Zentrum, Friedlichkeit, Gemütlichkeit, relative Ausgewogenheit.

B. Leptosome (schizothyme Temperamente):

Neigung zu autistischer Einsamkeit, Neigung zu strenger Stilisierung, Betonung der Einzelheiten, Unwirtlichkeit ihrer «Welt». Oft zwei Parteien, Gruppen, Sorten von Menschen (Bipolarität dieses Typus), Vorherrschen des Intellekts.

C. Athletiker:

Geringe Gefühlsbeteiligung, geringe Ausgewogenheit, oft Pedantismus, Kleinlichkeit, Strenge und Pünktlichkeit.

Als letzter der alten deutschen Schule sei noch HOFSTÄTTER (1935)[34] erwähnt. Er entwickelte drei Typensysteme von je fünf Typen. Diese wurden «auf Grund der Häufigkeitsunterschiede der für sie charakteristischen Merkmale bei den Angehörigen der Typen gegenüber den Nichtangehörigen gedeutet» (HOFSTÄTTER). Interessant an dieser Untersuchung ist die Tatsache, dass HOFSTÄTTER von vornherein «auf alle Lebenserfahrung und alle Phantasie verzichtet» hat, und dass die «Typenbilder auf rein statistischem Weg zustande gekommen sind», dass sie aber doch recht wirklichkeitsnah zu sein scheinen. HOFSTÄTTER glaubt, dass damit die Brauchbarkeit von so erhaltenen Typensystemen erwiesen sei. Er stellt auch eine überraschend grosse Übereinstimmung zwischen den von ihm statistisch erhaltenen Typen und den auf praktischen Erfahrungen beruhenden Typen von MÜLLER-FREIENFELS[35] fest. Eine vereinfachende Darstellung soll dies zeigen:

Die Typologie von HOFSTÄTTER[36]

HOFSTÄTTER	MÜLLER-FREIENFELS
A. Introvertiert-depressiver Mensch: Mitleidig, dunkel, sparsam, misstrauisch, grüblerisch. – Nicht: lebhaft, gescheit, ehrgeizig, witzig, geselligkeitsliebend.	Unfreier, ängstlich Depressiver
B. Leistungsmensch: Gescheit, ehrgeizig, lebhaft, gross, energisch, heiter, fleissig, freigebig. – Nicht: jähzornig, schüchtern, sinnlich, stolz, grüblerisch, mitleidig, misstrauisch.	Selbstsicherer, hochgemuter Euphoriker

Hofstätter	Müller-Freienfels
C. Pubertätstyp = Geltungsproblematiker: Stolz, misstrauisch, ehrgeizig, geschickt, eigensinnig, schüchtern, klein. – Nicht: energisch, fesch, leichtsinnig.	Galliger, zornmütiger Aggressiver
D. Extrovertiert-sozialer Mensch: Geselligkeitsliebend, lebhaft, fesch, sinnlich, jähzornig, fleissig. – Nicht: freigebig, sanftmütig, schüchtern, grüblerisch, sparsam.	Wohlwollender, mitfühlender Sympathiker
E. Triebhafter Mensch: Herrisch, sinnlich, gross, energisch, reizbar. – Nicht: heiter, schwermütig, bescheiden, gesellig.	Sexueller, lüsterner Erotiker

Die zweite Serie von fünf Typen ist der ersten ähnlich.

In der dritten wurden weibliche Personen untersucht:

A. Die Herrschaftssüchtige:

Stolz, misstrauisch, jähzornig, launenhaft, oberflächlich. – Nicht: heiter, gesellig, lebhaft.

B. Die Kühle:

Geschickt, nüchtern, herrisch, eifersüchtig. – Nicht: stolz, reizbar, witzig, ehrgeizig, kritisch, jähzornig, kunstsinnig, sparsam.

C. Die aktive Partnerin:

Ausdauernd, sachlich, ruhig, praktisch, kunstsinnig, gesellig, witzig, sportlich, heiter, lebhaft, sparsam, gescheit. – Nicht: oberflächlich, misstrauisch.

D. Die nachgiebige Partnerin:

Im Prinzip schwächeres Temperament von C.

E. Die Introvertierte:

Dunkel, nüchtern, schüchtern, schwermütig. – Nicht: heiter, praktisch, kunstsinnig, gesellig, sportlich, sachlich, geschickt, lebhaft, herrisch, stolz.

Es gilt zu bedenken, dass diese Typen aus einer kleinen Zahl von Versuchspersonen gewonnen wurden. Trotzdem scheinen sie recht brauchbar. – Hofstätters Anliegen war es nicht in erster Linie, eine neue Typologie aufzustellen, sondern es ging ihm darum, u.a. anhand von Beispielen die Brauchbarkeit von Typologien zu untersuchen.

1942 veröffentlichte Sheldon[37] seine seither ebenso berühmt gewordene wie umstrittene Typologie. Genau genommen handelt es sich um zwei Typologien, deren Korrelationen erst nachträglich gesucht (und etwas sehr «wunschgemäss» gefunden) wurden. – An dieser Stelle seien nur die Temperamentstypen behandelt (für die Somatotypen s. Seite 74).

Die Temperamentstypologie von SHELDON

SHELDONS Typologie besteht primär aus einer Einteilung der Menschen in drei Temperamentstypen, deren Unterscheidung entsprechend den drei Keimblättern des Embryos und der Entwicklung der daraus entstandenen Organe durchgeführt wird:

Die Temperamentstypen: Der Viskerotone, der Somatotone, der Zerebrotone.

A Allgemeine Beschreibung

a) Die Viskerotonie
Dieser Temperamentstypus wird so benannt, weil die Temperaments- und Charakterzüge in enger Beziehung zu den Verdauungsorganen, den «viscères digestifs» stehen.
Der Verdauungskanal ist relativ lang und schwer. Die Leber ist gut entwickelt. Die Funktion des Darmes nimmt gegenüber den andern Funktionen des Organismus einen Vorrang ein.
Das Leben des Viskerotonen scheint in erster Linie für den Dienst des Darmes eingerichtet zu sein. Die Forderungen, die dieser Typus an das Leben stellt, beschränken sich hauptsächlich auf Ernährung, Komfort, geistige und körperliche Entspannung. Für den zivilisierten Viskerotonen stellt die Zeit der Mahlzeit den wichtigsten Teil des Tagesablaufes dar. Der Viskerotone ist im allgemeinen sehr erdverbunden. Er hat es nicht eilig, ist friedliebend und voraussehend. In den gehobenen kulturellen Schichten strahlt er Wärme, Stabilität und Liebenswürdigkeit aus. Aus tieferen sozialen Schichten aber ist er oft grob, gefrässig und habsüchtig.

b) Die Somatotonie
Dem zweiten Temperamentstyp wurde diese Bezeichnung zugeordnet, weil die Gesamtheit der Temperaments- und Charakterzüge in enger Verbindung mit den beweglichen Teilen des menschlichen Körpers steht.
Der Körper ist jugendlich und athletisch. Im Alter neigt er zu Plumpheit und Schwerfälligkeit. Der Somatotone bedarf daher dringend eines regelmässigen Trainings seines Körpers.
Das Leben des Somatotonen scheint vor allem auf die Aktivität der Muskeln ausgerichtet zu sein. Sein ganzes Bestreben geht dahin, mit seinen Muskeln etwas zu leisten und Erfahrungen auf dem Gebiet des physischen Abenteuers und des Kampfes zu sammeln. Die dynamische Ausdruckskraft des Körpers ist eng verbunden mit physischer Kühnheit, Ausdauer, schwachem Schlafbedürfnis und wenig häufigem Bedürfnis nach Nahrung.
Die Somatotonie ist die am schwierigsten einzuschätzende der drei Komponenten.

c) Die Zerebrotonie
Das Merkmal, das zu dieser Benennung geführt hat, besteht darin, dass die entscheidende Aktivität, welche die andern Tätigkeiten des Körpers klar dominiert, durch die höheren Zentren des Nervensystems ausgeübt wird.
Die Empfangsorgane des Zerebrotonen sind durch ein grosses Empfindungsvermögen und eine ausgeprägte Verfeinerung gekennzeichnet.
Essen und Trinken, Kameradschaft und physisches Abenteuer bedeuten dem Zerebrotonen nicht viel. Eigentliches Gefallen findet er nur am innern geistigen Leben. Oft wird die zerebrale Freiheit durch eine bewusste Isolierung von der Umwelt erkauft. Die Hauptgefahr besteht in der Trennung von der Wirklichkeit und zeigt sich nicht selten in überraschendem Selbstmord.

B Die 60 spezifischen Charakterzüge der drei Temperamente

a) Die 20 Charakterzüge des Viskerotonen
1 Erschlaffung in der Haltung und Bewegung
2 Liebe der körperlichen Behaglichkeit
3 Langsamkeit der Reaktionen
4 Liebe der Nahrung
5 Vergesellschaftung der Ernährung
6 Gute Verdauung und sich daraus ergebende Vergnügen
7 Liebe der Höflichkeitszeremonien
8 Soziophilie
9 Liebenswürdigkeit ohne Diskrimination

10 Begierde auf Zuneigung und Beifall
11 Gute Orientierung über den Mitmenschen
12 Ausgeglichenheit des emotionalen Flusses
13 Grosse Toleranz
14 Zufriedenheit und Ruhe
15 Tiefer Schlaf
16 Mangel an Charakterfestigkeit
17 Freie Äusserung der Gefühle
   (viskerotonische Extraversion)
18 Erschlaffung und betont viskerotonisches Benehmen in der Gesellschaft unter dem Einfluss des Alkohols
19 Beanspruchung fremder Hilfe im Falle von Schwierigkeiten
20 Starke Verbundenheit mit der Kindheit und der Familie

b) Die 20 Charakterzüge des Somatotonen
 1 Unumstössliche Haltung und Bewegung
 2 Liebe des körperlichen Abenteuers
 3 Energische Eigenschaft
 4 Bedürfnis nach Übung der Muskeln
 5 Liebe der Herrschaft, Begierde nach Macht
 6 Gefallen an Gefahr und Wagnis
 7 Direktes, kühnes Vorgehen
 8 Körperlicher Mut im Kampf
 9 Angriffslust in Wettkämpfen
10 Psychologische Gefühllosigkeit
11 Klaustrophobie
12 Mangel an Erbarmen und Zartgefühl
13 Stimme ohne Zurückhaltung
14 Unempfindlichkeit gegenüber Schmerzen
15 Freude am Lärm und Getöse
16 Überreife der Erscheinung
17 Somatotonische Extraversion
18 Eigengefälligkeit und Aggressivität unter dem Einfluss von Alkohol
19 Bedürfnis nach Tätigkeit im Falle von Schwierigkeiten
20 Ausrichtung auf die Ziele und Aktivität während der Jugendzeit

c) Die 20 Charakterzüge des Zerebrotonen
 1 Zurückhaltung in Haltung und Bewegung
 2 Exzessive physiologische Reaktivität
 3 Exzessive Schnelligkeit der Reaktionen
 4 Gefallen an der Intimität
 5 Übertriebene geistige Spannung, Aufmerksamkeit, Besorgnis
 6 Sentimentales Geheimnis; Kontrolle der Emotionen
 7 Unruhige Bewegungen der Augen und des Gesichtes
 8 Soziophobie
 9 Schwierige Einführung in die Gesellschaft
10 Widerstand gegenüber der Gewohnheit, schwache Automatisation
11 Agoraphobie oder Klaustrophilie
12 Unvoraussehbarkeit der Haltung und der Gefühle
13 Zurückhaltung in der Stimme; Furcht vor Lärm
14 Übertriebene Schmerzempfindlichkeit
15 Schlaflosigkeit, chronische Müdigkeit
16 Jugendliche Lebhaftigkeit in den Manieren und der Erscheinung
17 Zerebrale Introversion
18 Depressionen unter dem Einfluss des Alkohols
19 Bedürfnis nach Einsamkeit im Falle von Schwierigkeiten
20 Verbundenheit mit den späten Perioden des Lebens

Die Bedeutung der Typologie von SHELDON besteht darin, dass sie durch das Studium von 60 ausgewogenen und deutlich gegensätzlichen Problemstellungen und durch Anwendung einer wissenschaftlich fundierten, praktischen Skala eine zuverlässige Temperamentsanalyse ermöglicht.

Die Skala der Temperamentstypen

Um eine längere und exakte Analyse eines Subjektes zu ermöglichen, führte SHELDON die Temperamentsskala ein. Diese umfasst eine grosse und eine kleine Skala. Die grosse wird verwendet, wenn das Subjekt während eines Jahres in seinem täglichen Leben beobachtet und in mindestens 20 analytischen Untersuchungen geprüft werden kann. Für die kleine Skala gelten nur einige spezielle Charakterzüge. Sie wird benutzt, wenn eine Person schon nach kurzer Bekanntschaft analysiert werden soll.

Im Laufe der Untersuchung wird jeder Charakterzug je nach Ausgeprägtheit mit einer Note von 1 bis 7 bewertet. Die 20 Bewertungsnoten jeder Typenkomponente werden gesondert addiert und einem Temperamentsindex von 1 bei einer Summe von 20–37 bis 7 bei einer Summe von 123–140 zugeordnet. Dadurch erhält das Subjekt eine bestimmte dreistellige Zahl zugesprochen, welche über sein Temperament sofort gewisse Aussagen ermöglicht. Die Zahl 711 kennzeichnet z.B. einen extrem viskerotonen, die Zahl 171 einen extrem somatotonen Menschen (s. auch Seite 74).

EYSENCK, der SHELDON nicht vorbehaltlos zustimmt, gibt ein zweidimensionales Schema, das die ungefähre Verteilung von SHELDONS Typen zeigt (die Fläche entspricht ungefähr dem Vorkommen):

SHELDONS *Typen und ihre ungefähre Häufigkeit*[38]

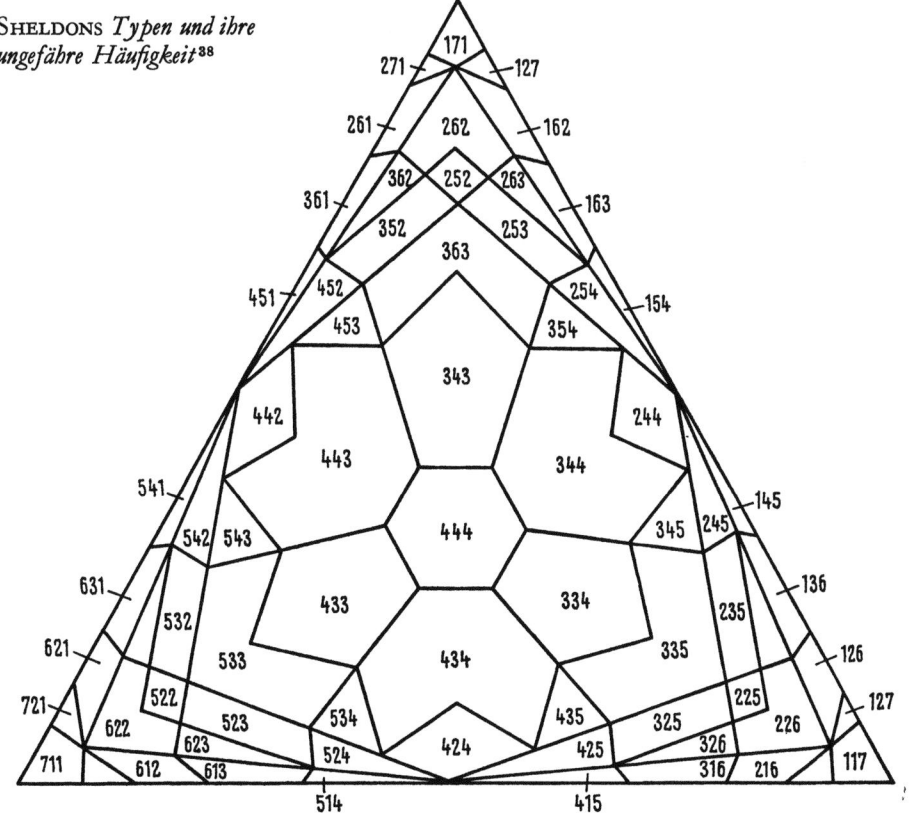

EYSENCK (1944)[39] bemühte sich, zwischen den verschiedenen Forschungen auf typologischem Gebiet zu einer Synthese zu gelangen. Von den zahlreichen Übersichten und Vergleichen soll hier ein Schema wiedergegeben werden, welches versucht, die Ergebnisse von THURSTONE, CARLSON, TERGUSON[40] und EYSENCK selbst zu vereinigen.

Zusammenfassung der Ergebnisse von THURSTONE, CARLSON, TERGUSON *und* EYSENCK[41]

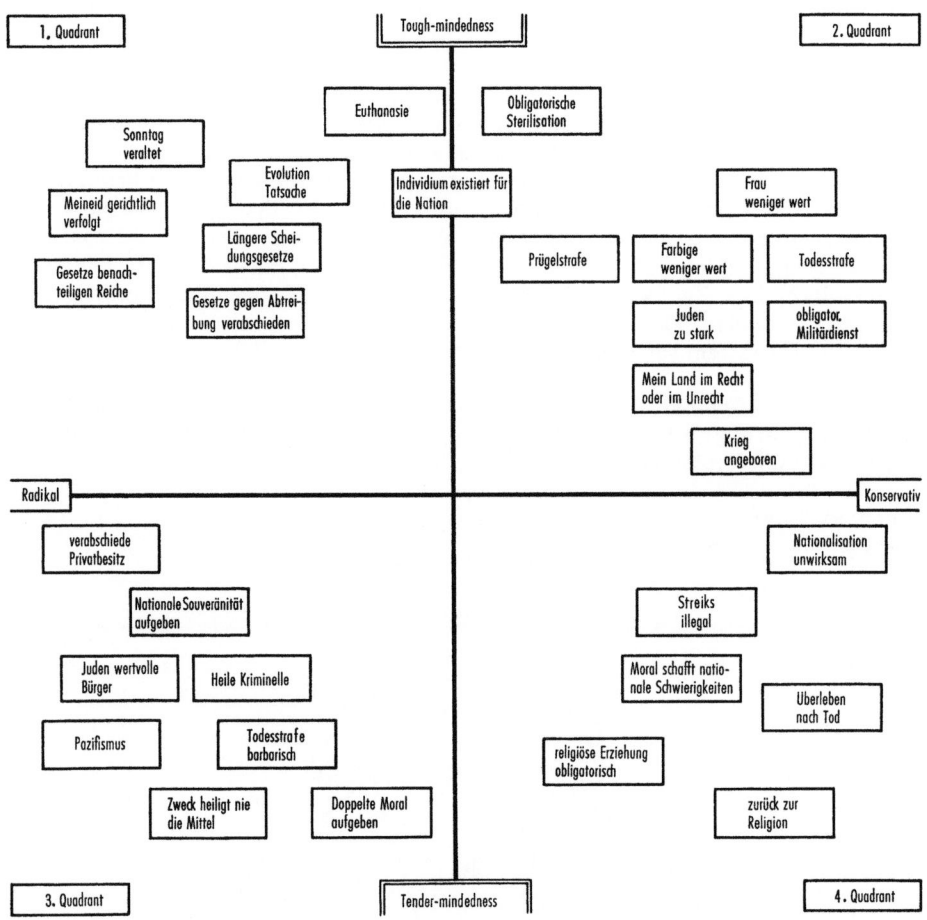

Dieses Schema stellt bereits Typen dar, die grosse Ähnlichkeit zu denjenigen BEHRENDTS[42] und RIESMANNS[43] aufweisen. Es handelt sich nicht mehr um «reine» psychologische Typen; es macht sich ein neuer Faktor bemerkbar, nämlich der der «kulturellen Expansion», die vor allem die horizontale Achse bedingt.

BEHRENDT ist der Ansicht, dass sich in der heutigen Kulturphase neue menschliche Grundtypen abzuzeichnen beginnen, bedingt durch den «Prozess umfassender kultureller Expansion». Der «bewusste Mensch» vermag sich nicht nur der äussern Umgebung, sondern auch seiner bisher grösstenteils unbewussten seelischen Struktur bewusst zu werden. Der «mündige Mensch» löst sich aus der Tradition und erhebt den Anspruch auf eigenständige Orientierung. Als Prototyp des Zeitalters der entfalteten Technologie beschränkt sich der «technisch fähige Mensch» auf die Auslösung und Lenkung der mechanischen Energie. Der «mobile Mensch» schliesslich verlangt maximale Beweglichkeit gemäss seinen Fähigkeiten und Möglichkeiten, unabhängig von Bindungen wie etwa Verwurzelung in der Heimat.

RIESMANN unterscheidet drei Charaktertypen, die den drei hauptsächlichen Bevölkerungsbewegungen entsprechen, die in den westeuropäischen Ländern und in den USA erfolgten. Der «traditionsgeleitete Typ» entspricht der Epoche mit hohem Bevölkerungsumsatz (vor dem 19. Jh.), der «innengeleitete Typ» entspricht der Epoche mit einer «Bevölkerungswelle», einer raschen Zunahme (19. Jh.), und der «aussengeleitete Typ» entspricht der Epoche der beginnenden Bevölkerungsschrumpfung (heute). Diese drei «Idealtypen» werden von RIESMANN wie folgt «definiert»:

Definition der Traditionslenkung:

«Da die geschilderte Gesellschaftsordnung verhältnismässig stabil ist, wird die Verhaltenskonformität des Individuums in hohem Masse durch die verschiedenen Einflusssphären der Alters- und Geschlechtstypen, der Sippen, Kasten, Stände und so fort vorgegeben sein – durch Verhältnisse also, wie sie jahrhundertelang bereits bestanden haben und die nur geringfügig, wenn überhaupt, in der Generationsfolge verändert werden. Das Verhalten wird von der Kultur weitgehend gesteuert, und während die Verhaltensregeln nicht so kompliziert sind, dass die Jungen sie nicht in der Periode ihres schnellen Hineinwachsens in die Gesellschaft lernen könnten, beherrscht ein umfassendes, strenges Zeremoniell die fundamentale Einflusssphäre der Sippen- und Familienbeziehungen. Ausserdem liefert die Kultur neben den festgelegten ökonomischen Aufgaben oder als einen Teil davon Ritus, Brauchtum und Religion, denen jeder unterworfen ist und in denen er sich orientiert. Wenig Anstrengung wird verwendet, um neue Lösungen für uralte Probleme zu finden, etwa auf die Technik des Ackerbaus oder auf die ‹Medizin›, da die Kultur gerade in deren Fraglosigkeit besteht.»

Definition der Innenlenkung:

«Die mit der Renaissance und der Reformation in der abendländischen Geschichte in Erscheinung tretende und erst jetzt im Schwinden begriffene Gesellschaft dient uns als Beispiel für eine Gesellschaftsform, in der die Innen-Lenkung die vorherrschende Art der Konformitätssicherung darstellt. Ein hohes Mass von sozialer Mobilität, hervorgerufen durch die schnelle Ansammlung von Kapital (welche mit umwälzenden technologischen Entwicklungen einhergeht) und eine geradezu unaufhörliche Expansion, die einmal mit der Produktion von Verbrauchsgütern und Menschen nach innen und mit der Forschung, Kolonisierung und Weltmachtpolitik nach aussen wirkt, kennzeichnen diese Gesellschaft. Die grössten Chancen, die diese Gesellschaft zu vergeben hat – und die grösste Initiative, die sie denen abverlangt, die mit den neuen Problemen fertig werden wollen –, werden von Charaktertypen verwirklicht, denen es gelingt, ihr Leben in der Gesellschaft ohne strenge und selbstverständliche Traditionslenkung zu führen. Dieses sind die innen-geleiteten Typen.»

Definition der Aussenlenkung:

«Der von mir als aussen-geleitet bezeichnete Charaktertyp tritt erst seit kurzem in dem gehobenen Mittelstand unserer Städte in Erscheinung, wobei er in den Grossstädten deutlicher als in den Kleinstädten zu bemerken ist. Doch weist dieser Typ in mancherlei Hinsicht eine überraschende Ähnlichkeit mit dem Amerikaner auf, von dem ... meinten, dass er einen neuen Menschentypus darstelle. Die Einstimmigkeit solcher Reiseberichte über Amerika ist in der Tat bemerkenswert. Man sagt diesem Amerikaner nach, er sei oberflächlicher, freigebiger, verhaltensunsicherer und weit mehr von der Anerkennung anderer abhängig als der Europäer. Dies alles lässt sich, ohne die Dinge überdehnen zu wollen, in den Charakterzügen eines Typus wiederfinden, dessen Entwicklung eine ganze Reihe von Sozialwissenschaftlern im heutigen hochindustrialisierten und bürokratisierten Amerika beobachtet haben ... Das gemeinsame Merkmal der aussengeleiteten Menschen besteht darin, dass das Verhalten des einzelnen durch die Zeitgenossen gesteuert wird; entweder von denjenigen, die er persönlich kennt, oder von jenen anderen, mit denen er indirekt durch Freunde oder durch die Massenunterhaltungsmittel bekannt ist ... Indem der Mensch auf diese Weise ständig in engem Kontakt mit den andern verbleibt, entwickelt er eine weitgehende Verhaltenskonformität, aber nicht wie der traditionsgeleitete Mensch durch Zucht und vorgeschriebene Verhaltensregeln, sondern durch die aussergewöhnliche Empfangs- und Folgebereitschaft, die er für die Handlungen und Wünsche der anderen aufbringt.»

Zum Schluss sei noch PORTMANN[44] erwähnt, der zwei Typen des Welterlebens beschreibt:

Die Typen des Welterlebens von PORTMANN

A   Typus des primären Welterlebens

PORTMANN umschreibt das primäre Welterleben folgendermassen:
«Das Besondere liegt in der dominierenden Macht der Bildersprache, des Denkens in Imaginationen mit ihren seltsamen, der Anschauung entnommenen Analogien; das Eigenartige liegt im machtvollen Vertrauen in die Erfahrung der Sinne, der das rechnende Denken zu gehorchen hat. Das ist die Welt, in der die Aussaat des Samens und das Aufgehen der Saat eine Gewissheit von der wesentlichen Verbindung von Untergang und Auferstehung bringt; in der die Verwandlung der Raupe zum Falter ein Zeugnis der Seelenwelt und der zauberhaften Wandlungsfähigkeit aller Formen ist.»

B   Typus des sekundären Welterlebens

Von diesem sagt PORTMANN:
«In allen diesen Jahren der Kindheit entwickelt sich eine zweite Komponente unseres Welterlebens ...: die rationale Aktivität, welche das Weben der Einbildungskraft mit den Einsichten des Verstandes durchtränkt. Die Ausarbeitung von operativen Methoden der mathematischen Richtung erlaubt uns, auch dort weiter zu arbeiten, weiter zu denken, wo die anschaulichen Vorstellungen versagen. Wir dringen mit Hilfe einer Zeichensprache von symbolhaftem Charakter in die Zone des Unsichtbaren vor; wir lernen, dem Augenschein zu misstrauen, die unmittelbare Erfahrung nur in strenger logischer Kontrolle gelten zu lassen – ja, oft geht die Abwertung der Sinneserlebnisse so weit, dass sie zum trügerischen Schein erklärt werden, der das wahre, den Sinnen unfassbare Wesen verdecke.»

Das primäre Welterleben entspricht mehr dem Kinde, der Frau und dem Pykniker, das sekundäre mehr dem Mann und dem Leptosomen. Diese Überlegungen beruhen auf den Arbeiten KRETSCHMERS und CONRADS.
Ein eindrückliches Beispiel für die Wichtigkeit, die der Typisierung heute zukommt, wird zurzeit in England auf dem Gebiete der Unfallaufklärung und Unfallprophylaxe im Autoverkehr gegeben.
Das Road Research Laboratory in Crowthorne hat sich die Aufgabe gestellt, das Fahrverhalten durch wissenschaftlich einwandfreie Untersuchungen zu objektivieren, um schliesslich Wege zu finden, das Verhalten der nicht zuverlässigen Autofahrer zu verbessern[45].
Durch empirische Untersuchungen auf einer 15-Meilen-Strecke gelangte das Crowthorne-Laboratory zu einer Unterscheidung von vier Typen des Autofahrers, nämlich einem zuverlässigen Typ (Z), einem unzweckmässig reagierenden Typ (U), einem dissoziiert-

aktiven Typ (DA), und einem dissoziiert-passiven Typ (DP). Der U-Typ ist sich, wie der Z-Typ, während des Fahrens aller relevanten Vorgänge und Erscheinungen voll bewusst. Von Zeit zu Zeit trifft er aber eine falsche Entscheidung, die ganz oder beinahe zu einem Unfall führt. Er blickt oft in den Rückspiegel, überholt etwa gleich oft wie er überholt wird und führt ab und zu ein durch die Situation nicht gebotenes Manöver aus. Demgegenüber ist sich der DA-Typ beim Fahren nicht aller Vorgänge und Erscheinungen bewusst oder trägt nur einem Teil der aufgenommenen Informationen Rechnung und trifft deshalb von Zeit zu Zeit eine falsche Entscheidung. Er benützt den Rückspiegel wenig, überholt sehr häufig, geht Risiken ein und führt gelegentlich unzweckmässige Manöver durch. Auch der DP-Typ trifft von Zeit zu Zeit eine falsche Entscheidung, weil er sich nicht aller Vorgänge und Sachverhalte bewusst ist. Er wird sehr oft überholt und führt gelegentlich ein sinnloses Manöver durch.

Von 200 unausgewählten beobachteten Fahrern wurden 70% dem Z-Typ zugeteilt, 4% dem U-Typ, 8% dem DA- und 18% dem DP-Typ. Durch diese Typisierung wollen die Forscher in Crowthorne eine Verbesserung des allgemeinen Fahrverhaltens ermöglichen. Falls die drei nicht zuverlässigen Typen in ihrem Verhalten gebessert werden können, müssten sie, nach Feststellung ihres Typs, auf das Fehlerhafte an ihrer Fahrweise aufmerksam gemacht werden, und ein speziell ausgebildeter Instruktor müsste ihnen helfen, ihre Mängel zu überwinden. In einer weiteren Etappe soll herausgefunden werden, ob die nicht zuverlässigen Typen auch mit Hilfe von «Papier-und-Bleistift-Tests» erfasst werden können.

Anhang

Mit dieser Übersicht ist natürlich das Gebiet der psychologischen Typen nicht erschöpft. KAMBOUROPOULOU[46] (1926) z.B. findet zwei ernstgemeinte humoristische Typen, d.h. Typen des Humors. Oder man denke nur an Beispiele der Reklame: «Sind Sie der Gauloise-Typ?» Trinken Sie Puschkin «für harte Männer»? Sind Sie der «real He-Man type»? Welchem Typ des Pfeifenrauchers gehören Sie an: dem Einsamen, dem Intellektuellen, dem Poeten, dem männlichen oder dem leidenschaftlichen Typ[47]?

4. Sozial-Typologien

Sozialanthropologen vor allem interessieren sich für die Frage, ob und wie die Zugehörigkeit zu einer bestimmten sozialen Schicht (oder, allgemeiner, zu einem bestimmten gesellschaftlichen Kontext) einen Einfluss habe auf die Konstitution des Individuums, und umgekehrt, ob und wie die Konstitutionsmerkmale eines Individuums dieses einer bestimmten Schicht zuordnen. Anders formuliert lautet die Frage: Besteht eine Wechselwirkung zwischen Konstitution (bzw. einzelner Konstitutionsmerkmale) und Schichtzugehörigkeit? Gibt es typische Konstitutionsmerkmale von Mitgliedern einer bestimmten Schicht?

Trotz der Aktualität dieser Fragestellung gibt es nur wenige Untersuchungen dazu, wohl nicht zuletzt deshalb, weil umfangreiche Erhebungen im Rahmen verschiedener Wissenschaftsgebiete nötig wären (Psychologie, Anthropologie, Soziologie).

Immerhin wurde noch im letzten Jahrhundert die erste Arbeit auf diesem Gebiet durchgeführt. In seinem geradezu genialen Ansatz teilte PFITZNER (1899)[1] die von ihm untersuchten Spitalleichen in drei Begräbnisklassen ein. Diese entsprachen drei Sozialschichten. Die so erhaltenen Gruppen wurden anthropometrisch untersucht und verglichen. So gelangte PFITZNER zu Sozialtypen. – Für die obern Schichten, die mit diesem Verfahren nicht erreicht wurden, verglich PFITZNER Hutgrössen mit der (als Indikator für die soziale Schicht angenommenen) Preislage des Hutes. Trotz den primitiven Untersuchungen gelang es, deutliche Unterschiede der Körperform der verschiedenen Sozialschichten nachzuweisen.

Spätere Untersuchungen auf diesem Gebiet wurden durchgeführt von NICEFORO (1910), VON EICKSTEDT (1937) und SCHWIDETZKY (1938–1950)[2].

Nach der Vorstellung dieser frühen Forscher drängt sich nun eine Umschreibung des Begriffs des Sozialtypus auf wie sie in neuester Zeit von JÜRGENS[3] gegeben wurde.

JÜRGENS' *Begriffsbestimmung des Sozialtypus (1965)*

«Praktisch (und simplifiziert) gesehen gestaltet sich die Typenfindung in der Sozialtypologie dergestalt, dass eine Population nach einem festgelegten sozialwissenschaftlichen Prinzip in verschiedene Gruppen gegliedert wird; für diese Gruppen wird die biologische Beschaffenheit bestimmt. Ihr Durchschnittswert wird als Sozialtypus bezeichnet. Der Sozialtypus ist also ein Durchschnittstypus ...»

«Der an der Entstehung des Sozialtypus entscheidend beteiligte sozialbiologische Mechanismus ist der Vorgang der Siebung ... Die Siebung setzt bei den verschiedenen Erbvarianten an ... Im Zusammenhang mit der Sozialtypologie interessiert uns vor allem die soziale Siebung, d.h. also die siebende Wirkung sozialer Vorgänge, die zu einer Aufgliederung der Population ... führt.» Diese Aufgliederung besteht in der Einordnung in verschiedene soziale Gruppen. Bei diesem Vorgang dienen bestimmte (gewählte) erbliche Eigenschaften als Siebe. Bei der Siebung werden aber bestimmte weitere Merkmale mitgesiebt; oft sind es diese, die als besonders typisch erscheinen für einen bestimmten Sozialtypus. – Ein Beispiel soll dies zeigen: Als Sieb für den Gelehrtentypus diene der I.Q. Mitgesiebt werden in diesem Fall Merkmale wie grosses Gehirn, langer Kopf, hohe Stirn, grosser Körper, frühe Glatzenbildung u.a. Es lassen sich nun Korrelationen aufzeigen, die vom siebungswichtigen Merkmal zu den mitgesiebten führen, in unserem Beispiel etwa: Geistige Leistung (I.Q.) – Hirngrösse – Kopfgrösse – Körpergrösse usw. Während der hohe I.Q. sozialtypisch ist, ist es die Körpergrösse nicht: Lastträger sind ebenfalls besonders gross.

JÜRGENS fasst die Entstehung der Sozialtypen wie folgt zusammen: «Jeder Eintritt in eine soziale Gruppe ... ist mit einem Siebungsvorgang verbunden, der geeignete Individuen, d. h. Personen mit der Gruppenwelt angepassten Eigenschaften, durchlässt, andere aber abstösst. Die gesiebten Eigenschaften selbst, vor allem aber die mit ihnen genetisch korrelierten (mitgesiebten) Merkmale bilden dann den biologischen Typus dieser Gruppe. Dieser biologische Typus ist der gesuchte Sozialtypus.»

Bevor ein Mensch überhaupt geboren wird, ist er schon gesiebt: Seine Eltern stammen aus einer bestimmten Sozialschicht, in der Regel beide aus der gleichen. Die Variationsbreite der Erbmerkmale bewegt sich also in einem bestimmten Rahmen, ungefähr dem der Sozialschicht der Eltern. Dies stimmt um so besser, je mehr sich der Vorgang der Paarung aus der gleichen Schicht wiederholt.* Wird nun ein Individuum mit nach den Vererbungsgesetzen konstellierten Erbmerkmalen geboren, so durchläuft es bald ein erstes grosses Sieb: die Schule, in der eine Siebung vor allem nach der geistigen Begabung erfolgt. Die Berufsausbildung und der Beruf selbst sind weitere solche Siebe, die nach verschiedenen Gesichtspunkten einteilen.

Die Siebung erfolgt also z.B. nach folgendem Schema⁴:

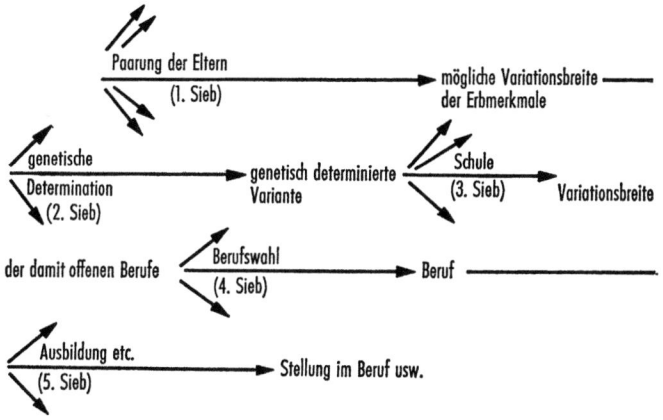

Es handelt sich, wie gesagt, um beliebig angelegte Siebe, die Erbmerkmale trennen und gruppieren.

JÜRGENS gibt als Beispiel eine erste, grobe Einteilung der Bevölkerung in fünf soziale (Begabungs-)schichten**:

Die sozialen Begabungsschichten nach JÜRGENS⁵

Schicht:	Beispielsberuf:	Bildungsvoraussetzung:
A soziale Oberschicht	Arzt, Regierungsrat	Hochschulstudium
B gehobene Mittelschicht	Ingenieur, Regierungsinspektor	Abitur, höhere Fachschule
C Mittelschicht	Handwerksmeister, Einzelhandelskaufmann	Mittlere Reife
D gehobene Grundschicht	Facharbeiter, Beamter des einfachen Dienstes	Volksschulabschluss
E Grundschicht	Hilfsarbeiter	Volksschule nicht abgeschlossen, Hilfsschule

* Als Beispiel soll in Gedanken bei jedem «Sieb» *der I.Q. als Erbmerkmal* durchgespielt werden.
** Bezieht sich auf deutsche Verhältnisse.

Die Sozialtypologie ist wie erwähnt, trotz ihrer äusserst grossen Bedeutung, noch wenig entwickelt. JÜRGENS weist in seiner Arbeit wiederholt auf diese Tatsache hin und zeigt auch, weshalb die Sozialtypologie von grösster Wichtigkeit ist bzw. sein sollte. Die vor allem durch die Industrialisierung erreichte Öffnung der Siebungspforten (Anliegen des Sozialismus) bewirkt, dass jeder Mensch die Möglichkeit hat, in die für ihn richtige soziale Stellung zu gelangen. Es stehen ihm theoretisch alle Siebe offen. Er wird aber entsprechend seinen Fähigkeiten gesiebt und wird so einer bestimmten sozialen Schicht zugeteilt. Er heiratet in der Regel innerhalb der betreffenden Schicht. So entstehen mit der Zeit reinrassig-gezüchtete Typen einer bestimmten Sozialschicht. Damit aber gelangen wir zu neuen starren Klassen, deren Mitglieder kaum noch die Schichtenzugehörigkeit wechseln können. Diese neuen Schichten sind nicht nur – wie die alten – sozial abgesetzt, sie sind darüber hinaus auch in ihrer Biologie vereinheitlicht. Da gleichzeitig die alten Rassen mehr und mehr verschwinden, entstehen (bei fortdauernder Entwicklung wie jetzt) eigentliche Sozialrassen. Damit aber wird unsere gegenwärtige demokratische Gesellschaftsordnung mehr als fragwürdig, weil die Mitglieder der verschiedenen Sozialrassen nicht mehr die gleichen Chancen haben können.

Vor allem aus den oben erwähnten Überlegungen ist zu hoffen, dass auf dem Gebiet der Sozialtypologie weitere Untersuchungen durchgeführt und nötigenfalls auch die sich daraus ergebenden Konsequenzen gezogen werden.

5. *Philosophische Typologien*

In Kapitel 3 (s. Seite 90) wurde darauf hingewiesen, dass es schwierig ist, eine genaue Grenze zu ziehen zwischen mehr philosophisch und mehr psychologisch begründeten Typologien. Im Gegensatz zu jenem Kapitel soll hier der Kreis der behandelten Typologien eng gefasst sein.
Bekannte Arbeiten auf dem Gebiet der philosophischen Typologien sind diejenigen SCHILLERS[1] und NIETZSCHES[2]. Sie beziehen sich zwar in erster Linie nur auf Dichter (SCHILLER) und auf Künstler (NIETZSCHE), werden hier jedoch wegen ihrer Bedeutung für die Menschenkunde allgemein und als Grundlage späterer Arbeiten* trotzdem dargestellt.
Mitten in den ästhetisch-philosophischen Untersuchungen suchte SCHILLER sich Klarheit zu verschaffen über die Berechtigung seiner eigenen dichterischen Wesensart. Die Antwort auf alle ihn bedrängenden Fragen gibt er in der grundsätzlichen Abhandlung *Über naive und sentimentalische Dichtung*[3].

Die Typen SCHILLERS

A Die Dichtertypen
Durch die Kultur sind die Menschen aus einfachen Naturwesen zu komplizierten Vernunftwesen geworden, in denen bei Betrachtung der Natur ein sehnsüchtiges Naturgefühl entsteht. Es gibt deshalb zwei Arten von Dichtern: der naive, der Natur ist und der sentimentale, der die verlorene Natur sucht.

a) Der naive Dichter
Der naive Dichter ist Natur; die Natur trägt über die Kunst den Sieg davon. Sein Werk erscheint wie ein Naturerzeugnis. Er ist das Werk, und das Werk ist er. Der naive Dichter stellt eine Idee dar. Er lebt frei, natürlich, unkundig der konventionellen Gesetze. Naiv ist jedes wahre Genie, denn nur durch die Einfalt kann es über die verwickelte Kunst triumphieren. Auf dem Schein des Naiven beruht die Macht des weiblichen Geschlechts, und der naiven Denkart entspringt die Grazie, der naive Ausdruck sowohl in Worten als auch in Taten.
Naiv waren vor allem die Griechen (HOMER), dann auch die französischen Dichter (MOLIÈRE); aber auch SHAKESPEARE und GOETHE.

b) Der sentimentalische Dichter
Der sentimentalische Dichter sucht Natur. Das sentimentalische Naturgefühl, das Sehnen nach dem Verlorenen, gleicht dem Gefühl eines Kranken für die Gesundheit. Der sentimentalische Dichter reflektiert über den Eindruck, den die Gegenstände auf ihn machen, und nur auf jene Reflexion ist die Rührung gegründet, in die er selbst versetzt wird und uns versetzt. Sentimentalisch waren vor allem die zu SCHILLERS Zeit modernen Dichter, aber auch HORAZ und ARIOST.

B Der Realist und der Idealist
Von den beiden besprochenen Dichterarten sondert SCHILLER das Poetische ab und deckt im Gegensatzpaar Realist-Idealist einen sehr merkwürdigen psychologischen Antagonismus unter den Menschen in einem sich kultivierenden Zeitalter auf.

a) Der Realist
Der naive Dichter ist Realist. Er lässt sich durch die Notwendigkeit der Natur bestimmen. Sein Streben geht nach dem Ganzen und dem All der Erfahrung, aber er erreicht höchstens eine komparative Allgemeinheit. Der gemeine Menschenverstand des Realisten zeigt sich auch in seinem Handeln. Aus dem einzelnen Falle schöpft er die Regel seines Urteils, aus einer innern Empfindung die Regel seines Tuns; aber mit glücklichem Instinkt weiss er von beiden alles

---

* Speziell auch der Typologie JUNGS (s. Seite 91).

Momentane und Zufällige zu scheiden. Er begeht schwerlich Fehler, nur hat er auf Grösse und Würde keinen Anspruch. Er ist weniger edel, aber vollkommener als der Idealist. Folgt der Realist nur den Launen seiner Einbildung, so wird er zum Phantasten, der Karrikatur der Realisten.

b) Der Idealist
Der sentimentalische Dichter ist Idealist. Er lässt sich durch die Notwendigkeit der Vernunft bestimmen, aus der er seine Erkenntnisse und Motive schöpft. Er ist aber nicht mit einzelnen bedingt gültigen Erkenntnissen zufrieden, sondern sucht die Wahrheiten, die nichts mehr voraussetzen. So verliert er aber oft an Einsicht, was er an Übersicht gewinnt. Der Idealist vermag nichts, als insofern er begeistert ist. Dann aber vermag er um so mehr. Fragt der Realist, wozu eine Sache gut ist, so fragt der Idealist, ob sie gut ist. Er sucht zu veredeln, was er liebt; seine politische Tendenz ist die Freiheit, während sich der Realist zum Wohlstand hingezogen fühlt. Der Idealist ist deshalb edler, aber ungleich weniger vollkommen.

NIETZSCHES *Typologie des Künstlers*

Mit dem Gegensatzpaar des Apollinischen und Dionysischen erfasst NIETZSCHE zunächst zwei einander entgegengesetzte künstlerische Mächte, die aus der Natur selbst, ohne Vermittlung des menschlichen Künstlers, hervorbrechen. Er bezeichnet damit unmittelbare Kunstzustände der Natur, welche die Griechen in zwei deutlichen Gestalten ihrer Götterwelt darstellten. Diesen Kunstwelten gegenüber ist aber jeder Künstler Nachahmer und je nach der Ausgeprägtheit der Kunsttriebe in ihm gehört er zum einen oder zum andern Künstlertypus. NIETZSCHE schliesst also in seiner Unterscheidung zwei Typen von Künstlern ein, denen er noch einen dritten, einen Mitteltypus, beireiht. In erweitertem Sinne erfasst das Gegensatzpaar schliesslich den Menschen schlechthin, «zwei Grundtypen geistiger Welthaltung»[4], deren Bedeutung als psychologische Prinzipien von JUNG hervorgehoben wurde.

A Der apollinische Traumkünstler
Der apollinische Trieb erzeugt den mit dem Traum vergleichbaren Zustand. In der Erzeugung der Traumwelten ist jeder Mensch voller Künstler. Bei den Griechen war die Notwendigkeit der Traumerfahrung in Apollo ausgedrückt: Apollo als Gott aller bildnerischen Kräfte, zugleich die wahrsagende Lichtgottheit, Gott des Masses und der gebändigten Gefühle, den schönen Schein der innern Phantasiewelt beherrschend, Apollo, das herrliche Götterbild des principii individuationis. Nach dieser Welt strebt der apollinische Künstler, nach einer «Wahrnehmung der innern Bilder der Schönheit, des Masses, der in Proportionen gebändigten Gefühle[5]». Er sucht den Zustand der Introspektion, ist also nach JUNG introvertiert. «Apollinisch ist das Streben nach Klarheit, Harmonie und Ordnung, nach rationaler Beherrschung der Welt im Mass und schliesslich nach der Ruhe im Wandellosen[6].» Die typische apollinische Kunstform ist deshalb die plastische Kunst. Der apollinische Typ entspricht dem naiven Typ SCHILLERS. Als ausgeprägten Vertreter dieses Typus führt NIETZSCHE vor allem HOMER an.

B Der dionysische Rauschkünstler
Den dionysischen Trieb vergleicht NIETZSCHE mit dem Verlangen nach dem Rausche. Im Rausch vollzieht sich die Befreiung des schrankenlosen Triebes, das «Losbrechen der ungezügelten Dynamis tierischer und göttlicher Natur[7]». Das Individuelle wird aufgelöst in die kollektiven Triebe und Inhalte. Das principium individuationis zerbricht. Singend und tanzend umringt der Chor der Satyrn den Wagen des Dionysos, Panther und Tiger begleiten ihn. JUNG erklärt diese dionysische Expansion als Verschmelzung mit dem kollektiv Unbewussten; der dionysische Künstler ist extravertiert. «Dionysisch ist das irrationale, dunkle Drängen nach voller Lebensverwirklichung im Überschwang, rauschhafte Hingabe an das Werden[8].» Die typische dionysische Kunstform ist entsprechend die Musik. Der dionysische Künstler entspricht SCHILLERS sentimentalischem Typus.

C Der Rausch- und Traumkünstler

Diesen dritten Typus beschreibt NIETZSCHE nur am Rande. Es ist der Künstler, der in der dionysischen Trunkenheit und mystischen Selbstentäusserung, einsam und abseits von den schwärmenden Chören niedersinkt und dem sich nun durch apollinische Traumeinwirkung sein eigener Zustand, das heisst, seine Einheit mit dem innersten Grunde der Welt in einem gleichnisartigen Traumbilde offenbart. Doch ist es gerade dieser Typus, welcher das griechische Drama geschaffen hat, jene Verflechtung von Apollinischem und Dionysischem, in welcher NIETZSCHE die vollkommenste Entwicklung der beiden Triebe sieht.

JASPERS' Psychologie der Weltanschauungen[9] liefert philosophische Grundlagen (u.a. Typen der Weltanschauungen, d.h. Arten der Weltanschauung), auf welchen eine ausführliche philosophische Menschentypologie aufgebaut werden könnte. JASPERS selbst führt dies aber nicht durch, abgesehen davon, dass er gleichsam mehr zufällig einige von einem einzigen Gesichtspunkt ausgehende Typologien entwickelt.

So unterscheidet er Philosophentypen:
– den schauenden, kontemplativen Philosophen;
– den substantiellen, rationalen Denker;
– den leeren, rein formalen Denker;
– den ordnenden, systematisierenden Philosophen.

Unter andern Gesichtspunkten sieht JASPERS drei Typen von Lehrern der Philosophie:
– den Lehrer bestimmter Prinzipien;
– den Lehrer der Totalität des Lebens;
– den Propheten indirekter Mitteilung.

Mehr beiläufig erwähnt er zwei allgemein menschliche Typen:
– den Opportunisten;
– den anständigen Substanzarmen.

Wirkliche philosophische Typologien, mit gewollter Geltung für alle Menschen, sind einmal die Arbeiten von ALLPORT und VERNON[10] und von STÖTZEL[11], der sechs Weltanschauungstypen beschreibt (theoretischer, ökonomischer, ästhetischer, sozialer, religiöser, politischer Mensch) und dann besonders diejenige SPRANGERS[12], die durch die faktorenanalytischen Untersuchungen HOFSTÄTTERS[13] bestätigt wurde.
Wie STÖTZEL unterscheidet SPRANGER sechs Lebensformen, denen sechs Grundtypen der Individualität entsprechen. Bei jedem der Typen überwiegt eine der Lebensformen, während die andern dieser untergeordnet und gleichsam von ihr geprägt sind.

Die idealen Grundtypen der Individualität von SPRANGER

A Der theoretische Mensch
sucht die Gegenständlichkeit jeglichen Seins durch objektives Erkennen zu erfassen. Die allgemeine gegenständliche Gesetzlichkeit ist sein Ziel. Er verzehrt sich als physisches Wesen zugunsten der absoluten Wahrheit. Er lehnt Intuition als Mittel der Erkenntnis ab.
Der theoretische Mensch ist affektlos, ein Intellektualist und ausgesprochener Individualist. Für ihn ist die Welt zeitlos. Gegenüber rein praktischen Aufgaben ist er hilflos.

B Der ökonomische Mensch
ist interessiert an der Nützlichkeit der Dinge. Für Zweckfreies hat er kein Verständnis. Da aber das Wissen um das Nützliche ein immer grösserer Ausschnitt des zweckfreien Wissens wird, hat der ökonomische Typ einen wirtschaftlichen Verstand.

Der ökonomische Typ ist ein ausgesprochener Egoist. Was zählt, das ist sein Leben. Seine rationale, praktische Klugheit bewirkt Urteilsschärfe, Geistesgegenwart, Erfindungsgabe, Entschlussfähigkeit, Geschicklichkeit. Er hat ein nahes Verhältnis zur Alltagswirklichkeit.

Ein armer ökonomischer Mensch kann zum Geizhals werden, ein reicher zum sinnlosen Verschwender.

C Der ästhetische Mensch

formt alle seine Eindrücke zum Ausdruck. Dem ästhetischen Typ liefert die Umwelt Eindrücke, sein eigenes Ich fügt ihnen ein aneignendes Gefühlskolorit bei. Für den ästhetischen Menschen erhalten die Erlebnisse und Gefühle mit einem Minimum logischer Reflexion ihre Bedeutung. Dies ist der klassische Mensch, ein Mensch von innerer Form. Er ist der schauende Typ, das Nützliche ist für ihn belanglos.

Der ästhetische Mensch hat keine realistische Menschenkenntnis. Als Individualist ist er sich selbst genug, zeichnet sich aus durch eine liberale Einstellung, ist oft Pantheist. Das bestimmende Motiv für ihn ist die Liebe zur Form, der Stil.

D Der soziale Mensch

hat als organisierendes Prinzip des ... Lebens die soziale Einstellung, die in ihrer höchsten Entfaltung Liebe ist. Diese Liebe kann einem oder mehreren Menschen gelten. Sie beruht nicht auf rationaler Zwecküberlegung und gilt nicht dem Reiz, der Schönheit und der Form (ästhetischer Mensch), sondern der Seele (eines andern) um ihrer blossen Wertmöglichkeiten willen. In diesem Umfassen anderer findet der soziale Mensch den letzten Wert des eigenen Wesens, d.h., er lebt nicht unmittelbar durch sich selbst, sondern durch andere.

Die sozialen Typen können eingeteilt werden in Liebesnaturen und liebesbedürftige Naturen. Der soziale Mensch ist treu. Die Wissenschaft enthält für ihn zu viel Sache und zu wenig Seele. Auch ist der soziale Typ ein schlechter Wirtschafter. Der soziale Geist führt zum Kommunismus und – vom Gesichtspunkt des Rechtsstaates – sogar zum Anarchismus.

E Der Machtmensch

... stellt alle Wertgebiete des Lebens in den Dienst seines Machtwillens. Sein Motiv ist also der Wille, den andern überlegen zu sein. Für den Machtmenschen wird das, was er will, zur Wahrheit. Reichtum ist Macht, deshalb strebt der Machtmensch auch nach Reichtum. – Um aber wirklich Macht zu haben, muss er seiner selbst mächtig sein: Er hat die innere Freiheit. Der Machtmensch zeichnet sich aus durch Selbstbejahung, Vitalität, Daseinsenergie, Phantasie und Prunksucht. Er ist nicht objektiv, sondern rhetorisch. Der Machtmensch ist oft ein ausgesprochener Menschenverächter.

Ein negativer Machtmensch wäre ein Gleichheitsfanatiker oder ein resignierender Machtmensch.

F Der religiöse Mensch

ist auf der Suche nach dem höchsten Wert des geistigen Daseins. Er ist ganz auf das religiöse Erleben eingestellt, ein Erleben also, in dem der Sinn der Welt nicht erkannt oder bewiesen, sondern offenbart wird.

SPRANGER unterscheidet drei Typen von religiösen Menschen:

– den immanenten Mystiker, von dem alle Lebenswerte in positive Beziehung zum höchsten Wert gesetzt werden,

– den transzendenten Mystiker, der diese Lebenswerte in negative Beziehung zum höchsten Wert bringt, und

– die gebrochene (dualistische) Natur, der die Lebenswerte z.T. positiv, z.T. negativ bewertet.

Der immanente Mystiker sucht jedes Gebiet bis ins Unendliche zu vollenden. Er ist eine faustische Natur, enthusiastisch, energisch, unabhängig und voller Lebensbejahung.

Für den transzendenten Mystiker ist jedes geistige Organ unzulänglich um den letzten Sinn zu erfassen. Er verneint deshalb die Welt, ist Ästhetiker, gegen Wissenschaft und Kunst, in der Gesellschaft Anarchist.

Selten finden wir diese Extremtypen. Der Zwischentyp, der in allen Schattierungen vorkommt, bejaht und verneint zugleich jeden der Lebenswerte, je nachdem er ihn als Weg zu Gott oder als irdenes Gefäss ansieht.

SPRANGERS Typen sind zeitlose Idealtypen auf kultur-philosophischer Grundlage, die als Schemata oder Normalstrukturen an die Erscheinungen der historischen und gesellschaftlichen Wirklichkeit angelegt werden sollen. Das Buch Lebensformen bringt eine Beschränkung auf Grundtypen; Mischformen sind beiseite gelassen.
SPRANGERS Arbeit gründet sich auf die Weltanschaungs-Typen (d.h. Arten der möglichen Weltanschauung) DILTHEYS [14].

Etwas anders geartet sind die Typen, die ORTEGA Y GASSET [15] (allerdings wenig ausführlich, mehr als Möglichkeit) beschreibt.
Er spricht von Typen mit einem einer bestimmten Epoche entsprechenden Aufbau der Seele. Der seelische Typus des 18. Jahrhunderts wäre z.B. durch sein Phrasendenken charakterisiert, derjenige der Wende des 19. zum 20. Jahrhunderts mehr durch sein Bestreben, in allem die nackte Wirklichkeit zu suchen. So könnten für Menschen einer bestimmten Zeit Koeffizienten der Unzeitgemässheit ihrer seelischen Verfassung aufgestellt werden, je nach deren einer bestimmten Epoche entsprechenden Art. An anderer Stelle hingegen findet ORTEGA Y GASSET einen ausgesprochen modernen Menschentyp: den des zufriedenen jungen Herrn (der auch eine zufriedene junge Dame sein kann). Dieser junge Herr ist ein Mensch, der zur Welt gekommen ist, um das zu tun, wozu er Lust hat. Das kann er, weil er erbt, d.h. nichts selbst erwirbt, und weil er jedem Problem, jeder Auseinandersetzung ausweicht. Allerdings hat das zur Folge, dass sich dieser in einer allzugut eingerichteten Welt geborene Typ auszeichnet durch einen Mangel an Echtheit, der fast sein ganzes Wesen durchdringt.

6. Anhang

6.1. Typen in der Literatur

Es ist geradezu charakteristisch für einzelne Epochen, dass ihre Dichter Individuen darstellten, während die Literatur anderer Epochen Typen beschrieb. Dies ist z.B. ein wesentlicher Unterschied zwischen Romantik (Individuen) und Klassik (Typen). Man denke hier u.a. an GOETHE, welcher literarische «Urtypen des Menschen» gestaltete, «des faustischen, des sittlichen Menschen (Iphigenie, Ottilie), des Dichters (Tasso) und Politikers, des Künstlers überhaupt, des sich-bildenden und gebildeten Menschen (Wilhelm Meister), des liebenden und entsagenden Menschen, ... des Bürgers und Städters, des Weltmannes und Edelmannes, des Freundes und Erziehers, der Schwester und des Bruders, des Vaters und der Tochter, des deutschen und des griechischen Menschen...»[1] Unter den Franzosen ist LA BRUYÈRE[2] zu erwähnen, der typische Menschen und ihr Verhalten beschreibt. Als Beispiel sei der Arme und der Reiche angeführt, denen er typische psychische Eigenschaften zuordnet.

Bekannter sind die Dramen über typische Menschen von MOLIÈRE wie etwa L'avare und Le malade imaginaire.

PORTMANN[3] zeigt zwei literarische Konstitutionstypen am Beispiel von CERVANTES' Don Quijote und Sancho Pansa. Don Quijote ist der lange Dürre, der in einer weltfernen Vorstellungswelt lebende Ritter, zu seinen Taten nur durch die Macht seiner Einbildungskraft fähig. Sancho Pansa hingegen ist der kleine dicke Typ, der fest auf der Erde steht und sich in allen Lebenslagen zurecht finden kann.

Als moderne literarische Typologie ist HÄRRIs Buch *Schaans Zeitgenossen*[4] zu nennen. Diese literarischen Typen sind nicht wissenschaftlich. Darin liegt ihre Bedeutung: HÄRRI beschreibt und skizziert Menschentypen des Alltags, wie sie uns allen begegnen. Der Leser sagt sich immer wieder: Den kenn ich ja auch! Mit wenigen prägnanten Worten und je einer Skizze werden Schaans Zeitgenossen vorgestellt. Schaan ist gleichsam der rote Faden, dessen Leben die einzelnen Begegnungen verbindet.

HÄRRI beschreibt 74 Personen, von den Grosseltern Schaans über seine Freunde, Lehrer, Zufallsbekannte bis zu Aya, die Begleiterin, die als Individuen erscheinen, aber eigentlich Typen darstellen. Es handelt sich hier um eine Typologie, die auf Beobachtung der Mitmenschen und deren intuitiver Typisierung beruht.

Zahlreiche Typisierungen finden wir in der biographischen Literatur. OSTWALD[5] unterscheidet zwei Typen grosser Männer: den klassischen und den romantischen Mann. In seiner *Tragischen Literaturgeschichte* stellt MUSCHG[6] eine Typologie der Dichter auf; seine Typen sind z.B. der Heilige, der Seher, der poète maudit, der Vagant usw.

Andere Dichter schufen eigentliche Typologien oder Arbeiten, die trotz ihres literarischen Wertes nicht als nur-literarische Typologien bezeichnet werden können, da sie sich mit fundamentalen geisteswissenschaftlichen Problemen beschäftigen (siehe z.B. SCHILLER, Seite 121).

6.2. Typen in der Malerei

Zahlreiche Maler versuchten, ihren Menschengestalten typische Züge zu geben, d.h. ein Äusseres, welches einem typischen Charakter entsprach. Dabei entstanden oft Meisterwerke, die mehr aussagen als die noch so ausführliche Aufzählung von typischen körperlichen und seelischen Korrelationen.

Als bekanntes und berühmtes Beispiel sei ALBRECHT DÜRERS Apostelbild erwähnt, worin DÜRER seinen vier Aposteln ein Aussehen und eine Haltung gibt, die den aus Bibel und Überlieferung bekannten Charaktereigenschaften, welche gleichzeitig die vier alten Temperamente darstellen, entsprechen sollen.

Als weiteres Beispiel seien die zahlreichen Christusgemälde angeführt. Es dürfte schwer fallen, CHRISTUS als kleinen, eher rundlichen Mann abgebildet zu finden. Dies zeigt, dass die Beschreibung CHRISTI einem bestimmten Körperbautyp entspricht.

Bibliographie

zu 0. Allgemeines (S. 13-22)

A Zitierte Literatur

[1] GEHLEN, A.: *Der Mensch: Seine Natur und seine Stellung in der Welt*, 4. Aufl. (Bonn, 1950).
[2] SALLER, K.: *Konstitutionstherapie in neuer Sicht: Abriss einer anthropologischen Medizin* (Stuttgart, Enke, 1960).
[3] SCHLEGEL, W.: *Körper und Seele: Eine Konstitutionslehre für Ärzte, Juristen, Pädagogen und Theologen* (Stuttgart, Enke, 1957).
[4] *Fischer-Lexikon*, Vol. 6 *(Psychologie)*, (Frankfurt a. M., Fischer, 1957).
[5] *Der Grosse Duden: Fremdwörterbuch* (Mannheim, Duden, 1960).
[6] *Fischer-Lexikon*, ed. cit.
[7] *Fischer-Lexikon*, Vol. 15 *(Anthropologie)*, (Frankfurt a. M., Fischer, 1959).
[8] SPIETH RUDOLF: *Der Mensch als Typus* (Stuttgart, Curt E. Schwab, 1949).
[9] PORTMANN ADOLF: *Biologische Fragmente zu einer Lehre vom Menschen*, 2. Aufl. (Basel, 1951).
[10] Siehe BUYTENDIJK, F. J. J.: *Allgemeine Theorie der menschlichen Haltung und Bewegung* (Berlin, 1956).
[11] Siehe KIENER FRANZ: *Hand, Gebärde und Charakter* (München, 1962).
[12] PORTMANN ADOLF: *Don Quijote und Sancho Pansa: Vom gegenwärtigen Stand der Typenlehre* (Basel, Reinhardt, 1958).
[13] SCHWIDETZKY, ILSE: *Das Menschenbild der Biologie* (Stuttgart, Fischer, 1959).
[14] SALLER, K.: *ed. cit.*

B Weitere Literatur

BERGFELD: *Der Begriff des Typus: Eine systematische und problemgeschichtliche Untersuchung* (Bonn, Röhrscheid, 1933).
BODA, V.: Persönlichkeitsforschung und Typenforschung, *Arch. ges. Psychol.*, Vol. 101 (1938).
EIGNER, A.: Zur Theorie des Typusbegriffes, *Z. Psychol.*, Vol. 151 (1952).
FISCHER, G. H.: Das System der Typenlehren, *Z. angew. Psychol. und Charakterkunde*, Vol. 56 (1939), S. 82-103.
GRIMM, HANS: *Einführung in die Anthropologie* (Jena, Fischer, 1961).
HAVICE, WEBSTER, DORIS: *Personality Typing: Uses and Misuses* (Ann Arbor, Univ. Microfilms, 1951).
HEMPEL und OPPENHEIM: *Der Typusbegriff im Lichte der neuen Logik* (Leiden 1936).
HEYDE, E.: Typus: Ein Beitrag zur Typologik, *Studium Generale*, Vol. 5 (1952), S. 235-247.
— Typus: Ein Beitrag zur Bedeutungsgeschichte des Wortes Typus, *Forsch. und Fortschritt*, Vol. 17 (1941), S. 220-223.
MCKINNEY, JOHN C.: *Constructive Typology and Social Theory* (New York, Appleton-Century-Crofts, 1966).
MEILI, R.: Zur Kritik des Typenbegriffes, *Schweiz. Arch. Neurol. und Psychiat.*, Vol. 48, S. 82.
STRUNZ, K.: Zur Methodologie der psychologischen Typenforschung, *Studium Generale*, Vol. 4 (1951), S. 7.
VOGEL, CH.: Der Typus in der morphologischen Biologie und Anthropologie in: Jürgens/Vogel, *Beiträge zur menschlichen Typenkunde* (Stuttgart, Enke, 1965).
WELLEK, A.: Typus und Struktur, *Arch. ges. Psychol.*, Vol. 100 (1938).
WINTHORP, H.: The fundamental problems of biotypology, *J. genet. Psychol.*, Vol. 31 (1944), S. 151-177.

zu 1. Historischer Abriss der Konstitutions-Typologien (S. 23-31)

A Zitierte Literatur

[1] Die Angaben dieses Kapitels stammen zu einem grossen Teil aus:
KLOOS, G.: *Die Konstitutionslehre von C. G. Carus* (Basel/New York, Karger, 1951).
Zusätzliche Informationen stammen aus folgenden Werken:

Fischer Lexikon, Vol. 6 (*Psychologie*), hrsg. von P. R. Hofstätter (Frankfurt, 1957).
Handbuch der Psychologie, Vol. 4, hrsg. von LERSCH et al. (Göttingen, Hogrefe, 1960).
JUNG, C. G., *Psychologische Typen,* 9. rev. Aufl. (Zürich, Rascher, 1960).
KAHN, F.: *Der Mensch, gesund und krank* (Zürich/Leipzig, A. Müller, 1940).
LAVATER, J. C.: *Physiognomische Fragmente,* ausgewählt und kommentiert von F. Märker (o. O., Heimeran, 1948).
MARTINY, M.: *Essai de Biotypologie humaine* (Paris, Teyronnet, 1948).
REMPLEIN, H., *Psychologie der Persönlichkeit,* 4. rev. Aufl. (München/Basel, Reinhardt, 1963).
[2] Tabelle aus: CONRAD, KLAUS: *Der Konstitutionstypus,* 2. Aufl. (Berlin/Göttingen/Heidelberg, Springer, 1963).

B Weitere Literatur

ARISTOTELES: *Die nikomachische Ethik* (Zürich, Artemis, 1951).
— *Vom Himmel – Von der Seele – Von der Dichtkunst* (Zürich, Artemis, 1950).
HIPPOKRATES: *On Ancient Medicine:* The Genuine Work of Hippokrates, trans. by F. Adams (New York, Wood, o. J.).
HUARTE, JUAN: *Prüfung der Köpfe zu den Wissenschaften,* übersetzt von G. E. Lessing (1752) (München-Allach, W. Fink, 1968).
IRWIN, J. R.: Galen on the Temperaments, *J. Gen. Psychol.,* Vol. 36 (1947), S. 45–64.
KELLER, LUDWIG: *Aristoteles und die moderne Psychologie* (Basel, Mors und Singler, 1927).
SAAVEDRA, A. M.: Hippokrates and the External Observation, (span.), *Medicina,* Vol. 44 (Mexiko, 1964), S. 181–184.
WALDEMAR, CHARLES: *Erfolg mit Menschenkenntnis: Die geniale Physiognomik Lavaters – Kunst der Menschenbehandlung* (Zürich, 1963).
WEHRLI, FRITZ (ed.): *Die Schule des Aristoteles,* 8 Bände (1944–1955).

zu 2.1. Geschlechtstypen (S. 32–33)

A Zitierte Literatur

[1] Nach LERSCH, PH.: *Vom Wesen der Geschlechter,* 3. Aufl. (München/Basel, o. J.).
[2] *Ibid.*
[3] Tabelle vereinfacht nach LERSCH, *ed. cit.*
[4] BAYLEY und BAYER, in: LINDEGÅRD, B.: Variations in human body build, *Acta psychiat. neurol. Scand.* (Kopenhagen, 1953).
[5] TANNER, J. M., in: LINDEGÅRD, *ed. cit.*
[6] WOLFF und STREGGERDA: *ibid.*
[7] REYNOLDS: *ibid.*
[8] EDWARDS: *ibid.*

B Weitere Literatur

DECOURT, JACQUES: Biotypology sexuelle, in: PENDE, N.: *Traité de Médecine biotypologique* (Paris, 1955).
ECKSTEIN, L.: *Die Sprache der menschlichen Leibeserscheinung,* 2. Aufl. (Leipzig, A. Barth, 1956).
HESTON, J. C.: A comparison of four masculinity-feminity scales, *Educ. psychol. Measmt.,* 8 (1948), S. 375–388.
HIRSCHFELD, M.: *Sexuelle Zwischenstufen* (Bonn, Marcus und Weber, 1918).
LIPMANN, O.: Psychische Geschlechtsunterschiede, *Z. angew. Psychol.,* Beiheft 14 (Leipzig, 1924).
MATHES, P.: Die Konstitutionstypen des Weibes, insbesondere der intersexuelle Typus, in: HALBAN-SEITZ: *Biologie und Pathologie des Weibes,* Vol. 3 (1924), S. 1.
MEAD, M.: *Male et femále* (New York, Morrow, 1949).
WEININGER, OTTO: *Geschlecht und Charakter: Eine prinzipielle Untersuchung* (Wien/Leipzig, 1922).

zu 2.2. *Rassetypen (S. 34–37)*

A Zitierte Literatur

[9] Firth, R.: *Human Types*, (New York/Toronto/London, New American Library, o. J.).
[10] z. B. bei Firth, *ed. cit.*
[11] Bessonet-Favre, C.: *La Typologie, Méthode d'observation des types humains* (Paris, Juven, 1910).
[12] Eickstedt von, E.: *Grundlagen der Rassenpsychologie* (Stuttgart, 1936).
— *Rassenkunde und Rassengeschichte der Menschheit* (Stuttgart, 1934).
[13] Guggisberg, C. A.: *Die Menschenrassen* (Bern, Hallwag, o. J.).
[14] Tabelle nach Eickstedt, in: Schenk, C.: *Der Mensch, gestern, heute, morgen* (Stuttgart, Belser, 1961).
[15] Deniker, J.: *Les races et les peuples de la terre* (Paris, 1900).
Montandon, G.: *L'ologenèse humaine* (Paris, 1928).
— *La race – les races* (Paris, 1933).
Coon, C. S.: *Races; a study of the problems of race formation in man* (Springfield, Ill., C. C. Thomas, 1950).
Czekanowski, J., in: schwidetzky, Ilse: *Das Menschenbild der Biologie* (Stuttgart, Fischer, 1959).
Biasutti, R.: *Razze e popoli della terra* (Turin, 1953).
[16] Matieka, J., in: MacAuliffe, L.: *Les Tempéraments* (Paris, 1926).
[17] Stockard, C. R.: Human Types and Growth Reactions, *Am. J. Anat.*, Vol. 31 (1923), S. 260–288.
[18] Clauss, L. F.: *Rasse und Seele* (München, F. Lehmanns, 1926).
[19] Bean, R. B.: The two European Types, *Am. J. Anat.*, Vol. 31 (1923), S. 359–372.
[20] Tabelle zusammengestellt aus Bean, *ed. cit.*
[21] Weidenreich, F.: *Rasse und Körperbau* (Berlin, Springer, 1927).

B Weitere Literatur

Boyd, W. C.: *Races and people* (New York, Abelard-Schuman, 1955).
Fouillée: *Esquisse d'une psychologie des peuples européens* (o. O., 1905).
Henckel, K. O.: Konstitutionstypen und europäische Rassen, *Klin. Wschr.*, Vol. 4 (1925), S. 2145–2147.
Jaensch, W.: *Körperform, Wesensart, Rasse* (Leipzig, 1934).
— *Körperformen, Rasse, Seele und Leibesübungen* (Berlin, Metzner, 1935).
Keith, A.: La différenciation de l'Humanité en types raciaux, *Revue Générale des Sciences*, Vol. 21, 15, 11 (1919).
Kolde, W.: Die Konstitutionstypen des Weibes und die Rassenkunde, *Z. Gynäkol.*, Vol. 48 (1924), S. 21.
Reche, O.: Die Genetik der Rassenbildung beim Menschen, in: *Evolution der Organismen* (Stuttgart, G. Herberer, 1959).
Ripley, W. Z.: *The races of Europe*, 2nd ed. (London, 1912).
Rittershaus, E.: *Konstitution und Rasse* (München, J. F. Lehmann, 1936).
Schwidetzky, Ilse: Die alpine Rasse; Beitrag zu einem Existenzbeweis, *Homo*, Vol. 3 (1952), S. 60–75.
— *Die neue Rassenkunde* (Stuttgart, 1962).
— *Grundzüge der Völkerbiologie* (Stuttgart, 1950).
— Typensysteme als heuristische Methode, *Homo*, Vol. 1 (1949), S. 149–154.
Stern-Piper, L.: Konstitution und Rasse, *Z. ges. Neurol. u. Psychiat.*, Vol. 86 (1923), S. 265.
Verschuer, O.: Zur Frage Körperbau und Rasse, *Z. Konstitutionslehre*, Vol. 11 (1925), S. 754.
Wiersma, E.: Körperbau verschiedener Rassen und Konstitutionen im Zusammenhang mit psychologischen und physiologischen Eigenschaften, *Z. angew. Psychol.*, Vol. 33 (1929), S. 136–184.

zu 2.3.1. *Die deutsche Schule (S. 38–55)*

A Zitierte Literatur

[22] KRETSCHMER, ERNST: *Körperbau und Charakter,* 23./24. Aufl. (Berlin/Göttingen/Heidelberg, Springer, 1961).
[23] KLOOS, G.: *Die Konstitutionslehre von C. G. Carus* (Basel/New York, Karger, 1951).
[24] Tabelle nach KLOOS, *ed. cit.*
[25] Nach CARUS, in: KLOOS, *ed. cit.*
[26] BENECKE, F.: *Die anatomischen Grundlagen der Konstitutionsanomalien* (Marburg, 1878).
— *Constitution und constitutionelles Kranksein des Menschen* (Marburg, Elwert, 1881).
[27] HUTER, C., in: SPIETH, R.: *Der Mensch als Typus* (Stuttgart, E. Schwab, 1949).
[28] STILLER, B., in: CONRAD, K.: *Der Konstitutionstypus* (Berlin/Göttingen, Springer, 1963).
[29] TANDLER: *ibid.*
[30] BRUGSCH, TH.: *ibid.*
[31] BAUER, J.: *ibid.*
[32] RUTZ, O.: *Vom Ausdruck des Menschen: Lehrbuch der Physiognomik* (Celle, N. Kampmann, 1925).
[33] RUTZ, J.: *Musik, Wort, Körper als Gemütsausdruck* (o. O., 1911).
[34] Tabelle nach RUTZ, O.: *ed. cit.*
[35] KRETSCHMER, E.: *ed. cit.*
[36] KRAEPELIN, E.: *Psychologische Arbeiten* (o. O. 1895).
[37] Tabelle nach KRETSCHMER, E.: *ed. cit.*
[38] JAENSCH, E. R.: Das Verhältnis der Integrationstypologie zu andern Formen der Typenlehre, insbesondere zur Typenlehre KRETSCHMERS, *Z. Psychol.,* Vol. 125.
[39] Diese und die folgenden drei Tabellen sind nach KRETSCHMER, E.: *ed. cit.*
[40] ENKE, W.: Die Psychomotorik der Konstitutionstypen, *Z. angew. Psychol.,* Vol. 36. Sonderabdruck (Leipzig, Barth, 1930).
[41] VAN DER HORST, L.: Experimentell-psychologische Untersuchungen zu KRETSCHMERS «Körperbau und Charakter», *Z. ges. Neurol. u. Psychiat.,* Vol. 93 (1924), S. 341–380.
KIBLER, M.: Experimentalpsychologischer Beitrag zur Typenforschung, *Z. ges. Neurol. u. Psychiat.,* Vol. 98 (1925), S. 3, 4.
GUREWITSCH, M.: Motorik, Körperbau und Charakter, *Archiv f. Psychiat.,* Vol. 76 (1926), S. 531–532.
GUREWITSCH und OSERETZKY: Die konstitutionellen Varianten der Psychomotorik und ihre Beziehung zum Körperbau und zum Charakter, *Archiv f. Psychiat.,* Vol. 91 (1930).
JISLIN, S.: Konstitution und Motorik, *Z. ges. Neurol. u. Psychiat.,* Vol. 105 (1926), S. 433–447.
— Körperbau, Motorik, Handschrift, *Z. ges. Neurol. u. Psychiat.,* Vol. 98 (1925), S. 518–523.
LIEPMANN, W.: Psychomotorische Studien zur Konstitutionsforschung, *Z. f. Nervenheilkunde,* Vol. 102 (1928).
MOHR und GUNDLACH: The relation between physique and performance, *J. experimental psychol.,* Vol. 10 (1927).
[42] Tabelle zusammengestellt nach ENKE, *ed. cit.*
[43] VEIT, H.: Die energetische Polarität der Athletikertemperamente, *Z. menschl. Vererb.- u. Konstitutionslehre,* Vol. 35 (1960), S. 303–319.
— Das soziale Verhalten der «bathnothymen» Athletikertemperamente», *Z. menschl. Vererb.- u. Konstitutionslehre,* Vol. 36 (1961), S. 98–107.
[44] KOHLMANN, T.: *Die Psychologie der motorischen Begabung* (Wien/Stuttgart, W. Braumüller, 1958).
[45] POPPELREUTER wie auch RUPP, in: KOHLMANN, *ed. cit.*
[46] BIEDERSTEDT: *ibid.*
[47] SCHORN: *ibid.*
[48] PETERS, E.: *Menschengestalt und Charakter* (Emmishofen, Volkskraft, 1923).
[49] KIENER, F.: *Hand, Gebärde und Charakter* (München/Basel, 1962).
[50] KÜHNEL und FRIEDEMANN: Die Konstitutionsformen der Hand, *Z. ges. Neurol. u. Psychiat.* (1932).
[51] BRANDT, W.: Die Entwicklung des Typus und der Konstitution des Menschen, ein biologisches Problem, *Ergebn. d. Anat.- u. Entwicklungsgeschichte,* Vol. 28 (1928), S. 430–539.
[52] GLAESMER, E.: *Körperbau und Sexualfunktion* (Stuttgart, Enke, 1960).

[53] GRIMM, H.: *Grundriss der Konstitutionsbiologie und Anthropometrie* (Berlin, VEB Volk und Gesundheit, 1961).
[54] CONRAD, K.: *ed. cit.*
[55] Nach CONRAD K.: *ed. cit.*, stark vereinfacht.
[56] Zusammengestellt nach CONRAD, K.: *ed. cit.*
[57] Nach LINDEGÅRD, B.: Variations in human body build, *Acta psychiat. neurol. Scand.* (Kopenhagen, 1953).
[58] CURRY, M.: *Der Schlüssel zum Leben: Das Geheimnis der Anziehungskraft zwischen zwei Menschen* (Zürich, Schweizer Druck- und Verlagshaus, o. J.).

B Weitere Literatur

ASCHNER, BERNHARD: *Lehrbuch der Konstitutionstherapie*, 7. Aufl. (Stuttgart, Hippokrates-Verlag, 1953).
BAYER, G.: Assoziation und Perseveration und ihre typologische Bedeutung, *Z. Ps. Erg.*, Vol. 14 (1929).
BORCHARDT, L.: Beziehung zwischen Körperbau, Körperfunktion und seelischem Verhalten, *Dtsch. med. Wschr.*, Vol. 2 (1930), S. 1529–1531.
BRANDT, W.: *Grundzüge einer Konstitutionsanatomie* (Berlin, 1931).
BRUGSCH und LEWY: *Biologie der Person,* 4 Bände (Berlin/Wien, Urban und Schwarzenberg, 1926–1931).
BÜHLER, CHARLOTTE: *Psychologie im Leben unserer Zeit* (München/Zürich, Knaur, 1963).
BUTTKUS, RUDOLF: Physiognomik: *Ein neuer Weg zur Menschenkenntnis* (München/Basel, 1956).
BUYTENDIJK, F. J. J.: *Allgemeine Theorie der menschlichen Haltung und Bewegung* (Berlin/Göttingen/Heidelberg, Springer, 1956).
CRUX und HAEGER: Körperbau und Gattenwahl, *Z. Sex. Wiss.*, Vol. 17 (1930), S. 337–348.
— Körperbau und Individualpsychologie, *Z. Neur.*, Vol. 130 (1930), S. 104–110.
DAMBACH, K.: Die Mehrfacharbeit und ihre typologische Bedeutung, *Z. ps. Erg.*, Vol. 14 (1929).
ENKE, WILLI: Motorik und Psychomotorik, in: JUST, G.: *Handbuch der Erbbiologie des Menschen*, Vol. 2 (Berlin, Springer, 1940), S. 462ff.
— Die Konstitutionstypen im RORSCHACHschen Experiment, *Z. ges. Neurol. und Psychiat.*, Vol. 108 (1927), S. 645–674.
GRIMM, H.: Extreme Körperbautypen und ihre Stellung in der Körpererziehung, dargestellt am Beispiel der Adipositas, *Theor. und Prax. Körperkult.*, Vol. 10 (1961), S. 1107–1111.
— Reifungstypen in der weiblichen Jugend einer Grossstadt in Mitteldeutschland, *Zbl. Gynäkol.*, Vol. 71 (1949), S. 953–963.
HELLPACH, W., Typenschauregel–Typenwerderegel–Typenschwellenregel, *Arch. ges. Psychol.*, Vol. 97 (1936), S. 181ff.
HOEHNE, K.: Konstitutions- und Reaktionstypen in der Bioklimatik, *Med. meteor.*, Vol. 5 (1951).
HOMBURGER, A.: Zur Gestaltung der normalen menschlichen Motorik und ihre Beurteilung, *Z. Neurol.*, Vol. 85 (1923).
LORENTZ, F. H.: Neue Konstitutionstypen des Körperbaues, *Dtsch. med. Wschr.*, Vol. 66 (1940), S. 628–629.
MAKAROW, W.: Geschlecht und Körperbautypen des Menschen, *Z. Konstit.-Lehre*, Vol. 16 (1932), S. 621–640.
MELNIKOW, A.: Der Schädel vom Gesichtspunkt der Typenlehre, *Z. Anat. Entwickl.-Gesch.*, Vol. 76 (1925), S. 782–811.
MICHEL, R. und WEEBER, R.: Körperbau und Charakter, *Arch. Psychiat. und Nervenkrankh.*, Vol. 71 (1924), S. 265.
MÜLLER, K. V.: Konstitutionstypus und Begabung, *Z. menschl. Vererb.- und Konstitutionslehre*, Vol. 29 (1950), S. 621.
NIESSEN, BERNHARD: *Mischtypen* (Bonner Buchgemeinde, 1956).
OSERETZKY, N.: Die motorische Begabung und der Körperbau, *Monatsschr. f. Psychiat. und Neurol.*, Vol. 58 (1925), S. 37–41.
— Psychomotorik, Beiheft *Z. f. angew. Psychol.*, Vol. 57 (Leipzig, 1931).

PLATTNER, W.: Das Körperbauspektrum, *Z. ges. Neurol. Psychiat.*, Vol. 160 (1938), S. 703–712.
ROMBOUTS, I.: Objektive Registrierung des Körperbautyps, *Psychiat. neurol. B.*, Vol. 37 (Amst., 1928), S. 278–279).
RUTZ, OTTMAR: *Menschheitstypen und Kunst* (Jena, Diederichs, o. J.).
SALLER, K.: Von der Plastizität der menschlichen Typen, Ref. Kongr. *Zbl. Inn. Med.*, Vol. 129 (1951), S. 229.
— Genotypus und Phänotypus: Konstitution und Rasse in ihrer Definition und ihren gegenseitigen Beziehungen, *Anat. Anz.*, Vol. 71 (1931), S. 367–393.
— Die Grundlagen und die Ordnung der menschlichen Konstitution, *Endokrinol.*, Vol. 6 (1930), S. 241–248.
— *Konstitutionstherapie in neuer Sicht* (Stuttgart, Enke, 1960).
— Konstitution und Rasse beim Menschen, *Ergebn. Anat. Entwickl.-Gesch.*, Vol. 28 (1929), S. 250–422.
SCHLEGEL, L.: Korrelationsstatistische und physiognomische Gesichtspunkte in der Deutung des Charakters aus dem Körperbau, *Fortschr. Neurol. Psychiat.*, Vol. 20 (1952), S. 441.
SCHMITZ, K. L.: Körperbauanalyse mit Hilfe der formvariablen Soma-Einheit, *Bolletino internazionale S. A. S.*, Vol. 22/23 (1951), S. 127–143.
SCHROEDERSECKER, F.: Über das psychomotorische Tempo der Konstitutionstypen, *Z. menschl. Vererb.- und Konstitutionslehre*, Vol. 23 (1939), S. 259–277.
SCHWIDETZKY, ILSE: *Das Menschenbild der Biologie* (Stuttgart, Fischer, 1959).
— Fragen der anthropologischen Typenanalyse, *Z. Rassenk.*, Vol. 9 (1939), S. 201–237.
— Variations- und Typenkunde des Menschen, in: BERTALANFFY-GESSNER *(ed.)*, *Handbuch der Biologie*, Vol. 9 (Konstanz, 1962).
TILLNER: Untersuchungen über Papillarmuster, insbesondere im Hinblick auf den Körperbautypus, *Z. menschl. Vererb.- und Konstitutionslehre*, Vol. 26 (1942/43).
WEISSENFELD, F.: Neue Gesichtspunkte zur Frage der Konstitutionstypen, *Z. Neur.*, Vol. 156 (1936), S. 432–478.
WIGANT, V.: Attempts at anthropometric determination of the body types of KRETSCHMER *Acta psychiat. neurol. Scand.*, Vol. 8 (Kopenhagen, 1933), S. 465–481.

zu 2.3.2. Die französische und die italienische Schule (S. 56–71)

A Zitierte Literatur

[59] HALLÉ u. a., in: MACAULIFFE, LÉON, Les tempéraments: *Essay de synthèse* (Paris, nrf., 1926).
[60] TROISVÈVRE, in: MACAULIFFE, *ed. cit.*
[61] ROSTAN: *ibid.*
[62] DE GIOVANNI, A.: *Morfologia del corpo umano* (Milano, 1904, 1907, 1908).
[63] VIOLA, G.: Il mio metodo di valutazione della costituzione individuale, *Riforma med.*, Vol. 51, S. 1635–1638.
— *La costituzione individuale* (Bologna, 1932).
— *Le legge di correlazione morfologica dei tipi individuali* (Padova 1909).
— Il metodo antropometrico «di degormazione» per la classificazione clinica dei tipi morfologichi, in: DE GIOVANNI, A. *(ed.)*: *Lavori dell'Istituto di clinica medica di Padova*, Vol. 5 (1909).
[64] MANOUVRIER, L.: Etude sur les rapports anthropométriques en général et sur les principales proportions du corps, *Bulletin Soc. Anthropol. Paris*, Vol. 2 (Paris, 1902).
[65] BESSONET-FAVRE, C.: *La Typologie, Méthode d'observation des types humains* (Paris, Juven, 1910).
[66] SIGAUD, CLAUDE: *La Forme humaine* (Paris, Maloine, 1914).
[67] Nach MACAULIFFE, *ed. cit.*, THOORIS, A.: *La Vie par le Stade*, 2e éd. (Paris, G. Doin, 1949), und OLIVIER, GEORGES: *Morphologie et types humains* (Paris, Vigot, 1961).
[68] MACAULIFFE, L.: *ed. cit.*
[69] THOORIS, A.: *La Vie par le Stade*, 2e éd. (Paris, G. Doin, 1949).
[70] Nach THOORIS, A.: *ed. cit.*
[71] *Ibid.*
[72] Nach OLIVIER, GEORGES: *Morphologie et types humains* (Paris, Vigot, 1961).
[73] MACAULIFFE, L.: *ed. cit.*

[74] CHAILLOU, A. und MACAULIFFE, L.: *Morphologie médicale: Etude des quatre types humains* (Paris, 1912).
[75] PENDE, NICOLA: *Trattato di biotipologia umana* (Milano, F. Vallardi, 1939). Franz. Ausg.: *Traité de médecine biotypologique* (Paris, G. Doin, 1955).
[76] nach PENDE, *ed. cit.*
[77] Tabelle zusammengestellt nach PENDE, *ed. cit.*
[78] NACCARATI, S.: The influence of const. factors on behaviour, *J. exp. Psychol.*, Vol. 6 (1923), S. 455–465.
[79] BARBARA, M.: *I fondamenti della Craniologia Costituzionalistica* (Roma, 1933).
[80] BENEDETTI, P.: L'Evaluation morphologique du cœur sur le vivant en vue d'un classement biotypologique, *Biotypologie,* Vol. 5 (1937), S. 96–112.
[81] MARTINY, M.: *Essai de Biotypologie humaine* (Paris, Peyronnet, 1948).
[82] Nach MARTINY, M.: *ed. cit.*
[83] Nach OLIVIER, G.: *ed. cit.*
[84] SCHREIDER, E.: Typology and biometrics, *Annals New York Academy Scienc.*, Vol. 134 (1966), S. 789–803.
[85] SCHREIDER, E.: Analyse factorielle de quelques caractères susceptibles de définir la structure du corps, *Biotypologie,* Vol. 12 (1951), S. 26–32.
— *Les Types somato-psychiques* (Paris, Hermann, 1937).
— *La Biologie humaine* (Paris, 1964).
— Les Types humains: méthodes, résultats, concepts, *Evol. Psychiatr.*, Vol. 3, S. 539–556.
[86] OLIVIER, GEORGES: *Morphology et types humains* (Paris, Vigot, 1961).
[87] OLIVIER, G.: *ed. cit.*

B Weitere Literatur

ADJURIA-GUERRA: Tonus et types psychomoteurs, *Rev. morpho-physiol. humaine,* Vol. 4, S. 14.
BAUMANN, J. A.: Les différents systèmes de classification des types humains et les diverses méthodes ..., *Rev. morpho-physiol. humaine,* Vol. 10 (1951), S. 15.
CASTELLINO, P.: *La costituzione individuale. La personalità* (Napoli, 1927).
CORI, M.: La moderna classificazione dei tipi umani. Ricerche antropometriche su una centura di giovani donne, *Riv. Sci. app. Educ. fis.*, Vol. 4 (Roma, 1933), S. 134–143. Deutsch: Die moderne Klassifikation der menschlichen Typen. Anthropometrische Untersuchungen an einer Hundertschaft junger Mädchen, *Zbl. ges. Neurol. Psychiat.*, Vol. 68 (1933), S. 688.
DELAPORTE, P.: Essai d'une méthode statistique de recherche des types, *Biotypologie,* Vol. 8 (1946), S. 14–23.
DELMAS: Les Différents Types de statique vertébrale, *Rev. morpho-physiol. humaine,* Vol. 4 (1951), S. 11.
GUILFORD, J. P.: Description de la morphologie humaine: Types, composants, facteurs, *Biotypologie,* Vol. 18, S. 88–105.
JACQUET: Les Types circulatoires, *Rev. morpho-physiol. humaine,* Vol. 4 (1951), S. 12.
KHERUMIAN: Les Groupes sanguins et le problème de la typologie, *Rev. morpho-physiol. humaine,* Vol. 4 (1951), S. 12.
MALAPERT, G.: *Les Eléments du caractère et leurs lois de combinaison* (Paris, 1897).
MAYER: Les Différents Types de bassins féminins, *Rev. morpho-physiol. humaine,* Vol. 4 (1951), S. 11.
MINKOWSKA: La Typologie constitutionelle vue à travers le test de RORSCHACH et les dessins d'enfants, *Rev. morpho-physiol. humaine,* Vol. 14, S. 14.
OLIVIER, G.: Types morphologiques, *Laval med.,* Vol. 35 (1964), S. 867–876.
PENDE, N.: *Le debolezze di costituzione* (o. O., 1922).
PIÉRON, H.: La Question des types psychophysiologiques, *Biotypologie,* Vol. 8 (1946), S. 1–13.
— Le Problème des types d'intelligence, *Biotypologie,* Vol. 4 (1936), S. 1–6.
ROSTAN, L.: *Cours élémentaire d'hygiène* (Paris, 1828).
SCHNEIDER, J.: Activités rapides de type particulier et troubles du comportement, *EEG. clin. Neurophysiol.*, Suppl. 6 (1957), S. 271–281.

Stumper, E.: Caractère et typologies, *Ann. Medicopsychol.*, Vol. 122 (Paris, 1964), S. 315–332.
Troisvèvre, Thomas: *Division Naturelle des tempéraments tirée de la fonctionomie* (Paris, 1821).
Verdun, M.: *Le caractère et ses corrélations* (Paris, Baillière, 1950).

zu 2.3.3. *Die angelsächsische Schule (S. 71–76)*

A Zitierte Literatur

[88] Bryant, J.: The Carnivorous and Herbivorous Types in Man, *Boston Med. and Surg. J.*, Vol. 170 (Boston, 1914/15), S. 795.
[89] Stockard, C. R.: Human Types and Growth Reactions, *Am. J. Anat.*, Vol. 31 (1923), S. 260–288.
[90] Tabelle zusammengestellt nach Stockard: *ed. cit.*
[91] Bean, R. B.: The two European Types, *Am. J. Anat.*, Vol. 31 (1923), S. 359–372.
[92] Sheldon, W. H. und Stevens, S. S.: *The Varieties of Temperament* (New York, Harper, 1942). Franz. Ausg.: *Les variétés du tempérament* (Paris, Presses Universitaires de France, 1951).
[93] Newman, I.: Character Types, *Am. J. Psychother.*, Vol. 2 (1948), S. 372–382.
Adcock, C. J.: A Factorial Examination of Sheldon's Types, *J. Personality*, Vol. 16 (1948), S. 312–319.
Hunt, E. H. jr.: A Note on Growth, Somatotype, and Temperament, *Am. J. Phys. Anthropol.*, Vol. 7 (1949), S. 79–89.
Child, I. L.: The Relation of Somatotype to Self-Ratings on Sheldon's Temperamental Traits, *J. Personality*, Vol. 18 (1950), S. 440–453.
Dupertius, C. W.: Anthropometry of Extreme Somatotypes, *Am. J. Phys. Anthropol.*, Vol. 3 (1950), S. 67–85.
Dupertius, C. W. und Tanner, J. M.: The Pose of the Subject for Photogrammetric Anthropometry with Special Reference to Somatotyping, *Am. J. Phys. Anthropol.*, Vol. 8 (1950), S. 24–47.
Parnell, R. W.: Somatotyping by physical anthropometry, *Am. J. Phys. Anthropol.*, Vol. 12 (1954), S. 209–240.
— Simplified Somatotypes, *J. Psychosom. Res.*, Vol. 8 (1964), S. 311–315.
Eysenck, H. J.: The Rees-Eysenck Body Index and Sheldon's Somatotype System, *J. Ment. Sci.*, Vol. 105 (1959), S. 1053–1058.
[94] Hooton, E. A.: The Effects of Aging and Selection upon the Body Types of the Adult Male, Sonderdruck der Am. Acad. Orthopedic. Surgeons *Instruct. Course Lect.*, Vol. 8 (Ann Arbor, Mich., 1951).
[95] Dupertius, C. W. und Emanuel, I. A.: A Statistical Comparison of the body typing methods of Hooton and Sheldon, *USAF WADC tech. Rep.*, Vol. 56 (1956), S. 366.
[96] Pearl, R.: *Constitution and Health* (London, 1933).
[97] Burt, C.: Factor Analysis and Physical Types, *Psychometrika*, Vol. 12 (1947), S. 171–188.
[98] Eysenck, H. J.: *The Structure of Human Personality* (London, Methuen, 1953).
[99] Nach Eysenck: *ed. cit.*
[100] Spearman, C. E.: *ibid.*
[101] Webb, E.: Character and Intelligence, *Brit. J. Psychol. Monog.*, Vol 1 (1915).
[102] Spearman, C. E. und Thurstone, L. L., in: *Das Fischer Lexikon*, Vol. 6 *(Psychologie)* (Frankfurt a. M., 1957).
[103] McCloy, C. H.: A Factor Analysis of Personality Traits to Underline Character Education, *J. Educ. Psychol.*, Vol. 27 (1936), S. 375–437.
— An Analysis for Multiple Factors of Physical Growth at Different Age Levels, *Child Development*, Vol. 11 (1940), S. 249–277.
Hammond, W. H.: An Application of Burt's Multiple General Factor Analysis to the Delineation of Physical Types, *Man*, Vol. 42 (1942), S. 4–11.
— The Status of Physical Types, *Hum. Biol.*, Vol. 29 (1957), S. 223–241.
Burt, C.: The Factorial Study of Physical Types, *Man*, Vol. 54 (1944), S. 82–86.
Rees L. und Eysenck, H. J.: A Factorial Study of Some Morphological and Psychological Aspects of Human Constitution, *J. Ment. Science*, Vol. 91 (1945), S. 8–21.
Thurstone, L. L.: Factor Analysis and Body Types, *Psychometrica*, Vol. 11 (1946), S. 15.

HOWELLS, W. W.: Factors of Human Physique, *Am. J. Phys. Anthropol.*, Vol. 9 (1951), S. 159–191.
— A Factorial Study of Constitutional Type, *Am. J. Phys. Anthropol.*, Vol 10 (1952), S. 91–118.
REYBURN, M. A. und TAYLOR, J. G.: Factors in Introverts and Extraverts, *Brit. J. Psychol.*, Vol. 31 (1940), S. 335–340.
[104] HAMMOND, W. H.: An Application of BURT's Multiple General Factor Analysis to the delineation of physical types, *Man*, Vol. 42 (1942), S. 4–11.
— The Status of Physical Types, *Hum. Biol.*, Vol. 29 (1957), S. 223.
[105] LINDEGÅRD: Variations in Human Body Build, *Acta Psychiat. Neurol. Scand.*, Vol. 96 (Kopenhagen, 1953).

B Weitere Literatur

ADCOCK, C. J.: Temperament and Personality, *Aust. J. Psychol.*, Vol. 4 (1952), S. 149–165.
BAEHR, M.: *A Factorical Study of Temperament* (Chicago, Psychoment. Lab., Univ. Chicago, 1951).
BARRON, F.: Complexity-simplicity as a Personality Dimension, *J. Abn. Social Psychol.*, Vol. 48 (1953), S. 163–172.
BAYLEY, N. und BAYER, L. M.: The Assessment of Somatic Anrogyny, *Am. J. Phys. Anthropol.*, Vol. 4 (1946), S. 433–461.
BERMAN, S. und LAFFAL: Body Type and Figure Drawings, *J. Clin. Psychol.*, Vol. 9 (1953), S. 368–370.
BEULEN, A.: La Méthode de W. H. SHELDON, *Revue de l'éducation physique*, Vol. 3 (1956), S. 219–240.
BLACKSTON, SYDNEY: *The Three Talents* (New York, Greenwich Book Publishers, 1957).
BLOOM, BENJAMIN SAMUEL: *Stability and Change in Human Characteristics* (New York, Wiley, 1964).
BROGDEN, H. E.: A Factor Analysis of Forty Character Tests, *Psychol. M.*, Vol. 234 (1940), S. 35–55.
BULL, K. R.: An Investigation into the Relationship between Physique, Motor Capacity, and certain Temperamental Traits, *Brit. J. Educ. Psychol.*, Vol. 28 (1958), S. 149–154.
BULLEN, A. K.: *New Answers to the Fatigue Problem* (Gainesville, Florida, Univ. Florida Press, 1956).
— Qualitative and Quantitative Theory as Applied to Body Build Research: Case Study of 547 Women, *Quart. J. Florida Acad. Sci.*, Vol. 16, 1 (1953), S. 35–64.
— Some Problems in the Practical Application of Somatotyping, *Florida Anthropologist*, Vol. 5, S. 17–20.
CAMPBELL, DONALD THOMAS et al.: *Varieties of Projection in Trait Attributions* (Washington, American Psychological Association, 1964).
CATTELL, R. B.: *The Description and Measurement of Personality* (London, Harrap, 1946).
— The Description of Personality, *Psychol. Rev.*, Vol. 50 (1943), S. 539–594.
COHEN, J.: Physique and Proportion, *Brit. J. Med. Psychol.*, Vol. 18 (1939), S. 323–337.
DAMON, A. et al.: Predicting Somatotype from Body Measurements, *Am. J. Phys. Anthropol.*, Vol. 20 (1962), S. 461–473.
DRAPER, G. et al.: Studies in Human Constitution, *J. Am. Med. Ass.*, Vol. 82 (1924), S. 431–434.
ERÄNKÖ, O. und KARVONEN, M. J.: Body Type of Finnish Champion Lumberjacks, *Am. J. Phys. Anthropol.*, Vol. 13 (1955), S. 331–342.
EYSENCK, H. J.: «Type»: Factors in Aesthetic Judgments, *Brit. J. Psychol.*, Vol. 31 (1941), S. 262–270.
FISKE, D. W.: A Study of Relationships to Somatotype, *J. Appl. Psychol.*, Vol. 28 (1944), S. 504–519.
— The Relation between Physique and Measures of Intelligence: Temperament and Personality in Superior Adolescent Boys, *Psychol. Bull.*, Vol. 39 (1942), S. 459.

GINSBERG, A. e PEREIRA, O.: Estudo comparativo entre tipo somatico (SHELDON) e tipo de vivência e fundo de personalidade (RORSCHACH), *Arch. bras. Psicotécnica,* Vol. 1 (1949), S. 19–28.
HOOTON, E. A.: *A Handbook of Body Types in the United States Army* (Cambridge, Harvard University, Department of Anthropology, 1951).
HOWELLS, W. W.: *Variation of External Body Form in the Individual* (Cambridge, Harvard University, Peabody Museum, 1957).
HUMPHREYS, L. G.: Characteristics of Type Concepts with special Reference to SHELDON's Typology, *Psychol. Bull.,* Vol. 54 (1957), S. 218–228.
KAHN, E.: Constitutional Aspects of Personality Types, *Ass. Res. Nerv. Dis. Proc.,* Vol. 14 (1934), S. 138–149.
LASKER, G. W.: The Effects of Partial Starvation on Somatotype, *Am. J. Phys. Anthropol.,* Vol. 5 (1947), S. 323–341.
LESSA, W. A.: An Appraisal of Constitutional Typologies, *Am. Anthrop.,* Vol. 45 (1943), S. 3–96.
LINDEGÅRD, B.: Body Build, Body Function, and Personality, *Lunds U. Arsskr. Avd.,* Vol. 2 (1956), S. 52.
LORR, M. and FIELDS, V.: A Factorial Study of Body Types, *J. Clin. Psychol.,* Vol. 10 (1954), S. 182–185.
MAGGI, R.: I Biotipi dello schermo americano, *Statistica,* Vol. 22 (1962), S. 291–327/427–463.
MILLER, E.: *Types of Mind and Body* (New York, 1927).
REICH, W.: *Character Analysis* (London, Vision Press, 1930).
REYBURN, M. A. and TAYLOR, J. G.: Some Factors of Temperament: A Re-examination, *Psychometr.,* Vol. 8 (1943), S. 91–104.
ROSENTHAL, J. S.: Typology in the Light of the Theory of Conditioned Reflexes, *Character and Personality,* Vol. 1 (1932), S. 56–69.
RYAN, E. J.: The Relation between Body Types and Temperaments, *J. Amer. Dent. Ass.,* Vol. 37 (1948), S. 13–19.
SELTZER, C. C. et al.: A Relationship between Sheldonian Somatotype and Psychotype, *J. Personality,* Vol. 16 (1948), S. 431–436.
SEREJSKI, N.: Morphological Types and Mental Ability, *J. Personn. Res.,* Vol. 5 (1927), S. 447–451.
— Social Traits and Morphological Types, *J. Personn.,* Vol. 6 (1927).
SHELDON, W. H. et al.: *Varieties of Human Physique* (New York, Harper, 1940).
— *Atlas of Men: A Guide and Handbook of Somatotyping* (New York, 1954.
SILLS, F. and EVERETT, P.: The Relationship of Extreme Somato-Types to Performance in Motor and Strength Tests, *Res. Quart.,* Vol. 24 (1953), S. 223–228.
STEPHENSON, W.: A Statistical Approach to Typology: The Study of Trait-Universes, *J. Clin. Psychol.,* Vol. 6 (1950), S. 26–38.
STOCKARD, C.: *The Physical basis of Personality* (New York, Norton, 1931).
SUGERMAN, A. A. et al.: Body Type and Sophistication of the Body Concept, *J. Personality,* Vol. 32 (1964), S. 380–394.
TANNER, J. M.: Growth and Constitution, in: *Anthropology Today* (Chicago, Kroeber, 1953).
THURSTONE, L. L.: The Dimensions of Temperament, *Psychometr.,* Vol. 16 (1951), S. 11–20.
WALDROP, ROBERT SPURLIN: *A Statistical Examination of Sheldon's Concept of Primary Components of Morphology* (Ann Arbor, 1948).
WILLGOOSE, C. E.: Relationship of Somatotype to Physical Fitness, *J. Educat. Res.,* Vol. 42 (1949), S. 704–712.

zu 2.3.4 *Die russische Schule (S. 76–77)*

A Zitierte Literatur

[106] TSCHERNORUTZKY, M. W.: Wechselbeziehungen zwischen Funktionseigenschaften und Konstitutionstypus, *Z. Konst.-lehre,* Vol. 15 (1930), S. 134–163.
[107] BOUNAK, V.: *Sur les constitutions typiques de l'homme* (Paris, 1924).
[108] KORNILOW: *Einführung in die Psychologie,* (Berlin/Leipzig, Volk und Wissen).
PAWLOW, J. P.: *Die höchste Nerventätigkeit* (München, Bergmann, 1926).

[109] PAWLOW, J. P.: *ed. cit.*
[110] Nach WILLIAM GREY, WALTER: *Das lebende Gehirn* (München/Zürich, Knaur, 1963).

B Weitere Literatur

NICOLAEFF, L.: *L'Anthropologie de l'Ukraine,* Vol. 3 (1926/27).
Im folgenden seien einige Beiträge zur Körperbautypologie aus weitern Ländern angeführt, auf die im Text nicht eingegangen wurde:
BERARDINELLI, W.: *Biotipologia, Constituçao, Temperamento, Caracter* (Rio de Janeiro, 1933).
BOCCIA: Biotypologie et médecine du travail, *La Prensa med. argent.,* Vol. 48 (1939), S.2331.
BOTTU: *Costituzioni umane e studi capilloroscopici* (Bukares, 1936).
CORMAN, L.: *Quinze Leçons de morphopsychologie* (Nantes, 1937).
— *Initiation morpho-psychologique* (Nantes, 1941).
— La Typologie appliquée, *Journées d'Etude de Typologie humaine des 29 et 30 mai 1948, Hôtel-Dieu* (Paris, 1948).
ROSSI, M. M., Caratterologia, *Riv. di Psicologia,* Vol. 17 (Argentinien, 1936).
LE SENNE: *Traité de caractériologie,* (Paris, Presses Univ., 1947), (Vertreter der Holländischen Schule).
ZIELINSKI, M.: Konstitution und Charakter, *Roezn. psychiat.* (poln), Vol. 20, S. 66–74.

zu 2.4. Sporttypen (S. 77–89)

A Zitierte Literatur

[111] KOHLRAUSCH, W.: Sporttypen, *Mitteilungen der Gymnast. Ges. Bern* (Bern, Haupt, 1923), auch in: RAUTMANN: *Arzt und Skilauf* (Jena, 1927).
— Sporttypen: Anhaltspunkte für die Eignung zu bestimmten Sportarten, *Leibesübungen, Sportarzt, Erziehung,* Vol. 2 (1951), S. 87–94.
[112] MARTIN, R.: Anthropometrie (München, 1929, Sonderausgabe des gleichnamigen Beitrags im *Handbuch der Sozialen Hygiene und Gesundheitsfürsorge,* Vol. 1 (1924).
— *Lehrbuch der Anthropologie* (Jena, Fischer, 1928).
[113] CURTIUS, F.: Typus und Individualität bei der Beurteilung der Leistungsfähigkeit, *Sportarzt,* Vol. 10 (1959), S. 285–288.
[114] GREBE, H.: Genotypus und Konstitution im Sport, *Sportmed.,* Vol. 8 (1957), S. 269–274.
— Erbe, Konstitution und sportliche Leistung, in: GROH: *Sportmedizin* (Stuttgart, Enke, 1962).
— Konstitutionsbiologische Fragen beim Sport, *Der Sportarzt,* Vol. 6 (1969), S. 139.
[115] PROKOP, L.: Gibt es Sporttypen?, *Sportmed.,* Vol. 4 (1933), S. 4–6.
[116] TITTEL, K.: Zusammenhänge zwischen Konstitutionstypen und körperlicher Leistungsfähigkeit (speziell im Sport), *Homo,* Vol. 12 (1961), S. 223–234.
— Zur Biotypologie und funktionellen Anatomie des Leistungssportlers, *Nova Acta Leopoldina 172,* Vol. 30 (Leipzig, J. A. Barth, 1965).
[117] KOPF, in: GREBE, H.: Genotypus und Konstitution im Sport, *Sportmed.,* Vol. 8 (1957), S. 269–274.
[118] GRIMM, H.: Neue Gesichtspunkte zur Biotypologie im Sport, *Sportmed.,* Vol. 9 (1958), S. 231–235.
[119] KRÜMMEL: Sporttypen, *Deutsche Sportschule,* Vol. 2 (1921).
[120] NÖCKER, J.: *Grundriss der Biologie der Körperübungen* (Berlin, Sportverlag, 1955).
[121] BACH, F.: Körperproportionen und Leibesübungen, *Z. Konst.-lehre,* Vol. 12 (1927), S. 469–524.
— *Leitfaden zu anthropometrischen Sporttypenuntersuchungen und deren statistischer Auswertung* (München, Gmelin, 1930).
BÖNING, H.: Körpergrösse und volkstümliche Übungen, *Mschr. f. Turnwesen,* Vol. 31.
RAUTMANN, H.: Körperform und Leistung, in: BUYTENDIJK, F. J. J. *(ed.): Erg. sportärztlicher Untersuchung olymp. Spiele* (Berlin, Springer).
[122] BACH, F.: *ed. cit.*
[123] ARNOLD, A.: *Lehrbuch der Sportmedizin* (Leipzig, 1956).
[124] KNOLL, WILHELM und ARNOLD, ARNO: *Normale und pathologische Physiologie der Leibesübungen* (Leipzig, Barth, 1933).

Siehe auch: KNOLL, WILHELM: *Leistung und Beanspruchung: Erfahrungen 30jähriger sportärztlicher Tätigkeit* (St. Gallen, Zollikofer, 1948).

[125] Tabelle zusammengestellt nach KNOLL/ARNOLD: *ed. cit.*

[126] DUBS, R.: *Sportmedizin für jedermann,* Sonderabdruck aus *Sport* (Zürich, 1954).

[127] Tabelle zusammengestellt nach DUBS: *ed. cit.*

[128] KLAUS, E. J. und NOACK, H.: *Frau und Sport: Ein Leitfaden für Ärzte, Sportlehrer, Krankengymnastinnen und Sportlerinnen* (Stuttgart, Thieme, 1961).

[129] ARNOLD, A.: *ed. cit.*

HOFFMANN, A.: Bedeutung des Konstitutionstypus für körperliche Erziehung und Sport der Frau, *Med. Klin.,* Vol. 46 (1951), S. 230–233.

HENGSTENBERG, H.: Der anatomische Konstitutionstypus der sporttreibenden Frau, in: JAENSCH, W.: *Die sporttreibende Frau* (Berlin, 1935).

WOLF-HEIDEGGER, G.: Der Bau des weiblichen Körpers, *Turnen und Sport beim weiblichen Geschlecht,* 3. Sportärztlicher Zentralkurs (Bern, 1943/44).

[130] Aus KLAUS/NOACK: *ed. cit.*

[131] Tabelle zusammengestellt aus KLAUS/NOACK: *ed. cit.*

[132] LAUENER, PAUL: Fragen der körperlichen Leistungsentwicklung beim weiblichen Geschlecht, in: *Turnen und Sport beim weiblichen Geschlecht,* Sammlung der Referate gehalten am 3. Sportärztlichen Zentralkurs 1943 in Bern (Bern, Hans Huber, 1944).

[133] MISANGYI, OTTO: Die Erfahrung lehrt ..., *Sport* (Zürich, Dez. 1965).

[134] SKIBINSKA, A.: Typy somatyczne lekkoatletow (Die somatischen Typen der Leichtathleten), *Wych. fiz. Sport,* Vol. 9 (Warschau, 1965), S. 55–72.

[135] SINANI, N. D.: Die Dynamik der Leistungsfähigkeit von Radsportlern in Abhängigkeit von ihrer typologischen Besonderheiten, *Teorija i praktika fisitscheskoi kultury,* Vol. 8 (Moskau, 1965), S. 64–66.

[136] VJATKIN, B. A.: Typologiceski obuslovlennye razlicija vo vlijanii charaktera dvigatel'noj dejatel'nosti na nekotorye dvigatel'nye kacestva starsich skolnikov (Typologisch bedingte Unterschiede in bezug auf die Auswirkung des Charakters der motorischen Aktivität auf einige Bewegungseigenschaften älterer Schüler), in: *Nekotorye voprosy fiziologii nervnoj sistemy i vyssej nervnoj dejatel'nosti sportsmenov* (Moskau, 1964).

[137] BOEHMIG, A.: Konstitutionstypen und Altersleistungen, *Dtsch. med. Wschr.,* Vol. 79 (1954), S. 30.

[138] ARNOLD, A.: *ed. cit.*

[139] LINDE, H., HEINEMANN, K.: *Leistungsengagement und Sportinteresse* (Schorndorf bei Stuttgart, Karl Hoffmann, 1968).

[140] MCCLELLAND, D. C.: *Die Leistungsgesellschaft* (Stuttgart, 1966).
— und AKTINSON, J. W.: *The Achievement Motive* (New York, 1953).

[141] DROZDOWSKI, ZBIGNIEW: Typ sprawnosci fizycznej w swietle metody diagraficznej (Typen der körperlichen Fertigkeiten im Lichte der diagraphischen Methode von J. Czekanowski), in: *Materialy I seminarium «Teoria wyniku sportowego»* (Poznan, WSWF w Poznaniu, 1966).

[142] MONUS, ANDRÁS: Alkat, teljesítmény, felkészülés (Konstitution, Vorbereitung, Leistung), *Sportelet* (Budapest, 1965).

[143] STEINBACH, M.: Gedanken über den Sprint und sein Training, *Jugend und Sport,* Vol. 3 (1968).

[144] WIDMER, K.: Das sportliche Training in psychologisch-soziologischer Sicht, *Jugend und Sport,* Vol. 10 (1967).

[145] SVOBODA, BOHUMIL: The Problems of Personality Studies of a Physical Education Teacher, *Gymnasion,* Vol. 5 (Stuttgart, 1968), S. 5.

[146] MARTINY, M.: *Essai de Biotypologie humaine* (Paris, Peyronnet, 1948).

[147] BIRJUKOWA, S. O.: Das Studium der typologischen Besonderheiten des Menschen unter den Bedingungen der sportlichen Betätigung, *Theor. und Prax. Körperkult.,* Vol. 4 (1955), S. 60–72.

[148] VANEK, MIRCK: Psychodiagnostische Methoden im Sport, *Schweiz. Z. Sportmed.,* Vol. 3/4 (Genf, 1968).

B Weitere Literatur

ANDERS, L.: *Die Beziehungen zwischen Körperbaumerkmalen und sportlicher Leistung bei weiblichen trainierten Personen im 100-m-Lauf* (Dipl. Arbeit, Leipzig, 1959).

BACH, F und A.: Körpermessungen an Turnern und Turnerinnen, *Dt. Turnerz.*, Vol. 19 (1927).
BREITINGER, L.: *Körperform und sportliche Leistungen Jugendlicher* (München, Selbstverlag des Verf., 1934).
BUYTENDIJK, F. J. J.: *Allgemeine Theorie der menschlichen Haltung und Bewegung* (Berlin/Göttingen/Heidelberg, Springer, 1956).
CULLUMBINE, H.: Relationship between Body Build and Capacity for Exercise, *J. Appl. Psychol.*, Vol. 2 (1949), S. 155–168.
CURTIUS, F.: *Klinische Konstitutionslehre* (Berlin/Göttingen/Heidelberg, 1951).
GRIMM, HANS: *Einführung in die Anthropologie* (Jena, Fischer, 1961).
HOSKE, HANS: *Leibesübungen im Jugendalter* (Stuttgart, 1953).
JAENSCH, W.: *Körperformung, Rasse, Seele und Leibesübungen* (Berlin, Metzner, 1935).
JONES, CH.: *Sporthygiene* (Selbstverlag des Verf., 1953, Auslieferung für Westdeutschland: Wilhelm Limpert, Frankfurt a. M.).
KARVONEN, M. J.: Body doesn't make a Top Class Athlete, *Urheilun Kuva Aitta* (finn.), Vol. 4 (1955), S. 16/17.
KLAUS, E. J.: Die biologischen Grundlagen leichtathletischer Leistung, in: *Konstitution und Sport* (Freiburg i. Br., 1954).
— *Die Differenzierung weiblicher Leistungstypen in der Leichtathletik,* Sonderabdruck aus: *Sportärztl. Kongress Berlin 1952* (Frankfurt a. M., Limpert, 1956).
— *Konstitution und Sport: Biologische, physiologische und pathologische Probleme* (Freiburg i. Br., Rich. Tries, 1954).
KOHLRAUSCH, W. und MALLWITZ, A.: Über den Zusammenhang von Körperform und Leistung, *Z. Konst.-lehre*, Vol. 10 (1924), S. 444.
LAMPERT, H.: Die Bedeutung der Konstitution für den sportärztlichen Dienst, *Sportmedizin* (dt), Vol. 10 (1957), S. 274–279.
MARTIN, R.: *Richtlinien für Körpermessungen und deren statische Verarbeitung mit besonderer Berücksichtigung von Schülermessungen* (München, 1924).
MARTIN, R. und SALLER, K.: *Lehrbuch der Anthropologie in systematischer Darstellung* (Stuttgart, 1929).
MARX, H.: *Körperbaukonstitution und körperliche Leistungen bei Jugendlichen* (Diss., Leipzig, 1942).
MOECKELMANN, H.: *Experimentell-strukturpsychologische Untersuchung über den Persönlichkeitstypus des Turners und Sportlers* (Diss., Marburg, 1927).
MÜLLY, Carl: *Der leichtathletische Zehnkampf: Turn- und sportbiologische Grundlagen* (Bern, Haupt, 1951).
MUSIL, E.: Zum Problem der Frauentypen beim Sport, *Vortr. Intern. Sportmed. Kongress 1953* (Obertraun, 1953).
MYDLARSKI, J.: *Aptitude physique de la jeunesse polonaise,* (Warschau, Przegl. Fizjol. Ruchu, 1934).
NOVAK, Z.: Biotypologische Untersuchungen der tschechoslowakischen Ringkämpfer, *Sokol* (tschech.), Vol. 70 (1950), S. 97–116.
PETERSON, K.: Die Körperentwicklung jugendlicher Fussballspieler und Ruderer: Eine kritische Auswertung von Körpermessungen zum Sporttypen-Problem, *Z. ärztl. Jugendkunde*, Vol. 52 (1960), S. 257–269.
SCHLEGEL, WILLHART, S.: *Körper und Seele* (Stuttgart, Enke, 1957).
SINANIN, N. D.: Analyse der Trainingsbelastung unter Berücksichtigung der typologischen Besonderheiten eines Sportlers, *Theor. und Prax. Körperkult.*, Vol. 7 (Berlin-Ost, 1967), S. 661.
SKERLJ, B.: *Sporttypen* (o. O., 1934).
— Die Körperformtypen des Weibes, *Acta Nederl. Morph.*, Vol. 2 (1938), S. 20.
THUNE, J. B.: Der Körperbau des Gewichthebers, *Res. Quart.*, Vol. 20 (1949).
TITTEL, KURT: *Zur Biotypologie und funktionellen Anatomie des Leistungssportlers* (Leipzig, 1965).

zu 3. Psychologische Typologien (S. 90–117)

A Zitierte Literatur

[1] Nach EYSENCK, H. J.: *The Structure of Human Personality* (London, Methuen, 1953).
[2] JORDAN, F.: *Character as Seen in Body and Parentage* (London, 1896).

³ Nach JUNG, C. G.: *Psychologische Typen* (Zürich, Rascher, 1960).
⁴ Ganze Beschreibung nach JUNG: *ed. cit.*
⁵ KLAGES, LUDWIG: *Die Grundlagen der Charakterkunden* (Zürich, Hirzel, 1948).
⁶ JUNG, C. G.: *ed. cit.*
⁷ Schema zusammengestellt nach JUNG C. G.: *ed. cit.*
⁸ JUNG, C. G.: *ed. cit.*
⁹ Die bibliographischen Angaben zu den von JUNG erwähnten Autoren sind unter «Weitere Literatur» angeführt.
¹⁰ Tabelle zusammengestellt aus JUNG: *ed. cit.*
¹¹ EYSENCK, H. J.: *ed. cit.*
¹² Schema nach EYSENCK, H. J.: *ed. cit.*
¹³ RORSCHACH, H., in: *Fischer Lexikon*, Vol. 6 *(Psychologie)*, (Frankfurt a. M., 1957).
¹⁴ FROMM, ERICH: *Das Menschliche in uns* (Zürich, Diana, 1968).
¹⁵ JAENSCH, E. R.: Das Verhältnis der Integrationstypologie zu andern Formen der Typenlehre, insbesondere zur Typenlehre KRETSCHMERS, *Z. Psychol.*, Vol. 125/126.
— *Eidetik und die Psychologische Forschungsmethode* (o. O., 1927).
— *Grundformen menschlichen Seins* (Berlin, Otto Elsener, 1929).
— Konstitutionstypus und menschliche Grundform, *Z. Psychol.*, Vol. 150 (1941), S. 193.
— *Psychologische Typenlehre und Völkerpsychologie,* . . . .
¹⁶ URBANTSCHITSCH VON, VICTOR: *Subjektive optische Anschauungsbilder* (Wien, 1909).
¹⁷ JAENSCH, W.: *Grundzüge einer Physiologie und Klinik der psychologischen Persönlichkeit* (Berlin, 1926).
— *Körperform, Wesensart, Rasse* (Leipzig, 1934).
— *Körperformung, Rasse, Seele und Leibesübungen* (Berlin, 1935).
¹⁸ SANDER, F.: Funktionale Struktur, Erlebnisganzheit und Gestalt, *A. ges. Psychol.*, Vol. 85 (1932).
¹⁹ PFAHLER, GERHARD: System der Typenlehre, *Z. Psychol.*, 2. Aufl. (Leipzig, 1936).
²⁰ UNDEUTSCH, U.: Gestalterlebnistypologie und Integrationstypologie, *A. ges. Psychol.*, Vol. 105 (1940), S. 404ff.
²¹ BENUSSI, V., in: *Fischer Lexikon*, Vol. 6 *(Psychologie)*, (Frankfurt a. M., 1957).
MEUMANN, E.: *ibid.*
ACH, N. (ed.), *Lehrbuch der Psychologie*, Vol. 3 (Bamberg, 1944).
KRUEGER, F., in: *Fischer Lexikon, ed. cit.*
WELLEK, A.: Typologie der Musikbegabung im deutschen Volke, *Arb. z. Entwicklungspsychol.*, Vol. 20 (München, 1939).
— Das absolute Gehör und seine Typen, *Z. angew. Psychol. und Charakterk.*, Beiheft 38 (1938).
— *Psychologie* (Bern/München, Francke, 1963).
EHRENSTEIN, WALTER: Die theoretischen und praktischen Grundlagen einer ganzheitspsychologischen Typenlehre, *Bericht Bayreuth Kongress* (1938).
— *Einführung in die Ganzheitspsychologie* (Leipzig, Barth, 1934).
KLEIN, G. S., in: *Fischer Lexikon, ed. cit.*
²² WEIL, H.: Sinnespsychologische Kriterien menschlicher Typen, *Z. Psychol., Vol.* 109 (1929).
²³ KESSELRING, in: KIEFER, THEODOR: *Der visuelle Mensch* (Basel, Reinhardt, 1956).
AMSCHÜTZ, GEORG: *Psychologie: Grundlagen, Ergebnisse und Probleme der Forschung* (Hamburg, 1953).
REMPLEIN, HEINZ: *Psychologie der Persönlichkeit: Die Lehre von der individuellen und typischen Eigenart des Menschen*, 4. Aufl. (München/Basel, 1963).
²⁴ SCHULTZ, J. H.: *Das autogene Training*, 6. Aufl. (Stuttgart, Georg Thieme, 1950).
²⁵ STERN, W.: *Differentielle Psychologie*, 3. Aufl. (Leipzig, Barth, 1921).
²⁶ Die Zusammenfassung der Typologie BALINTS stammt von EDELTRUD SEEGER und wurde (gekürzt) entnommen: *Kölner Z. Soziol.*, Vol. 12/4, S. 752ff.
²⁷ GROSS, O.: *Über psychopatische Minderwertigkeiten* (Wien/Leipzig, 1909).
²⁸ EYSENCK, H. J.: *ed. cit.*
²⁹ HEYMANS, G. und WIERSMA, E.: Beiträge zur spez. Psychologie auf Grund einer Massenuntersuchung, *Gesammelte Kleine Schriften zur Philosophie und Psychologie*, 3. Teil (Haag, Martinus Nijhoff, 1927), S. 414.
³⁰ PFAHLER, GERHARD: *Der Mensch und sein Lebenswerkzeug* (Stuttgart, Klett, 1954).

PFAHLER, GERHARD: System der Typenlehre, *Z. Psychol.*, 2. Aufl. (Leipzig, 1936).
— *Vererbung als Schicksal* (Leipzig, 1932).
[31] Tabelle zusammengestellt nach PFAHLER: *System der Typenlehre.*
[32] SZONDI, L.: *Schicksalsanalyse* (Basel, Benno Schwabe, 1944).
[33] KOCH, M.: Konstitutionstypus und Umwelt, *Z. Psychother. med. Psychol.*, Vol. 4 (1954), S. 64–74.
[34] HOFSTÄTTER, P.: *Sozialpsychologie* (Berlin, 1964).
— Über Typenanalyse, *Arch. ges. Psychol.*, Vol. 105 (Leipzig, 1940).
[35] MÜLLER-FREIENFELS, R.: *Lebensnahe Charakterkunde* (Leipzig, 1935).
[36] Tabelle, vereinfacht, nach MÜLLER-FREIENFELS: *ed. cit.*
[37] SHELDON, W. H.: *Les variétés du tempérament* (Paris, Presses Univ. de France, 1951).
[38] Nach EYSENCK, H. J.: *ed. cit.*
[39] EYSENCK, H. J.: *ed. cit.*
[40] THURSTONE, L. L.: Factor Analysis and Body Types, *Psychometrica*, Vol. 11, 1 (1946), S. 15. CARLSON und TERGUSON, in: EYSENCK, H. J.: *ed. cit.*
[41] Nach EYSENCK, H. J.: *ed. cit.*, S. 229.
[42] BEHRENDT, RICHARD, F.: *Der Mensch im Licht der Soziologie* (Stuttgart, Kohlhammer, 1962).
[43] RIESMANN, DAVID: *Die einsame Masse: Eine Untersuchung der Wandlungen des amerikanischen Charakters* (Darmstadt/Berlin, Luchterhand, 1956).
[44] PORTMANN, A., in: KUGLER, ROLF: *Philosophische Aspekte der Biologie Adolf Portmanns* (Zürich, Ed. Academica, 1967).
[45] *Image*, Vol. 26 (Basel, 1968).
[46] KAMBOUROPOULOU, P.: Individual Differences in the Sense of Humor and their Relation to Temperamental Differences, *Arch. Psychol.*, Vol. 121/79 (1930).
[47] Nach: Niemeyer Tabake, *Meine Pfeife* (Werbeprospekt), o. J.

B Weitere Literatur

ALLPORT, GORDON W.: *Persönlichkeit: Struktur, Entwicklung und Erfassung der menschlichen Eigenart* (Stuttgart, Klett, 1949).
— *Pattern and Growth in Personality* (New York, Holt, Rinehart and Winston, 1961).
— *Werden der Persönlichkeit* (Bern, Stuttgart, 1958).
ALLPORT, G. W. und FLOYD, HENRY: *Social Psychology* (Boston, Houghton Mifflin, 1924).
BALINT, M.: *Angstlust und Regression: Beitrag zur psychologischen Typenlehre* (Stuttgart, Klett, 1960).
BINSWANGER, LUDWIG: *Grundformen und Erkenntnis menschlichen Dasein* (Zürich, Niehans, 1942).
BLUMENFELD, W.: Psychology and Typology of Nearness and Distance, *Rev. Cienc. Lima*, Vol. 42 (1940), S. 917–950; Vol. 43 (1941), S. 3–48.
DANTIN, G. J.: Los tipos de estructura psico-física en el hombre y la orientación profesional, *Psicotecnica*, Vol. 3 (1942), S. 441–449.
EILKS, H.: Gestalttheorie, Gestaltpsychologie und Typologie, *Z. Psychol.*, Vol. 136 (1935) und Vol. 143 (1938).
EKMAN, G.: On Typological and Dimensional Systems of Reference in Describing Personality Studies in constitutional Psychology, *Acta Psychol.*, Vol. 8 (Amst., 1951), S. 1–24.
— On the Number and Definition of Dimensions in KRETSCHMER's and SHELDON's Constitutional System, in: *Essays in Psychology* (Uppsala, 1951).
GOETHE VON, J. W.: Pandora: Ein Festspiel, in: *Goethes sämtliche Werke in 30 Bänden*, Vol. 10 (Cotta/Stuttgart, 1858).
— Prometheus: Dramatisches Fragment, in: *Goethes sämtliche Werke in 30 Bänden*, Vol. 7 (Cotta/Stuttgart, 1858).
GOMPERZ, T.: *Griechische Denker: Eine Geschichte der antiken Philosophie* (Leipzig, 1911/12).
HOLLAND, JOHN L.: *Some Explorations of Theory of Vocational Choice* (Washington, Am. Psychol. Ass., 1962).
JAMES, W.: *Pragmatism: A New Name for some Old Ways of Thinking* (London, 1911).
KANT, IMANUEL: *Kritik der praktischen Vernunft* (Halle/Leipzig, 1878).

Kant, Imanuel: *Kritik der reinen Vernunft* (Halle, 1878).
Kibler, M.: Experimentalpsychologischer Beitrag zur Typenforschung, *Z. ges. Neurol. und Psychiat.*, Vol. 98 (1925), S. 524–544.
Kretschmer, E.: Experimentelle Typenpsychologie, *Z. ges. Neurol. und Psychiat.*, Vol. 113, S. 776–796.
Kroh, O.: Experimentelle Beiträge zur Typenkunde, *Z. Psychol. Erg.*, Vol. 14 (1929), S. 300.
Lewy, F. H.: Ausdrucksbewegungen und Charaktertypen, *Zentralblatt Neurol.*, Vol. 40 (1925), S. 750.
Lipps, Th.: *Psychologie des Schönen und der Kunst* (Hamburg, 1903/06).
Lotz, F.: Integrationstypologie und Erbcharakterkunde, *Z. angew. Psychol. und Charakterkunde*, Beiheft 73.
Lutz, A.: Teilinhaltliche Beachtung, Auffassungsumfang und Persönlichkeitstypus, *Z. Psychol. Erg.*, Vol. 14 (1929).
Metelmann, K.: Die Typenlehre der Pädagogischen Charakterologie Gerhard Pfahlers und ihre Brauchbarkeit für die Kriminalbiologie, *Mschr. Krim.-biol. und Strafrechtsreform*, Vol. 29 (1938).
Niessen, Bernhard: *Menschentypen: Tugenden und Laster* (Bonn, V. Bonner Buchgemeinde, 1956).
Ostwald, W.: *Grosse Männer: Typen des produktiven Schaffens*, 6. Aufl. (Leipzig, Akad. Verlagsgesellsch., 1927).
Peel, E. A.: On Identifying Aesthetic Types, *Brit. J. Psychol.*, Vol. 35 (1945), S. 61–69.
Portmann, Adolf: *Don Quijote und Sancho Pansa: Vom gegenwärtigen Stand der Typenlehre* (Basel, Reinhardt, 1958).
Reuning, H.: Pfahlers Charakterkunde Compared with the Heymans-Wiersma Theory of Temperaments, *Bull. Nat. Inst. Personnel Research*, Vol. 4 (Johannesburg, 1952).
Reyburn, M. A. und Pfahler, J. G.: Some Aspects of Personality, *Brit. J. Psychol.*, Vol. 30 (1939), S. 151–165.
Rieffert, I. B.: Sprechtypen, *Bericht 12. Kongr. Psychol.* (Jena, 1932).
Rohracher, Hubert: *Kleine Charakterkunde*, 7. Aufl. (Wien/Innsbruck, Urban und Schwarzenberg, 1956).
Schiller, Friedrich: *Philosophische und vermischte Schriften*, Vol. 10 (Basel, Birkhäuser, 1946).
— *Über die ästhetische Erziehung des Menschen* (Cotta, Stuttgart, Tübingen, 1926).
— *Über naive und sentimentalische Dichtung* (Cotta, Stuttgart, Tübingen).
Schiller, L.: Ganzheitliche Auffassung und Persönlichkeitstypus, *Z. Psychol.*, Vol. 153 (1942).
Schmidt-Durban, W.: Experimentelle Untersuchungen zur Typologie der Wahrnehmung, *Neue psychol. Stud.*, Vol. 15 (1939).
Selz, O.: *Über die Persönlichkeitstypen und die Methoden ihrer Bestimmung* (o. O., 1924).
Spitteler, C.: *Prometheus und Epimetheus* (Jena, 1915).
Spranger, Eduard: *Lebensformen: Geisteswissenschaftliche Psychologie und Ethik der Persönlichkeit* (Tübingen, V. Neomarius, 1950).
Stephenson, W.: Methodological Consideration of Jung's Typology, *J. ment. Sci.*, Vol. 85 (1939), S. 185–205.
Syldath, F.: Typologische Verschiedenheiten in der Wahrnehmung, *Arch. ges. Psychol.*, Vol. 101 (1938).
Vollmer, O.: Die sogenannten Aufmerksamkeitstypen und die Persönlichkeit, *Z. Psychol. Erg.*, Vol. 14 (1929).
Von Martin, Alfred: *Mensch und Gesellschaft heute* (Frankfurt a. M., Knecht, 1967).
Wachter, P.: Über den Zusammenhang der typischen Formen des Gestalterlebens mit den Temperamentskreisen Kretschmers, *A. ges. Psychol.*, Vol. 104 (1939).
Wartegg, E.: *Gestaltung und Charakter: Ausdrucksdeutung zeichnerischer Gestaltung und Entwurf einer charakterologischen Typologie* (Leipzig, 1939).
Watagina, A.: Beitr. zur Dynamik der psychischen Entwicklung einiger Konstitutionstypen im Pubertätsalter, *Z. Konst.-Lehre*, Vol. 16 (1932), S. 681–688.
Wiersma, E. D.: Body Build, Physiological and Psychological functions, *Verh. Akad. Wet. Amst.*, Serie B, Vol. 30 (1933), S. 1–28.

WINICK, CHARLES: *A Critical Examination of Modern Systems of Psychological Typology* (Ann Arbor, University Microfilms, 1950).
WORRINGER, W.: *Abstraction und Einfühlung*, 3. Aufl. (München, 1911).
WULF, F.: Über die Veränderung der Vorstellungen (Gedächtnis und Gestalt), *Psychol. Forsch.*, Vol. 1, S. 333–373.
ZARNEKE, LILLY: Muttertypen der Gegenwart, *Psychol. Rundschau*, Vol. 2/2 (1951), S. 99–105.
ZELLER, WILFRIED: *Konstitution und Entwicklung* (Göttingen, Hogrefe, 1957).
— Über den Entwicklungstypus, *Psychol. Rundschau*, Vol. 2/2 (1951), S. 76–80.
ZERBE, E.: Seelische und soziale Befunde bei verschiedenen Körperbautypen, *Arch. Psychiat. Nervenkr.*, Vol. 88 (1929), S. 705–751.

zu 4. *Sozial-Typologien (S. 118–120)*

A Zitierte Literatur

[1] PFITZNER, in: JÜRGENS, H. W.: Der Sozialtypus, in: JÜRGENS-VOGEL: *Beiträge zur menschlichen Typenkunde* (Stuttgart, Enke, 1965).
[2] NICEFORO, VON EICKSTEDT und SCHWIDETZKY, I., in: JÜRGENS: *ed. cit.*
[3] JÜRGENS, H. W.: *ed. cit.*
[4] Schema zusammengestellt nach JÜRGENS: *ed. cit.*
[5] *Ibid.*

B Weitere Literatur

BEHRENDT, RICHARD F.: *Der Mensch im Licht der Soziologie* (Stuttgart, Kohlhammer, 1962).
GEHLEN, A.: Studien zur Anthropologie und Soziologie, *Soziologische Texte*, Vol. 17 (Neuwied/Berlin, Luchterhand, 1963).
HERSKOVITS, M. J.: Social Selection and the Formation of Human Types, *Human Biol.*, Vol. 1 (1929), S. 250.
JÜRGENS, H. W.: Die Bildstatistik als sozialtypologische Arbeitsmethode, *Naturwiss. Rundschau*, Vol. 20/8 (1967), S. 326–328.
— Die soziale Schichtung als Problem der sozial-anthropologischen Methodik, *Z. Morph. Anthrop.*, Vol. 49 (1958), S. 115.
MUELLER, K. V.: *Begabung und soziale Schichtung in der hochindustrialisierten Gesellschaft* (Köln, 1956).
ROTH-LUTRA, K.: Körperbau, Beruf und Stand, *Umschau*, Vol. 31 (1927), S. 457.
— Körperformen der sozialen Schichten, *Erdball*, Vol. 1 (1927), S. 274.
RIESMANN, DAVID: *Die einsame Masse: Eine Untersuchung der Wandlungen des amerikanischen Charakters* (Darmstadt/Berlin, Luchterhand, 1956).
SCHWIDETZKY, I.: Körperform und sozialer Aufstieg, *Forsch. und Fortschritt*, Vol. 18 (1942), S. 75.

zu 5. *Philosophische Typologien (S. 121–125)*

A Zitierte Literatur

[1] SCHILLER, FFRIEDRICH: *Über naive und sentimentalische Dichtung* (Cotta/Stuttgart/Tübingen, o. J.).
— *Über die ästhetische Erziehung des Menschen* (Cotta/Stuttgart/Tübingen, 1926).
— *Philosophische und vermischte Schriften* (Basel, Birkhäuser, 1946).
[2] NIETZSCHE, FRIEDRICH: *Die Geburt der Tragödie aus dem Geiste der Musik* (Leipzig, Kröner, 1917).
[3] SCHILLER, F.: *Über naive und sentimentalische Dichtung.*
[4] Nach: *Herders Kleines philosophisches Wörterbuch*, 9. Aufl. (Freiburg/Basel/Wien, Herder, 1967).
[5] Nach JUNG, C. G.: *Psychologische Typen* (Zürich, Rascher, 1960).
[6] Nach HERDER: *ed. cit.*
[7] Nach JUNG, C. G.: *ed. cit.*
[8] Nach HERDER: *ed. cit.*

[9] JASPERS, KARL: *Psychologie der Weltanschauungen*, 3. Aufl. (Berlin, Springer, 1925).
[10] ALLPORT, G. und VERNON, P. E., in: *Fischer Lexikon*, Vol. 6 *(Psychologie)*, (Frankfurt a. M., Fischer, 1957).
[11] STÖTZEL, in: PENDE, NICOLA: *Traité de médecine biotypologique* (Paris, G. Doin, 1955).
[12] SPRANGER, EDUARD: *Lebensformen: Geisteswissenschaftliche Psychologie und Ethik der Persönlichkeit* (Tübingen, V. Neomarius, 1950).
[13] HOFSTÄTTER, P. R., in: *Fischer Lexikon*, Vol. 6 *(Psychologie)*, (Frankfurt a. M., Fischer, 1957)
[14] DILTHEY, WILHELM: Weltanschauungslehre: Abhandlung zur Philosophie der Philosophie, in: *Wilhelm Dilthey's Gesammelte Schriften*, Vol. 8 (Leipzig/Berlin, Teubner, 1931).
[15] ORTEGA Y GASSET, JOSÉ: Phrase und Aufrichtigkeit, in: *Gesammelte Werke*, Vol. 1 (Zürich, Manesse, 1954).
— *Der Aufstand der Massen* (Stuttgart, Deutsche Verlags-Anstalt, 1955).

zu 6. *Anhang (S. 126–127)*

A Zitierte Literatur

[1] Nach: BINSWANGER, L: *Grundformen und Erkenntnis menschlichen Daseins* (Zürich, Niehans, 1942).
[2] LA BRUYÈRE: *Les caractères ou les mœurs de ce siècle* (Paris, Hisum, 1931).
[3] PORTMANN, ADOLF: *Don Quijote und Sancho Pansa: Vom gegenwärtigen Stand der Typenlehre* (Basel, Reinhardt, 1958).
[4] HÄRRI, HANS: *Schaans Zeitgenossen* (Zürich, Flamberg, 1966).
[5] OSTWALD, W: *Grosse Männer: Typen des produktiven Schaffens*, 6. Aufl. (Leipzig, Akad. Verlagsgesellsch., 1927).
[6] MUSCHG, W.: *Tragische Literaturgeschichte* (Bern, Franke, 1957).

B Weitere Literatur

LOEWENTHAL, LEO: *Das Bild des Menschen in der Literatur* (Neuwied a. Rhein, 1966).
RÜGHEIMER, K.: *Über den Zusammenhang von Körperbau und Charakter nach Befunden aus der Karikatur* (Würzburg, Konrad Trilsch, 1932).

Namenverzeichnis

Abälard 96, 98
Ach 101
Adcock 74
Adler 91, 99
Allport 123
Amschütz 101
Anaxagoras 23
Ariost 121
Aristoteles 23, 24
Arnold 80, 82, 84, 86
D'Arpentigny 28
Averroes 25
Avicenna 25

Bach 80
Balint 102, 103
Barbara 30, 66
Bauer 31, 40
Baumgarten 27
Bayer 33
Bayley 33
Bean 30, 36, 37, 58, 73
Behrendt 114
Benecke 40
Benedetti 66
Benussi 101
Bessonet-Favre 34, 58, 59
Biasutti 35
Biederstedt 49
Birjukowa 89
Boehmig 86, 87
Böning 80
Bounak 30, 76
Brandt 51
Brugsch 31, 40
Bryant 30, 71
Burt 74, 75

Cabanais 56
Campers 27
Carlson 114
Carus 28, 31, 38, 40, 45
Castaldi 30
Chaillou 54, 64
Child 74
Claramontius 27
Clauss 36
Conrad 17, 30, 31, 48, 52, 53, 54, 116
Coon 35

Cross 28
Curry 55
Curtius 78
Czekanowski 35

De Giovanni 30, 56, 57
Della Porta 27
Deniker 35
Dilthey 125
Drozdowski 88
Dubs 82, 83
Dupertius 74
Dürer 127

Edwards 33
Ehrenstein 101
Eickstedt 34, 35, 118
Emanuel 74
Enke 47, 48, 75
Eysenck 16, 31, 74, 75, 103, 113, 114

Firth 34
Freud 91, 99, 100
Friedemann 51
Fromm 99, 100

Galenus 25, 95
Gall 27, 28
Gehlen 13
Glaesmer 32, 52
Goethe 20, 40, 56, 97, 98, 121, 126
Gomperz 96, 98
Grebe 78
Grimm 52, 78
Gross 97, 98, 103
Grundlach 47
Guggisberg 35
Gurewitsch 47

Hallé 28, 56
Hammond 75, 76
Härri 126
Heinemann 87
Hengstenberg 84
Heymans 17, 69, 103, 104
Hippokrates 23, 68
Hoffmann 84
Hofstätter 109, 110, 123

Homer 121, 122
Hooton 74
Horaz 121
Howells 75
Huarte 27
Hunt 74
Huschke 28
Huter 31, 40

Jaensch E. R. 45, 100, 101
Jaensch W. 100
James 97, 98
Jaspers 123
Jislin 47
Jordan 90, 91, 97, 98, 103
Jung 16, 21, 22, 23, 40, 91, 92, 93, 95, 96, 97, 98, 99, 100, 121, 122
Jürgens 118, 119, 120

Kambouropoulou 117
Kant 96
Kesselring 101
Kiener 51
Kibler 47
Klages 91
Klaus 32, 83, 84
Klein 101
Kloos 38
Knoll 80, 82
Koch 109
Kohlmann 49
Kohlrausch 77, 78, 80, 86, 89
Kopf 78
Kornilow 76
Kraepelin 41
Kretschmer 17, 20, 21, 31, 32, 37, 38, 41, 42, 44, 45, 46, 47, 48, 49, 50, 51, 54, 60, 75, 76, 78, 80, 83, 86, 99, 101, 109, 116
Krueger 101
Krümmel 78
Kühnel 51

La Bruyère 126
Lavater 20, 27, 28, 56
Lauener 86
Leibniz 27
Lersch 32, 33
Liepmann 47
Linde 87
Lindegård 76
Lipps 97
Luther 96, 98
Lyssenko 76

MacAuliffe 30, 54, 60, 61, 64, 65, 67
Manouvrier 30, 37, 57, 58, 71
Martin 27
Martiny 58, 67, 69, 74, 89
Matieka 35
Mattes 31
McClelland 87, 88
McCloy 75
Meier 27
Meumann 101
Mills 30
Misangyi 86
Möbius 28
Mohr 47
Molière 121, 126
Montandon 35
Monús 88
Müller-Freienfels 109
Muschg 126

Naccarati 30, 66
Newman 74
Niceforo 118
Nietzsche 97, 98, 121, 122, 123
Noack 32, 83, 84
Nöcker 80

Olivier 63, 71
Origines 96, 98
Ortega y Gasset 125
Oseretzki 47
Ostwald 97, 98, 126

Paracelsus 25, 27
Parnell 74
Pawlow 76, 77, 89

Pearl 74
Pende 30, *65*, 66, 67, 68, 89
Pernety A. J. 27
Pernety J. 27
Peters 33, *50*
Petersen 30
Pfahler 40, 101, *105*, 106, 108
Pfitzner 118
Platon 23
Poppelreuter 49
Portmann 20, 21, *116*, 126
Prokop 78
Pythagoras 23

Rautmann 31, *80*
Rees 31, *75*
Remplein 101
Retzius 28
Reyburn 75
Reynolds 33
Rhazes 25
Riesmann 40, 114, *115*

Riverus 28
Rorschach 99
Rostan 30, *56*, 59
Rupp 49
Rutz J. 40
Rutz O. 40

Saller *13*, 14, 22
Sander 101
Schiller 96, 97, 98, *121*, 122, 126
Schlegel 13, 31
Schorn 49
Schreider 30, *71*
Schultz 102
Schwidetzki 22, *118*
Serobrowskaja 30, *76*
Shakespeare 121
Sheldon 18, 30, 45, 58, 67, *73*, 74, 86, *110*, 111, 113
Sigaud 30, 37, *59*, 60, 62, 67
Sinani 86
Skibinska 86

Sokrates 23
Spearman 75
Spieth 16
Spitteler *97*, 98
Spranger *123*, 124, 125
Spurzheim 27, *28*
Steinbach *88*, 89
Stern 102
Stiller 31, *40*
Stockard 30, 35, 36, *71*, 72, 73
Stötzel 123
Streggerda 33
Svoboda 89
Szondi 109

Tandler 31, *40*, 89
Tanner 33, *74*
Taylor 75
Terguson 114
Tertuillan 96, 98
Theophrast 24
Thooris *62*, 63
Thurstone *75*, 114
Tittel 78

Troisvèvre 56
Tschernorutzky 30, *76*

Undeutsch 101
Urbantschitch 100

Van der Horst 47
Vanek 89
Veit 48
Vernon 123
Viola 30, *57*, 65, 66
Virenius 30, *76*
Vjatkin 86

Webb 75
Weidenreich 31, *37*
Weil 101
Wellek 101
Widmer 88
Wiersma 69, 103
Wolff 33
Wolf-Heidegger 84
Worringer *97*, 98

Zwingli *96*, 98

MIX
Papier aus verantwortungsvollen Quellen
Paper from responsible sources
FSC® C105338

If you have any concerns about our products,
you can contact us on
ProductSafety@springernature.com

In case Publisher is established outside the EU,
the EU authorized representative is:
**Springer Nature Customer Service Center GmbH
Europaplatz 3, 69115 Heidelberg, Germany**

Printed by Libri Plureos GmbH
in Hamburg, Germany